精编医学全科概论

医学项目编委会 主编

华龄出版社
HUALING PRESS

图书在版编目（CIP）数据

精编医学全科概论 / 医学项目编委会主编 . –– 北京：
华龄出版社 , 2023.7
ISBN 978–7–5169–2499–0

Ⅰ . ①精… Ⅱ . ①医… Ⅲ . ①家庭医学 Ⅳ .
① R499

中国国家版本馆 CIP 数据核字 (2023) 第 056728 号

责任编辑	郑雍		责任印制	李末圻
书　　名	精编医学全科概论		作　者	医学项目编委会
出　版 发　行	华龄出版社 HUALING PRESS			
社　　址	北京市东城区安定门外大街甲 57 号		邮　编	100011
发　　行	（010）58122255		传　真	（010）84049572
承　　印	运河（唐山）印务有限公司			
版　　次	2023 年 7 月第 1 版		印　次	2023 年 7 月第 1 次印刷
规　　格	787mm×1092mm		开　本	1/16
印　　张	13.25		字　数	264 千字
书　　号	ISBN 978-7-5169-2499-0			
定　　价	128.00 元			

目　录

前　言

　　随着现代科学技术和医学科学的飞速发展，传统医学理论受到严峻挑战，新的医学理论层出不穷，人类对疾病的认识不断深化，加之医学模式的转变，新的医疗设备、材料和科学仪器不断涌现，导致许多疾病的诊断方法和治疗方案发生巨大变化。而如何正确诊断和治疗疾病是每个医生不可回避的和必须深思的问题。

　　纵览全书，涵盖了临床各主要学科，系统论述了各科疾病的概述、诊断和鉴别诊断、治疗方案、护理及医院管理等方面，尤其注重新进展、新方法的介绍。本书立足于临床，实用性很强，内容系统、新颖、重点突出，是一套全面而实用参考用书，对医院工作具有良好的指导意义。

　　当今，医学的发展日新月异，医学理论不断创新，新理论、新技术不断涌现。随着人们对疾病的认识不断深化，有些疾病的诊断和治疗规范也在不断改变中。为了适应现代医学的快速发展，我们特组织多位有临床丰富经验的专家共同编写了这本书。

编　者

第一章 心血管系统疾病

第一节 稳定型心绞痛

心绞痛是由于暂时性心肌缺血引起的以胸痛为主要特征的临床综合征，是冠状动脉粥样硬化性心脏病（冠心病）的最常见表现。通常见于冠状动脉至少一支主要分支管腔直径狭窄在 50% 以上的患者，当应激时，冠状动脉血流不能满足心肌代谢的需要，导致心肌缺血而引起心绞痛发作，休息或含服硝酸甘油可缓解。稳定型心绞痛（stable angina pectoris，SAP）是指心绞痛发作的程度、频度、性质及诱发因素在数周内无显著变化。心绞痛也可发生在瓣膜病（尤其是主动脉瓣病变）、肥厚型心肌病和未控制的高血压及甲状腺功能亢进症、严重贫血等患者。冠状动脉"正常"者也可由于冠状动脉痉挛或内皮功能障碍等原因发生心绞痛。某些非心脏性疾病如食道、胸壁或肺部疾病也可引起类似心绞痛的症状，临床上需注意鉴别。

一、概述

（一）病因和发病机制

稳定型心绞痛是一种以胸、下颌、肩、背或臂的不适感为特征的临床症候群，其典型表现为劳累、情绪波动或应激后发作，休息或服用硝酸甘油后可缓解。有些不典型的稳定型心绞痛以上腹部不适感为临床表现。威廉•赫伯登（William Heberden）在1772 年首次提出"心绞痛的概念"，描述为与运动有关的胸区压抑感和焦虑，不过那时还不清楚它的病因和病理机制。现在我们知道它由心肌缺血引起。心肌缺血最常见的原因是粥样硬化性冠状动脉疾病，其他原因还包括肥厚型或扩张型心肌病、动脉硬化及其他较少见的心脏疾病。

心肌供氧和需氧的不平衡产生了心肌缺血。心肌氧供取决于动脉氧饱和度、心肌氧扩散度和冠脉血流，而冠脉血流又取决于冠脉管腔横断面积和冠脉微血管的调节。管腔横断面积和微血管都受到管壁内粥样硬化斑块的影响，从而因运动时心率增快、心肌收缩增强及管壁紧张度增加导致心肌需氧增加，最终引起氧的供需不平衡。心肌缺血引起交感激活，产生心肌耗氧增加、冠状动脉收缩等一系列效应从而进一步加重缺血。缺血持续加重，导致心脏代谢紊乱、血流重分配、区域性以至整体性舒张和收缩功能障碍，心电图改变，最终引起心绞痛。缺血心肌释放的腺苷能激活心脏神经末梢的 A1 受体，是导致心绞痛（胸痛）的主要中介。

对大多数患者来说，稳定型心绞痛的病理因素是动脉粥样硬化、冠脉狭窄。正常血管床能自我调节。例如在运动时冠脉血流增加为平时的 5~6 倍。动脉粥样硬化斑块减少了血管腔横断面积，使得运动时冠脉血管床自我调节的能力下降，从而产生不同程度的缺血。若管腔径减少大于 50%，当运动或应激时，冠脉血流不能满足心脏代谢需要从而导致心肌缺血。内皮功能受损也是心绞痛的病因之一。心肌桥是心绞痛的罕见病因。

用血管内超声（IVUS）观察稳定型心绞痛患者的冠状动脉斑块。发现 1/3 的患者至少有 1 个斑块破裂，6% 的患者有多个斑块破裂。合并糖尿病的患者更易发生斑块破裂。临床上应重视稳定型心绞痛的治疗，防止其发展为急性冠脉综合征。

（二）病史及体格检查

1. 病史

详尽的病史是诊断心绞痛的基石。在大多数病例中，可以通过病史就能得出心绞痛的诊断。

（1）部位：典型的心绞痛部位是在胸骨后或左前胸，范围常不局限，可以放射到颈部、咽部、颌部、上腹部、肩背部、左臂及左手指侧，也可以放射至其他部位。心绞痛还可以发生在胸部以外如上腹部、咽部、颈部等。每次心绞痛发作部位往往是相似的。

（2）性质：常呈紧缩感、绞榨感、压迫感、烧灼感，胸闷或有窒息感、沉重感，有的患者只主诉为胸部不适，主观感觉个体差异较大，但一般不会是针刺样疼痛，有的表现为乏力、气短。

（3）持续时间：呈阵发性发作，持续数分钟，一般不会超过 10 分钟，也不会转瞬即逝或持续数小时。

（4）诱发因素及缓解方式：慢性稳定性心绞痛的发作与劳动或情绪激动有关，如走快路、爬坡时诱发，停下休息即可缓解，多发生在劳动当时而不是之后。舌下含服硝酸甘油可在 2~5 分钟内迅速缓解症状。

2. 体格检查

稳定型心绞痛体检常无明显异常，心绞痛发作时可有心率增快、血压升高、焦虑、出汗，有时可闻及第四心音、第三心音或奔马律，或出现心尖部收缩期杂音，第二心音逆分裂，偶闻双肺底啰音。体检尚能发现其他相关情况，如心脏瓣膜病、心肌病等非冠状动脉粥样硬化性疾病，也可发现高血压、脂质代谢障碍所致的黄色瘤等危险因素，颈动脉杂音或周围血管病变有助于动脉粥样硬化的诊断。体检尚需注意肥胖（体重指数及腰围），有助于了解有无代谢综合征。

（三）基本实验室检查

（1）了解冠心病危险因素，空腹血糖、血脂检查，包括血总胆固醇（TC）、高密度脂蛋白胆固醇（HDL-C）、低密度脂蛋白胆固醇（LDL-C）及三酰甘油（TG）。必要时做糖耐量试验。

（2）了解有无贫血（可能诱发心绞痛），检查血红蛋白是否减少。

（3）必要时检查甲状腺功能。

（4）行尿常规、肝肾功能、电解质、肝炎相关抗原、人类免疫缺陷病毒（HIV）检查及梅毒血清试验，需在冠状动脉造影前进行。

（5）胸痛较明显患者，需查血心肌肌钙蛋白（CTnT 或 CTnI）、肌酸激酶（CK）及同工酶（CK-MB），以与急性冠状动脉综合征（acute coronary syndrome，ACS）相鉴别。

（四）胸部 X 线检查

胸部 X 线检查常用于可疑心脏病患者的检查，然而，对于稳定型心绞痛患者，该检查并不能提供有效特异的信息。

（五）心电图检查

1. 静息心电图检查

所有可疑心绞痛患者均应常规行静息 12 导心电图。怀疑血管痉挛的患者于疼痛发作时行心电图检查尤其有意义。心电图同时可以发现诸如左室肥厚、左束支阻滞、预激、心律失常及传导障碍等情况，这些信息可发现胸痛的可能机制，并能指导治疗措施的制订。静息心电图对危险分层也有意义，但不主张重复此项检查，除非当时胸痛发作或功能分级有改变。

2. 心绞痛发作时心电图检查

在胸痛发作时争取心电图检查，缓解后立即复查。静息心电图正常不能排除冠心病心绞痛的诊断，但如果有 ST-T 改变符合心肌缺血时，特别是在疼痛发作时检出，则支持心绞痛的诊断。心电图显示陈旧性心肌梗死时，则心绞痛可能性增加。静息心电图有 ST 段压低或 T 波倒置但胸痛发作时呈"假性正常化"，也有利于冠心病心绞痛的诊断。24 小时动态心电图表现如有与症状相一致的 ST-T 变化，则对诊断有参考价值。

（六）核素心室造影

1.201Tc 心肌成像

铊随冠脉血流被正常心肌细胞摄取，休息时铊显像所示主要见于心肌梗死后瘢痕部位。在冠状动脉供血不足部位的心肌，则明显的灌注缺损仅见于运动后缺血区。变异型心绞痛发作时心肌急性缺血区常显示特别明显的灌注缺损。

2. 放射性核素心腔造影

红细胞被标记上放射性核素，得到心腔内血池显影，可测定左心室射血分数及显示室壁局部运动障碍。

3. 正电子发射断层心肌成像（PET）

除可判断心肌血流灌注外，还可了解心肌代谢状况，准确评估心肌活力。

（七）负荷试验

1. 心电图运动试验

（1）适应证：①有心绞痛症状怀疑冠心病，可进行运动，静息心电图无明显异常的患者，为达到诊断目的；②确定稳定型冠心病的患者心绞痛症状明显改变者；③确诊的稳定型冠心病患者用于危险分层。

（2）禁忌证：急性心肌梗死早期、未经治疗稳定的急性冠状动脉综合征、未控制的严重心律失常或高度房室传导阻滞、未控制的心力衰竭、急性肺动脉栓塞或肺梗死、主动脉夹层、已知左冠状动脉主干狭窄、重度主动脉瓣狭窄、肥厚型梗阻性心肌病、严重高血压、活动性心肌炎、心包炎、电解质异常等。

（3）方案（Burce 方案）：运动试验的阳性标准为运动中出现典型心绞痛，运动中或运动后出现 ST 段水平或下斜型下降 ≥ 1 mm（J 点后 60 ~ 80 ms），或运动中出现血压下降者。

（4）需终止运动试验的情况：①出现明显症状（如胸痛、乏力、气短、跛行），症状伴有意义的 ST 段变化；② ST 段明显压低（压低 > 2mm 为终止运动相对指征；≥ 4mm 为终止运动绝对指征）；③ ST 段抬高 ≥ 1mm；④出现有意义的心律失常，收缩压持续降低 10mmHg（1mmHg=0.133kPa）或血压明显升高（收缩压 > 250mmHg或舒张压 > 115mmHg）；⑤已达目标心率者。有上述情况一项者需终止运动试验。

2. 核素负荷试验（心肌负荷成像）

（1）核素负荷试验的适应证：①静息心电图异常、完全性左束支传导阻滞、ST段下降超过 1mm、起搏心律、预激综合征等心电图运动试验难以精确评估者；②心电图运动试验不能下结论，而冠状动脉疾病可能性较大者。

（2）药物负荷试验：包括双嘧达莫，腺苷或多巴酚丁胺药物负荷试验，用于不能运动的患者。

（八）多层螺旋 CT 或电子束 CT 扫描

多层螺旋 CT 或电子束 CT 平扫可检出冠状动脉钙化并进行积分。人群研究显示钙化与冠状动脉病变的高危人群相联系，但钙化程度与冠状动脉狭窄程度却并不相关。因此，不推荐将钙化积分常规用于心绞痛患者的诊断评价。

CT 造影为显示冠状动脉病变及形态的无创检查方法，有较高阴性预测价值，若 CT 冠状动脉造影未见狭窄病变，一般可不进行有创检查。但 CT 冠状动脉造影对狭窄病变及程度的判断仍有一定限度，特别当钙化存在时会显著影响狭窄程度的判断，而钙化在冠心病患者中相当普遍。因此，仅能作为参考。

（九）有创性检查

1. 冠状动脉造影

冠状动脉造影至今仍是临床上评价冠状动脉粥样硬化和相对较为少见的非冠状动脉粥样硬化性疾病所引起的心绞痛的最精确的检查方法。对糖尿病、年龄超过 65 岁老年患者、年龄超过 55 岁女性的胸痛患者冠状动脉造影更有价值。

（1）适应证：①严重稳定型心绞痛（CCS 分级 3 级或以上者），特别是药物治疗不能很好缓解症状者；②无创方法评价为高危的患者，不论心绞痛严重程度如何；③心脏停搏存活者；④患者有严重的室性心律失常；⑤血管重建的患者有早期中等或严重的心绞痛复发；⑥伴有慢性心力衰竭或左室射血分数明显减低的心绞痛患者；⑦无创评价属中、高危的心绞痛患者需考虑大的非心脏手术，尤其是血管手术（如主动脉瘤修复、颈动脉内膜剥脱术、股动脉搭桥术等）。

（2）不推荐行冠状动脉造影：严重肾功能不全、造影剂过敏、精神异常不能合作者或合并其他严重疾病，血管造影的得益低于风险者。

2. 冠状动脉内超声显像

血管内超声检查可较精确地了解冠状动脉腔径，血管腔内及血管壁粥样硬化病变情况，指导介入治疗操作并评价介入治疗效果，但不是一线的检查方法，只在特殊的临床情况及为科研目的而进行。

二、治疗

（一）治疗目标

1. 防止心肌梗死和死亡，改善预后

防止心肌梗死和死亡，主要是减少急性血栓形成的发生率，阻止心室功能障碍的

发展。上述目标需通过生活方式的改善和药物干预来实现：①减少斑块形成；②稳定斑块，减轻炎症反应，保护内皮功能；③对于已有内皮功能受损和斑块破裂，需阻止血栓形成。

2. 减轻或消除症状

改善生活方式、药物干预和血管再通术均是减轻和消除症状的手段，根据患者的个体情况选择合适的治疗方法。

（二）一般治疗

1. 戒烟

大量数据表明，对于许多患者而言，吸烟是冠心病起源的最重要的可逆性危险因子。因此，强调戒烟是非常必要的。

2. 限制饮食和乙醇摄入

对确诊的冠心病患者，限制饮食是有效地干预方式。推荐食用水果、蔬菜、谷类、谷物制品、脱脂奶制品、鱼、瘦肉等，也就是所谓的"地中海饮食"。具体食用量需根据患者总胆固醇及低密度脂蛋白胆固醇来确定。超重患者应减轻体重。

适量饮酒是有益的，但大量饮酒肯定有害，尤其对于有高血压和心力衰竭的患者。很难定义适量饮酒的乙醇量，因此提倡限酒。稳定的冠心病患者可饮少量（＜50g/d）低度酒（如葡萄酒）。

3. ω-3 不饱和脂肪酸

鱼油中富含的 ω-3 不饱和脂肪酸能降低血中三酰甘油，被证实能降低近期心肌梗死患者的猝死率，同时它也有抗心律失常作用，能降低高危患者的死亡率和危险因素，可用作此类患者的二级预防。但该脂肪酸的治疗只用于高危人群，如近期心肌梗死患者，对于稳定性心绞痛伴高危因素患者较少应用。目前只提倡患者每星期至少吃一次鱼以保证该脂肪酸的正常摄入。

4. 维生素和抗氧化剂

目前尚无研究证实维生素的摄入能减少冠心病患者的心血管危险因素，同样，许多大型试验也没有发现抗氧化剂能给患者带来益处。

5. 积极治疗高血压、糖尿病及其他疾病

稳定型心绞痛患者也应积极治疗高血压、糖尿病、代谢综合征等疾病，因这些疾病本身有促进冠脉疾病发展的危险性。

确诊冠心病的患者血压应降至 130/85mmHg；如合并糖尿病或肾脏疾病，血压还应降至 130/80mmHg。糖尿病是心血管并发症的危险因子，需多方干预。研究显示，心血管病伴 2 型糖尿病患者在应用降血糖药的基础上加用吡格列酮，其非致死性心肌梗死、脑卒中（中风）和病死率减少了16%。

6. 运动

鼓励患者在可耐受范围内进行运动，运动能提高患者运动耐量、减轻症状，对减轻体重、降低血脂和血压、增加糖耐量和胰岛素敏感性都有明显效果。

7. 缓解精神压力

精神压力是心绞痛发作的重要促发因素，而心绞痛的诊断又给患者带来更大的精神压力。缓解紧张情绪，适当放松可以减少药物的摄入和手术的必要。

8. 开车

稳定型心绞痛患者可以允许开车，但是要限定车载重和避免商业运输。高度紧张的开车是应该避免的。

（三）急性发作时治疗

发作时应立即休息，至少应迅速停止诱发心绞痛的活动，随即舌下含服硝酸甘油以缓解症状。对初次服用硝酸甘油的患者应嘱其坐下或平卧，以防发生低血压，还有诸如头晕、头胀痛、面红等不良反应。应告知患者，若心绞痛发作10~20分钟，休息和舌下含服硝酸甘油不能缓解，应警惕发生心肌梗死并及时就医。

（四）药物治疗

1. 对症治疗，改善缺血

（1）短效硝酸酯类药：硝酸酯类药为内皮依赖性血管扩张药，能减少心肌需氧和改善心肌灌注，从而缓解心绞痛症状。快速起效的硝酸甘油能使发作的心绞痛迅速缓解。口服该药因肝脏首过效应，在肝内被有机硝酸酯还原酶降解，生物利用度极低。舌下给药吸收迅速完全，生物利用度高。硝酸甘油片剂暴露在空气中会变质，因而宜在开盖后3个月内使用。

硝酸甘油引起剂量依赖性血管舒张不良反应，如头痛、面红等。过大剂量会导致低血压和反射性交感神经兴奋引起心动过速。对硝酸甘油无效的心绞痛患者应怀疑心肌梗死的可能。

（2）长效硝酸酯类药：长效硝酸酯类药能降低心绞痛发作的频率和严重程度，并能增加运动耐量。长效制剂只是对症治疗，并无研究显示它能改善预后。血管舒张不良反应如头痛、面红与短效制剂类似。其代表药有硝酸异山梨酯、单硝酸异山梨酯醇。

当机体内硝酸酯类浓度达到并超过阈值，其对心绞痛的治疗作用减弱，缓解疼痛的作用大打折扣，即发生硝酸酯类耐药。因此，患者服用长效硝酸酯类药时应有足够长的间歇期以保证治疗的高效。

（3）β 受体阻滞剂：β 受体阻滞剂能抑制心脏 β-肾上腺素能受体，从而减慢心率、减弱心肌收缩力、降低血压，以减少心肌耗氧量，可以减少心绞痛发作和增加运动耐量。用药后要求静息心率降至 55～60 次 / 分，严重心绞痛患者如无心动过缓症状，可降至 50 次 / 分。

只要无禁忌证，β 受体阻滞剂应作为稳定型心绞痛的初始治疗药物。β 受体阻滞剂能降低心肌梗死后稳定性心绞痛患者死亡和再梗死的风险。目前可用于治疗心绞痛的 β 受体阻滞剂有很多种，当给予足够剂量时，均能有效预防心绞痛发作。更倾向于使用选择性 β 受体阻滞剂，如美托洛尔、阿替洛尔及比索洛尔。同时具有 α 和 β 受体阻滞的药物，在慢性稳定性心绞痛的治疗中也有效。

在有严重心动过缓和高度房室传导阻滞、窦房结功能紊乱、明显的支气管痉挛或支气管哮喘的患者，禁用 β 受体阻滞剂。外周血管疾病及严重抑郁是应用 β 受体阻滞剂的相对禁忌证。慢性肺心病的患者可小心使用高度选择性 β1-受体阻滞剂。没有固定狭窄的冠状动脉痉挛造成的缺血，如变异性心绞痛，不宜使用 β 受体阻滞剂，这时钙拮抗剂是首选药物。

推荐使用无内在拟交感活性的 β 受体阻滞剂。β 受体阻滞剂的使用剂量应个体化。从较小剂量开始。

（4）钙通道阻滞剂：钙通道阻滞剂通过改善冠状动脉血流和减少心肌耗氧起缓解心绞痛作用，对变异性心绞痛或以冠状动脉痉挛为主的心绞痛，钙通道阻滞剂是一线药物。地尔硫䓬和维拉帕米能减慢房室传导，常用于伴有心房颤动或心房扑动的心绞痛患者，而不应用于已有严重心动过缓、高度房室传导阻滞和病态窦房结综合征的患者。

长效钙通道阻滞剂能减少心绞痛的发作。ACTION 试验结果显示，硝苯地平控释片没有显著降低一级疗效终点（全因死亡、急性心肌梗死、顽固性心绞痛、新发心力衰竭、致残性脑卒中及外周血管成形术的联合终点）的相对危险，但对于一级疗效终点中的多个单项终点而言，硝苯地平控释片组降低达到统计学差异或有降低趋势。值得注意的是，亚组分析显示，占 52% 的合并高血压的冠心病患者中，一级终点相对危险下降 13%。CAMELOT 试验结果显示，氨氯地平组主要终点事件（心血管性死亡、非致死性心肌梗死、冠状血管重建，由于心绞痛、慢性心力衰竭入院治疗，致死或非致死性卒中及新诊断的周围血管疾病）与安慰剂组比较相对危险降低达 31%，差异有统计学意义。长期应用长效钙通道阻滞剂的安全性在 ACTION 及大规模降压试验 ALLHAT 及 ASCOT 中都得到了证实。

外周水肿、便秘、心悸、面部潮红是所有通道阻滞抗剂常见的不良反应，低血压也时有发生，其他不良反应还包括头痛、头晕、虚弱无力等。

当稳定型心绞痛合并心力衰竭而血压高且难于控制者必须应用长效钙通道阻滞剂时，可选择氨氯地平、硝苯地平控释片或非洛地平。

（5）钾通道开放剂：钾通道开放剂的代表药物为尼克地尔，除了抗心绞痛外，该药还有心脏保护作用。一项针对尼克地尔的临床试验证实稳定型心绞痛患者服用该药能显著减少主要冠脉事件的发生。但是，尚没有降低治疗后死亡率和非致死性心肌梗死发生率的研究，因此，该药的临床效益还有争议。

（6）联合用药：β 受体阻滞剂和长效钙通道阻滞剂联合用药比单用一种药物更有效。此外，两药联用时，β 受体阻滞剂还可减轻二氢吡啶类钙通道阻滞剂引起的反射性心动过速不良反应。非二氢吡啶类钙通道阻滞剂地尔硫䓬或维拉帕米可作为对 β 受体阻滞剂有禁忌的患者的替代治疗。但非二氢吡啶类钙通道阻滞剂和 β 受体阻滞剂的联合用药能使传导阻滞和心肌收缩力的减弱更明显，要特别警惕。老年人已有心动过缓或左室功能不良的患者应尽量避免合用。

2. 改善预后的药物治疗

与稳定型心绞痛并发的疾病如糖尿病和高血压应予以积极治疗，同时还应纠正高脂血症。HMG-CoA 还原酶抑制剂（他汀类药物）和血管紧张素转换酶抑制剂（ACEI）除各自的降脂和降压作用外，还能改善患者预后。对缺血性心脏病患者，还需加用抗血小板药。

阿司匹林通过抑制血小板内环氧化酶使血栓素 A2 合成减少，达到抑制血小板聚集的作用。其应用剂量为每天 75～150mg。CURE 研究发现每日阿司匹林剂量若大于200mg 或小于 100mg 反而增加心血管事件发生的风险。

所有患者如无禁忌证（活动性胃肠道出血、阿司匹林过敏或既往有阿司匹林不耐受的病史），给予阿司匹林 75～100mg/d。不能服用阿司匹林者，则可应用氯吡格雷作为替代。

所有冠心病患者应用他汀类药物。他汀类降脂治疗减少动脉粥样硬化性心脏病并发症，可同时应用于患者的一级和二级预防。他汀类除了具有降脂作用外，还有抗炎作用和防血栓形成，能降低心血管危险性。

血脂控制目标为：总胆固醇（TC）小于 4.5mmol/L，低密度脂蛋白胆固醇（LDL-C）至少应小于 2.59mmol/L，建议逐步调整他汀类药物剂量以达到上述目标。

ACEI 可防止左心室重塑，减少心力衰竭发生的危险，降低病死率，如无禁忌可常规使用。在稳定型心绞痛患者中，合并糖尿病、心力衰竭或左心室收缩功能不全的高危患者应该使用 ACEI。所有冠心病患者均能从 ACEI 治疗中获益，但低危患者获益可能较小。

（五）非药物治疗（血运重建）

血运重建的主要指征：①冠脉造影指征及冠脉严重狭窄；②药物治疗失败，不能满意控制症状；③无创检查显示有大量的危险心肌；④成功的可能性很大，死亡及并发症危险可接受；⑤患者倾向于介入治疗，并且对这种疗法的危险充分知情。

1. 冠状动脉旁路移植手术（Coronary artery bypass grafting，CABG）

40 多年来，CABG 逐渐成了治疗冠心病的最普通的手术，CABG 对冠心病的治疗价值已进行了较深入的研究。对于低危患者（年病死率＜ 1%）CABG 并不比药物治疗给患者更多的预后获益。在比较 CABG 和药物治疗的临床试验的荟萃分析中，CABG 可改善中危至高危患者的预后。对观察性研究及随机对照试验数据的分析表明，某些特定的冠状动脉病变解剖类型手术预后优于药物治疗，这些情况包括：①左主干的明显狭窄；② 3 支主要冠状动脉近段的明显狭窄；③ 2 支主要冠状动脉的明显狭窄，其中包括左前降支（LAD）近段的高度狭窄。

根据研究人群不同，CABG 总的手术死亡率为在 1% ～ 4%，目前已建立了很好的评估患者个体风险的危险分层工具。尽管左胸廓内动脉的远期通畅率很高，大隐静脉桥发生阻塞的概率仍较高。血栓阻塞可在术后早期发生，大约 10% 在术后 1 年发生，5 年以后静脉桥自身会发生粥样硬化改变。静脉桥 10 年通畅率为 50% ～ 60%。

CABG 指征：①心绞痛伴左主干病变；②心绞痛伴三支血管病变，大面积缺血或心室功能差；③心绞痛伴双支或 3 支血管病变，包括左前降支（LAD）近端严重病变；④ CCS Ⅰ～Ⅳ，多支血管病变、糖尿病（症状治疗）（改善预后）；⑤ CCS Ⅰ～Ⅳ，多支血管病变、非糖尿病；⑥药物治疗后心绞痛分级 CCS Ⅰ～Ⅳ级，单支血管病变，包括 LAD 近端严重病变；⑦心绞痛经药物治疗分级 CCS Ⅰ～Ⅳ级，单支血管病变，不包括 LAD 近端严重病变；⑧心绞痛经药物治疗症状轻微（CCS Ⅰ），单支、双支、3 支血管病变，但有大面积缺血的客观证据。

2. 经皮冠状动脉介入治疗（Percutaneous coronary intervention，PCI）

30 多年来，PCI 日益普遍应用于临床，由于创伤小、恢复快、危险性相对较低，易于被医生和患者所接受。PCI 的方法包括单纯球囊扩张、冠状动脉支架术、冠状动脉旋磨术、冠状动脉定向旋切术等。随着经验的积累、器械的进步，特别是支架极为普遍的应用和辅助用药的发展，这一治疗技术的应用范围得到了极大的拓展。近年来，冠心病的药物治疗也获较大发展，对于稳定型心绞痛并且冠状动脉解剖适合行 PCI 患者的成功率提高，手术相关的死亡风险为 0.3% ～ 1.0%。对于低危的稳定性心绞痛患者，包括强化降脂治疗在内的药物治疗在减少缺血事件方面与 PCI 一样有效。对于相对高危险患者及多支血管病变的稳定性心绞痛患者，PCI 缓解症状更为显著，生存率获益尚不明确。

经皮冠脉血运重建的指征：①药物治疗后心绞痛 CCS 分级为Ⅰ～Ⅳ级，单支血管病变；②药物治疗后心绞痛 CCS 分级为Ⅰ～Ⅳ级多支血管病变，非糖尿病；③稳定型心绞痛，经药物治疗症状轻微（CCS 分级为Ⅰ级），为单支、双支或 3 支血管病变，但有大面积缺血的客观证据。

成功的 PCI 使狭窄的管腔狭窄程度减少至 20%～50%，血流达到 TIMIⅢ级，心绞痛消除或显著减轻，心电图变化改善；但半年后再狭窄率达 20%～30%。如不成功需急诊行主动脉—冠脉旁路移植手术。

第二节 窦性心律失常

一、窦性心动过速与窦性心动过缓

（一）概述

1. 窦性心动过速

窦性心动过速即窦性心律频率在成人超过 100 次/分。慢性不适宜的窦性心动过速或慢性非阵发性窦性心动过速可见于正常人，可能由于窦房结自律性增高或窦房结邻近存在自律性心房起搏点，交感神经或迷走神经对窦房结自律性调节失控所致，也见于房室结心动过速射频消融术后，也可见于使用大量使用 β 受体激动剂及肾上腺素、去甲肾上腺素、阿托品等药物时。病理情况下，休克、发热、呼吸功能异常、外伤、心肌炎、急性心力衰竭发作时等可引起窦性心动过速。而在生理情况下，运动及精神高度紧张等，均可引起窦性心动过速。心电图特征：窦性 P 波，PR 间期长于 0.12 秒，窦性心动过速时 PP 间期短于 0.6 秒。

临床表现可表现为心悸、伴或不伴呼吸急促，长时间心动过速可能影响血压，休克时血压低下，发热时伴有面色潮红、虚弱乏力等。有病理性因素时，同时伴有相应疾病的临床表现，如休克时，尿量少。心力衰竭发作时可闻及肺部啰音及哮鸣音等。

2. 窦性心动过缓

窦性心动过缓指窦性心律频率低于 60 次/分。窦性心动过缓见于 10%～15% 的急性心肌梗死患者，主要为下壁心肌梗死的早期。溶栓治疗出现再灌注时，也可出现窦性心动过缓；可见于健康的成人，尤其是运动员、老年人和睡眠时。其他原因为颅内压增高、血钾过高、甲状腺功能减退、低温以及用洋地黄、β 受体阻滞剂、利血平、胍乙啶、甲基多巴等药物。在器质性心脏病中，窦性心动过缓可见。心电图特征：窦性 P 波，PR 间期长于 0.12 秒，窦性心动过缓时 PP 间期长于 1.0 秒。

（1）病因

①心内因素：第一，迷走神经兴奋，大多通过神经（主要为迷走神经兴奋）、体液机制经心脏外神经而起作用，或是直接作用于窦房结而引起窦性心动过缓；第二，窦房结功能受损指由窦房结受损（如炎症、缺血、中毒或退行性变的损害等）而引起的窦性心动过缓，此外，可见于心肌受损如心肌炎、心包炎、心肌硬化等，也可能为一过性的窦房结炎症、缺血及中毒性损害所致；③急性心肌梗死窦性心动过缓的发生率为 20%～40%，在急性心肌梗死发病早期发生率最高（特别是下壁梗死）。

②心外因素：心外因素所致的窦性心动过缓，绝大多数伴有迷走神经亢进现象，是神经性的，心率不稳定。当自主神经张力改变时，如深呼吸、运动、注射阿托品等后常有心率的变化，P-R 间期可略有延长。

（2）临床表现：脏器血供不足症状为主，轻重不一，可呈间歇性发作。多以心率缓慢所致心、脑、肾等。轻者乏力、头晕、记忆力差、反应迟钝等，严重者可有黑矇、晕厥或阿-斯综合征发作。部分严重患者除可引起心悸外，还可加重原有心脏病症状，引起心力衰竭或心绞痛。心排血量过低严重影响肾等脏器灌注，还可导致少尿等。

（二）治疗

1. 窦性心动过速

无症状性窦性心动过速一般无须治疗，有症状者应进行病因治疗和去除病因，必要时在排除禁忌证的情况下可酌情使用 β 受体拮抗药和非二氢吡啶类钙通道阻滞剂，伊伐布雷定或镇静药等。症状明显的，还应考虑行窦房结消融。

2. 窦性心动过缓

（1）治疗原则

①窦性心动过缓，如心率不低于每分钟 50 次，无症状者，无须治疗。

②如心率低于每分钟 50 次，且出现症状者可用提高心率药物（如阿托品、麻黄素、异丙肾上腺素、β 受体激动剂等），或可考虑安装起搏器。

③显著窦性心动过缓伴窦性停搏且出现晕厥者应安装永久人工心脏起搏器。

④原发病治疗。

⑤对症、支持治疗。

（2）一般治疗

①对窦性心动过缓者均应注意寻找病因，大多数窦性心动过缓无重要的临床意义，不必治疗。

②在器质性心脏病（尤其是急性心肌梗死）患者，由于心率很慢可使心排血量明

显下降而影响心、脑、肾等重要脏器的血液供应，症状明显，此时应使用阿托品（注射或口服），甚至可用异丙肾上腺素静脉滴注，以提高心率；也可口服氨茶碱、沙丁胺醇、沙丁胺醇等药物。

③对窦房结功能受损所致的严重窦性心动过缓的患者，心率很慢、症状明显，甚至有晕厥发生、药物治疗效果欠佳者，需要安装永久性人工心脏起搏器，以防突然出现窦性停搏所致猝死。

④对器质心脏病伴发窦性心动过缓又合并窦性停搏或较持久反复发作窦房传导阻滞而又不出现逸搏心律、发生过晕厥或阿-斯综合征、药物治疗无效者，应安装永久性人工心脏起搏器。

⑤由颅内压增高、药物、胆管阻塞等所致的窦性心动过缓应首先治疗病因，结合心率缓慢程度以及是否引起心排血量的减少等情况，适当采用提高心率的药物。

二、窦房传导阻滞

（一）概述

窦房传导阻滞简称窦房阻滞，是因窦房结周围组织病变，使窦房结发出的激动传出到达心房的时间延长或不能传出，导致心房心室停搏。窦房传导阻滞可暂时出现，也可持续存在或反复发作。窦房传导阻滞患者常无症状，也可有轻度心悸、乏力感以及"漏跳"（长间歇），心脏听诊可发现心律不齐、心动过缓、"漏跳"。常见病因为冠心病、心肌病、心肌炎、家族性窦房结病、窦房结损伤（如房间隔缺损修补术中）、洋地黄和奎尼丁等药物不良反应及各种原因引起的迷走神经张力增高等。如果反复发作或长时间的阻滞，可发生连续心搏漏跳，而且无逸搏（心脏高位起搏点延迟或停止发放冲动时，低位起搏点代之发放冲动而激动心脏的现象）出现，则可出现头晕、晕厥、昏迷、阿-斯综合征等。另外，尚有原发病的临床表现。按阻滞的轻重程度可分为一度、二度和三度窦房传导阻滞，但由于体表心电图不能显示窦房结电位，故不能明确诊断一度和三度窦房传导阻滞。二度窦房传导阻滞可分为以下类型：①二度Ⅰ型窦房传导阻滞，其特点为一系列连续出现的P波中，PP间期依次逐渐缩短，直至发生一次P波脱漏，而出现长的PP间期，如此周而复始，其长PP间期是短PP间期的2倍；②二度Ⅱ型窦房传导阻滞的特点为一系列连续出现的P波中，多数PP间期相等，但间歇性发生P波脱漏，而出现长的PP间期，其长PP间期与短PP间期之间呈倍数关系。

本病主要依靠心电图来诊断。窦房传导阻滞可根据心电图特点分为一度、二度、高度及三度窦房传导阻滞。一度窦房传导阻滞表现为窦房传导时间的延长，在体表心电图上难以诊断；二度窦房传导阻滞可根据病史、症状和心电图表现来确诊；三度窦房传导阻滞表现为窦性P波消失，与窦性停搏鉴别困难。

本病需要与以下疾病相鉴别。

1. 二度Ⅰ型窦房传导阻滞与窦性心律不齐鉴别

（1）必须用文氏周期所计算出的窦性激动周期，用该周期对心电图各导联出现的类似文氏周期的PP间期所画出的梯形图结果大致符合诊断者，方能诊断此型窦房传导阻滞。

（2）文氏周期周而复始。

（3）窦性心律不齐时，PP间期与呼吸周期有关，且呈逐渐缩短又逐渐延长的特点。而此型传导阻滞时PP间期变化有一定规律，呈逐渐缩短，最后出现一次接近2倍于短PP间期的长间期。

2. 二度Ⅱ型窦房传导阻滞与：二度Ⅰ型窦房传导阻滞的鉴别

均可呈短的PP间期与长的PP间期交替出现，但二度Ⅰ型3∶2窦房传导阻滞的长PP间期小于短PP间期的2倍；而3∶2的二度Ⅱ型窦房传导阻滞时长的PP间期是短PP间期2倍的整倍数。

3. 二度Ⅱ型窦房传导阻滞与窦性期前收缩二联律的鉴别

窦性期前收缩二联律时长PP间期不是短PP间期的2倍，而3∶2的窦房传导阻滞二度Ⅱ型长间歇的PP间期恰为窦性PP间期的2倍。

4. 二度Ⅲ型窦房传导阻滞与窦性心律不齐的鉴别

不同点为二度Ⅲ型窦房传导阻滞的PP间期突然缩短、突然延长，与呼吸周期无关。而窦性心律不齐时PP间期为逐渐缩短，逐渐延长，与呼吸周期有关，吸气时短，呼气时长。

5. 高度窦房传导阻滞与窦性停搏鉴别

窦性停搏一般无明显规律，长短PP间期不存在整倍数关系，并且在一份心电图中很少见停搏间期相等的窦性停搏。而在高度窦房传导阻滞时，不论阻滞的程度如何，长PP间期总是短PP间期的整倍数，并且，其长度相等的长PP间期可反复出现。而窦性停搏时往往低位节律点也被抑制，一般情况下，不易出现逸搏。但在高度窦房传导阻滞时，心脏停搏过久，常易出现房室交界性逸搏及逸搏心律或室性逸搏、室性逸搏心律。

6. 三度窦房传导阻滞与持久的窦性停搏的鉴别

三度窦房传导阻滞有时有房性逸搏心律或逸搏；窦性停搏多无房性逸搏或逸搏心律，是由于抑制窦房结的自律性的病理因素，同时抑制了心房异位起搏点。但是有房性逸搏心律者也不一定就是窦房传导阻滞，窦房传导阻滞者也不一定出现房性逸搏心律，此时鉴别是很困难的。在动态心电图或心电监护中，如果在长时间不见 P 波之前曾出现过短暂的或较久的窦性停搏，则可诊断为窦性停搏；如曾出现过一、二度窦房传导阻滞，则可诊断为三度窦房传导阻滞。

7. 三度窦房传导阻滞与窦室传导的鉴别

（1）窦房传导阻滞可有房性逸搏心律，后者则无。

（2）窦房传导阻滞多以房室交界性心律为基本心律，故 QRS 波群多为室上性，而后者多宽大畸形。

（3）后者常伴有高钾血症所致的高尖 T 波，而前者则无。

（4）如有血钾增高，或临床上可查知导致高血钾的疾病存在时，则常形成弥散性完全性房内阻滞引起窦室传导，而对窦房结的影响较少。

（二）治疗

（1）治疗窦房传导阻滞时，主要治疗原发病。

（2）对暂时出现又无症状者可进行密切观察，不需要特殊治疗，患者多可恢复正常。

（3）对频发、反复、持续发作或症状明显者，可口服或静脉注射、皮下注射阿托品。另外，可口服麻黄碱或异丙肾上腺素。

（4）严重病例可将异丙肾上腺素加于 5% 葡萄糖中缓慢静脉滴注。

（5）对发生晕厥、阿 - 斯综合征并且药物治疗无效者应及时植入人工心脏起搏器。

三、窦性静止

（一）概述

窦性静止指窦房结在一定的时间内丧失自律性，不能产生冲动而引起的心律失常，又称窦性停搏。可由冠心病、窦房结变性和颅内压增高等病变所致，也可由各种原因引起的迷走神经张力增高和某些药物（如洋地黄类药物、β 受体阻滞剂等抗心律失常药、钾盐、乙酰胆碱）等所致。临床表现除相关病因症状外，过长时间的窦性停搏可令患者出现晕眩、黑矇或短暂意识障碍，严重者甚至发生抽搐。多数窦性心动过缓，尤其是神经性因素（迷走神经张力增高）所致者心率在 40 ~ 60 次 / 分，由于血流动力学改变不大，所以可无症状。但当心率持续而显著减慢，心脏的每搏输出量又不能增大时，每分钟的心排血量即减少，冠状动脉、脑动脉及肾动脉的血流量减少，可表现气短、疲劳、头晕、胸闷等症状，严重时可出现晕厥，冠心病患者可出现心绞痛，这多见于器质性心脏病。心率持续而显著减慢还使室性异位节律易于产生，器质性心脏病患者，尤其是急性心肌梗死患者容易发生。心电图表现如下。①短暂性或持久性窦性停搏：窦房结一次或多次没有发生冲动，因此在心电图上出现一个长短不等的较长间歇，在此长间歇内；不出现 P-QRS-T 波，长 P-P 间期不是基本窦性心律周期的整倍数。在同一心电图上，可出现一次或多次长 P-P 间歇，但彼此出现的长 P-P 间歇的长度可互不一致。短暂性窦性停搏多不出现逸搏，有时也可出现，多为房室交界区性逸搏；较久性窦性停搏常伴有一过性逸搏心律，多为房室交界区性逸搏心律。②持久性或永久性窦性停搏：在心电图上均见不到窦性 P 波，可见到继发的逸搏心律或过缓的逸搏心律，常伴有房室交界区性逸搏心律，室性逸搏心律、房性逸搏心律少见。持久性或永久性窦性停搏，甚至可致心脏停搏而死亡。③阵发性室上性心动过速、心房扑动、心房颤动等致窦性停搏：由于这些快速心率可导致超速抑制，故可引起窦性停搏，但其窦房结功能仅轻度降低，所以预后好，长 P-P 间期常大于 2 秒，快 - 慢综合征的转变过程中，也可见到不同程度的窦性停搏。

（二）治疗

1. 对症治疗

停搏时间较短时可无症状；时间较长时可发生昏厥，应及时抢救。治疗窦性停搏的原发病，同时输注提高心率的药物，对发作昏厥者可安装人工心脏起搏器。

2. 应用异丙肾上腺素

提高窦房结的自律性，对抗高钾血症对窦房结的抑制作用。

四、病态窦房结综合征

（一）概述

病态窦房结综合征简称病窦综合征。窦房结及其邻近组织病变引起窦房结起搏功能和（或）窦房传导障碍，从而产生多种心律失常和临床症状。大多于 40 岁以上出现症状。常见病因为心肌病、冠心病、心肌炎，也见于结缔组织病、代谢或浸润性疾病，不少病例病因不明。SSS 病程发展大多缓慢，少数急性起病，见于急性心肌梗死和急性心肌炎。

临床表现轻重不一，可呈间歇发作性，多以心率缓慢所致脑、心、肾等脏器血供不足尤其是脑供血不足症状为主。轻者乏力、头晕、目眩、失眠、记忆减退、反应迟钝或易激动等，严重者可有短暂黑矇、近乎晕厥或阿 - 斯综合征发作。部分患者合并短阵室上型快速心律失常发作，又称慢 - 快综合征。心动过速突然中止后可有心搏骤停（伴或不伴晕厥）。严重心动过缓或心动过速除引起心悸外，还可加重原有心脏病症状，引起心力衰竭或心绞痛。心排量过低严重影响肾脏等脏器灌注还可致少尿、消化不良。慢 - 快综合征还可能导致血管栓塞。

心电图特征包括窦房结功能障碍本身的心电图及继发于窦房结功能失常和逸搏心律，以及并发短阵快速心律失常和传导系统其他部位累及的心电图表现。①窦房传导阻滞和（或）窦性静止和（或）显著窦性心动过缓；②逸搏、短阵或持续逸搏心律，逸搏夺获二联律，游走心律；③伴随的房性快速心律失常，如频发房性期前收缩、阵发或反复发作短阵心房颤动、心房扑动或房性心动过速，与缓慢的窦性心律形成所谓慢 - 快综合征，快速心律失常自动停止后，窦性心律常于长达 2 秒以上的间歇后出现；④房室交接处起搏和（或）传导功能障碍，表现为延迟出现的房室交接处逸搏、过缓的房室交接处逸搏心律（逸搏周期＞ 1.5 秒）或房室传导阻滞，偶见合并束支传导阻滞。

（二）治疗

1. 病因治疗

首先应尽可能地明确病因，如冠状动脉明显狭窄者可行经皮穿刺冠状动脉腔内成形术，应用硝酸甘油等改善冠脉供血。心肌炎则可用能量合剂、大剂量维生素 C 静脉滴注或静脉注射，必要时可使用糖皮质激素。

2. 药物治疗

对不伴快速性心律失常的患者，可试用阿托品，麻黄素或异丙肾上腺素以提高心率。烟酰胺 600 ～ 1000mg 溶于 10% 葡萄糖液 250 ～ 500mL 中静脉滴注，每日 1 次，避免使用减慢心率的药物如 β 受体阻滞剂及钙拮通道阻滞等。

3. 安装按需型人工心脏起搏器

最好选用心房起搏及频率应答式起搏器，在此基础上用抗心律失常药控制快速性心律失常。

窦房结功能障碍本身的心电图及继发于窦房结功能失常的逸搏和（或）逸搏心律，还可并发短阵快速心律失常和（或）传导系统其他部位累及的心电图表现。

（1）窦房传导阻滞和（或）窦性静止和（或）显著窦性心动过缓。

（2）逸搏、短阵或持续逸搏心律，逸搏夺获二联律，游走心律。

（3）伴随的房性快速心律失常，如频发房性期前收缩。阵发或反复发作短阵心房颤动、心房扑动或房性心动过速，与缓慢的窦性心律形成所谓慢 - 快综合征。快速心律失常自动停止后，窦性心律常于长达 2 秒以上的间歇后出现。

（4）房室交接处起搏和（或）传导功能障碍，表现为延迟出现的房室交接处逸搏、过缓的房室交接处逸搏心律（逸搏周期＞1.5 秒）或房室传导阻滞，偶见合并束支传导阻滞。

对于窦房结综合征进行药物治疗常较困难，因为：①治疗快速性心律失常的药物如洋地黄、奎尼丁、普鲁卡因胺及 β 受体阻滞剂等常可诱发过缓的心律失常，反之，治疗缓慢性心律失常的药物如异丙肾上腺素或麻黄素等，常可诱发快速心律失常，包括快速室性心律失常；②治疗缓慢性心律失常的药物如异丙肾上腺素及阿托品等，常缺乏长期治疗作用；③各种抗心律失常药常有明显和不能耐受的不良反应，故在药物治疗中要把握时机及控制剂量。

第三节 慢性心力衰竭

慢性心力衰竭（chronic heart failure，CHF）是多种原因心血管病的共同转归。

一、概述

（一）病理改变

尽管慢性心力衰竭最后的结局都表现为由于持续不断的心室重塑从而造成心腔的扩大，但是不同的病因具有不同的基础病理改变：如心肌肥大、心肌的质量增加及室壁增厚是高血压性心脏病的主要病理改变，而冠状动脉粥样硬化导致的冠脉狭窄或阻塞从而产生心肌坏死、心肌冬眠是冠心病的主要病理改变。但随着心力衰竭的发生，其心室重构不仅包括了由于基因组表达改变引起的分子、细胞和间质的改变，进而也包括了心脏的形态学的原发和继发改变，细胞改变为心肌肥大、心肌凋亡、成纤维细胞增生，间质的改变为细胞外基质的产生、胶原的聚集和纤维化。心肌重构的形态学改变主要表现为心腔形态的改变和心包的扩大等。

（二）临床特征

1.症状

左心衰竭的主要特点如下。

（1）呼吸困难，可表现为劳力性呼吸困难、端坐呼吸、夜间阵发性呼吸困难、休息时呼吸困难、重症可以表现为失代偿性急性肺水肿、陈 - 施呼吸。

（2）体力下降，表现为疲倦、乏力。

（3）早期夜尿增多，晚期少尿。右心衰竭的主要特点为呼吸困难、水肿以及因胃肠道淤血而引起的消化道症状。

2. 体征

原有基础心脏疾病特征、左心室扩大、胸膜腔积液、晚期可出现心脏恶病质（6个月内非水肿患者体重下降超过 75%）。

（三）心功能评价

常用的是 NYHA 的分级方法和 6 分钟步行试验。

6 分钟步行试验（6-MWT）：作为评价 CHF 患者运动耐力的方法，6-MWT 具有较强的实用性、客观性，重复性好，近年来颇受重视。6 分钟内走的最大距离即为步行距离。终止标准：①明显的心绞痛；②呼吸困难；③晕厥；④严重乏力；⑤严重的骨骼肌疼痛；⑥严重室性心律失常；⑦收缩压下降超过 2.7kPa（20mmHg），伴心率加快；⑧收缩压超过 32kPa（240mHg）或舒张压超过 17.3kPa（130mmHg）；⑨共济失调步态等。治疗后较治疗前步行距离增加不足 20% 是患者预后不良的有力指标。

（四）辅助检查

X 线检查显示心脏扩大和肺瘀血。超声心动图不仅能提供心脏功能的指标，还能帮助鉴别心力衰竭的病因，当左室射血分数不足 40% 时，即为收缩功能不良。通过观测二尖瓣口血流频谱及二尖瓣环的组织速度频谱能对舒张性心力衰竭做出诊断。

实验室检查中，通过循环脑钠肽（BNP）判断是否有心力衰竭左室充盈压增高有着较高的价值。血浆 BNP 浓度超过 600Pg/mL 的患者 CHF 的可能性大。

二、治疗

《美国成人慢性心力衰竭诊断和治疗指南》根据心力衰竭的分期制订了治疗原则。这有利于早期干预和预防心力衰竭，全面控制心力衰竭的发展，值得推荐。这种按照心力衰竭分期选择治疗的方法仍旧被《2013 年美国心力衰竭管理指南》强调推荐。

简而言之，对于 A 期的患者重点是控制心力衰竭的危险因素，预防这些患者发生心力衰竭。对于 B 期的患者重点减轻心肌重构，延缓心力衰竭的发生。对于 C、D 期的患者重点是缓解症状，提高生活质量，延缓心力衰竭恶化，降低病死率。在整个过程中强调综合治疗，包括生活方式的改变、有效药物的及时使用，尤其是 ACE 抑制剂（ACEI）和 β 受体阻滞剂以及其他一些被大规模临床试验证实的方法。

（一）一般治疗

首先应对心力衰竭的患者建立档案，将患者、患者家属、负责医生、护士及社区卫生人员组织起来，组成一个心力衰竭治疗小组，制订一个详细的诊疗计划，包括饮食计划、运动计划、治疗计划、治疗方案和达标计划、监督与随访等，形成一个全方位干预和治疗的环境，提高有效治疗方法实施率和治疗目标达到率，从而减少心力衰竭再次发作和降低病死率。美国及欧洲的一些研究表明，采用这种有组织的全方位管理手段可以明显提高治疗率和达标率，再次心脏事件的发生率明显降低，同时患者心力衰竭的危险因素也得到很好的控制。一般治疗的过程中应注意以下问题。

1. 氧疗

对于慢性心力衰竭失代偿且安静状态下呼吸困难的患者，吸氧常常可以改善症状；症状严重者，可面罩吸氧，有肺水肿证据者还可通过面罩持续呼气末正压通气（CPAP）。没有呼吸困难的轻症患者不必给氧。间歇性长期吸氧是否可以改善预后尚无证据。CPAP是否可用于慢性心力衰竭也未见相关研究。

2. 饮食

慢性心力衰竭患者的营养不良临床上较常见，据报道，严重的心力衰竭（NYHA Ⅰ～Ⅳ级）中有35%～53%的患者存在营养不良，而营养不良又常与贫血、低甲状腺激素、低生长激素等合并存在，加重心力衰竭的进展，形成恶性循环。故对心力衰竭患者，尤其是重症者应进行饮食方面的指导，但目前缺乏专门为心力衰竭患者所设计的饮食指导方法，一般还是沿用按健康人营养状态所需热量，计算经体重、身高、年龄校正的总热量，再折算成营养素所需的比例，即蛋白质20%～30%，糖类60%～70%，脂肪15%～20%。有研究表明，心力衰竭患者支链氨基酸更易缺乏，故一些富含支链氨基酸的鱼、禽类、牛乳、黄豆、玉米、小米、糯米、菜花、小红枣等可适当多用。此外心力衰竭患者需要适当控制盐摄入，一般轻度心力衰竭摄盐量小于5g/d，中度心力衰竭小于3g/d，重度心力衰竭小于2g/d。若使用药尿药尿量明显增多时，摄盐不必限制过严。

3. 运动

尽管大多数患者不能参加重体力劳动或剧烈运动，但应当鼓励患者参加体育锻炼，除非在急性失代偿期或怀疑心肌炎的患者。因为限制活动导致心力衰竭患者临床状况的加重以及对运动耐受力的下降。研究发现运动通过改善骨骼肌内源性异常，改善血流分布和调节神经内分泌异常，可减少心力衰竭患者的症状、增加患者的运动耐力并改善生活质量，而且减低再住院率和降低病死率。这种改善可与药物治疗获得的改善相媲美，并独立于ACEI和β受体阻滞剂的益处之外。

运动应该在医生的指导下进行，以有氧运动，即耐力运动为主，如行走、做操、游泳等，采用循序渐进增加运动量的方法，一般在开始锻炼的初期选择轻度运动量，如每周进行3次3km/h的行走，1～2个月后，再进行中度运动量的锻炼，如每周3次6km/h的行走。此后再过6～8周，可鼓励患者恢复工作，参加正常社交活动，并进行自己喜爱的运动，包括进行阻力运动，如踏车、爬坡、臂力锻炼等，但运动量一般不要超过最大氧耗量的60%。最大氧耗量可通过心肺联合运动试验计算出来，活动平板、6-MWT也可粗略评估出最大氧耗量的大致范围。

4. 体重

检测心力衰竭患者的体重很重要，因为在体内出现水钠潴留时体重的增加先于水肿的发生，每日测量体重可早期发现体内水分过多的表现。在心力衰竭的症状及体征稳定之后，可确定患者的干重，即在大小便后测量空腹的体重，若连续3日体重没有明显变化（增量 < 0.25kg）时即为干重。若体重连续3日大于此值，则考虑液体增加，可加强利尿。这样可以减少利尿药的不良反应，同时对心力衰竭的进展有延缓作用。

5. 合并用药

以下3种药物可以加重心力衰竭的症状，大多数心力衰竭患者应避免使用。绝大多数抗心律失常药物具有明显心脏抑制和促心律失常作用，长期使用没有益处，除非有致命性心律失常，才可考虑短期使用。目前只有胺碘酮和多非利特对存活率没有不良影响。钙通道阻滞剂尤其是非二氢吡啶类可以使心力衰竭恶化，增加心血管事件的危险。只有血管选择性的长效药物，如氨氯地平，对存活率没有不良影响。非甾体抗炎药可以导致钠潴留和外周血管收缩，降低利尿药和ACEI的疗效，增加其毒性，应避免使用。对于阿司匹林在心力衰竭中应用存有争议。反对方认为阿司匹林可以抑制激肽介导的前列腺素合成，影响ACEI对心力衰竭患者的疗效，降低ACEI对心力衰竭患者血流动力学的作用，故认为应该使用其他不影响ACEI疗效的抗血小板药（如氯吡格雷）。然而，氯吡格雷没有作为缺血事件一级预防的指征。支持方认为，目前已有荟萃分析显示ACEI与阿司匹林合用对长期生存率并无影响，因此，有阿司匹林适应证时可以与ACEI合用。

6. 预防感染

感染是心力衰竭发生或加重的最常见的诱发因素，尤其是肺部感染，占据了50%以上的原因。因此，预防感染在心力衰竭的防治上显得非常重要。已有证据表明使用流感疫苗和肺炎球菌疫苗可以减少呼吸道感染，故对有条件的患者，可在易感季节或对易患肺部感染的患者给予上述治疗。此外，合理的体育锻炼和营养、注意季节更迭时的自我保护等措施也有利于提高抗感染能力，减少感染机会。

7. 电解质平衡

心力衰竭患者应当密切监测血钾的变化，应当努力避免发生低钾血症和高钾血症，因这两种情况都可以降低心脏的兴奋性和传导能力，导致猝死。没有很好控制的心力衰竭，使用ACEI、保钾利尿药等，会引起血钾升高，应定期测定血钾浓度，使血钾保持在 4.0 ~ 5.0mmol/L 的范围。低钾患者应予以补钾，并同时补镁。但 ACEI 单独使用或与醛甾酮抑制药联合使用的患者，常规补充钾、镁可能有害。

8. 预防栓塞

由于心力衰竭患者血液淤滞及可能的促凝因子活性增强，慢性心力衰竭患者发生血栓栓塞事件的危险性增高。然而，在大型研究中，临床状况稳定的患者血栓栓塞危险性低（每年 1% ~ 3%），即使是射血分数非常低和心脏超声提示心内血栓的患者也是如此。如此低的栓塞发生率使抗凝治疗的益处不易被观察到。目前有关抗凝治疗的研究结果存在矛盾，故对于心力衰竭是否应该抗凝没有结论。一般建议只对曾有血栓事件或患有阵发或持续性心房颤动的心力衰竭患者、患有可能增加血栓栓塞危险的基础疾病（如淀粉样变性病或左心室致密化不全）的患者和患有家族性扩张性心肌病及一级亲属有血栓栓塞史的患者进行抗凝治疗。抗凝血药选择华法林，按照 INR 的测定值进行调整。

（二）利尿药

利尿药通过减少钠或氯的重吸收而减轻心力衰竭时的水钠潴留。有两大类作用机制不同的利尿药可用于心力衰竭，一类是祥利尿药，主要有布美他尼、呋塞米和托拉塞米，另一类是作用于远端肾小管的利尿药，主要有噻嗪类、保钾利尿药、美托拉宗。祥利尿药可以使滤过钠的分泌增加 20% ~ 25%，增加自由水清除率，维持利尿功能，除非肾功能严重受损。噻嗪类利尿药仅使滤过钠增加 5% ~ 10%，减少自由水清除率，肾功能受损（肌酐清除率小于 40mL/min）将丧失疗效。因此，祥利尿药适用于大多数心力衰竭患者，而噻嗪类更适用于合并高血压、轻度水潴留的心力衰竭的患者。

目前尚无对利尿药治疗心力衰竭的长期研究，其对发病率和病死率的影响尚不清楚，但一项注册研究显示，利尿药可能增加心力衰竭患者的病死率，这种影响与血肌酐水平有关，肌酐水平越高，使用利尿药病死率越高。利尿药对于症状明显的患者可以降低静脉压力、减轻肺充血、减少外周水肿和降低体重，改善心脏功能、症状和心力衰竭患者的运动耐力，被认为是心力衰竭的一线治疗药物，没有药物可以替代。如果没有利尿药，将难以使用 β 受体阻滞剂。鉴于医学伦理等问题，目前已不可能再进行有关利尿药是否改善心力衰竭生存率的研究。但有些问题还值得研究，如已接受足量 β 受体阻滞剂、ACEI 等标准治疗，临床稳定是否还需要利尿药小剂量长期维持？停用是否有好处或有坏处？

使用利尿药的要点及注意事项如下。

（1）虽然在治疗心力衰竭的药物中，利尿药是唯一可以控制液体潴留的药物，但是利尿药不应单独应用，尤其是不能单独用于心力衰竭阶段的治疗。单独使用利尿药不可能保持心力衰竭患者的长期稳定。故利尿药应当与 ACEI 和 β 受体阻滞剂联合应用，同时要控制食盐摄入（3 ~ 4g/d）。

利尿药可以在数小时或数日内缓解肺部和周围水肿，而洋地黄、ACEI 或 β 受体阻滞剂的临床作用可能需要数周或数月才能变得明显。利尿药剂量太小可能引起体液潴留，这将削弱对 ACEI 的治疗反应并增加使用 β 受体阻滞剂的危险。相反，过量使用利尿药将使血容量减少，增加使用 ACEI 和血管扩张药时发生低血压的危险以及使用 ACEI 和 ARB 时发生肾功能不全的危险。合理使用利尿药是治疗心力衰竭的基础。

（2）轻症的门诊心力衰竭患者，利尿药起始剂量不必过大，通常每日 1 ~ 2 次给药即可，逐渐增加剂量直到尿量增加，体重减轻（通常为每日减轻 0.5 ~ 1.0kg）。症状较重的患者，需要增加剂量或使用次数，更重的患者还可短期使用静脉制剂。利尿药以袢利尿药为好，噻嗪类药物剂量依赖性利尿的范围窄（氢氯噻嗪超过 100mg/d 就没有明显的利尿效果），并且在肾功能轻度损害时效力就可能丧失。故常用呋塞米，但有些患者对托拉塞米反应更好，因其吸收更好，持续时间长。有时两药交替使用可提高利尿效果。利尿药治疗的最终目标是消除体液潴留的体征。病情稳定后，可根据每日体重变化调整利尿药用量。

（3）在利尿药治疗过程中若出现电解质失衡，或在达到治疗目标前出现低血压或肾功能异常，暂不要停药。而应同时纠正电解质失衡或暂时减缓利尿速度。过分担心低血压和肾功能可能导致利尿药应用不足，水肿难以控制，并影响其他治疗心力衰竭药物的疗效和安全性。

（4）病情稳定后，利尿药可减量，使用维持剂量预防容量超负荷的复发。多数患者可根据每日体重变化调整利尿药用量。

（5）治疗过程中患者应控制摄盐量，避免使用肾毒性药物（如非甾体抗炎药，包括环氧化酶 -2 抑制剂）。否则，即使加大剂量利尿效果也不好。

（6）患者出现利尿药抵抗后可以使用静脉注射利尿药（包括连续静脉输注），或联合使用两种或两种以上利尿药（如呋塞米和美托拉宗），或同时使用利尿药和增加肾血流量的药物（如小剂量的多巴胺）。

（7）在利尿药治疗的过程中应注意水、电解质紊乱，低血压和氮质血症。患者出现低钠血症时，利尿药的作用将减弱，补充高渗盐水（2% ~ 3%）及合用小剂量的多巴胺对部分患者可能恢复利尿作用。利尿药也可引起皮疹和听力障碍，但是，通常发生在特异质的患者或使用剂量非常大时。长期使用利尿药还可能影响血糖、尿酸和血脂的代谢。

（8）利尿药可引起钾和镁离子的丢失，引起患者严重的心律失常，特别是在应用洋地黄治疗时。两种利尿药合用时可以增加电解质丢失的危险。短时间的补充钾制剂可以纠正低血钾，血钾降低明显者应补充镁离子。同时使用 ACEI 或联合使用保钾制剂（如螺内酯）可防止大多数使用袢利尿药时钾离子的丢失。当使用这些药物时，应注意可能引起高钾血症，但同时长期口服补钾剂可能有害。

（9）过量使用利尿药可降低血压并损害肾功能和运动耐量下降，但低血压和氮质血症也可能是心力衰竭恶化的结果，此时若减少利尿药的使用则可能加速心力衰竭的恶化。如果没有体液潴留的体征，低血压和氮质血症可能与容量不足有关，减少利尿药可能缓解。如果有体液潴留的体征，低血压和氮质血症则可能与心力衰竭恶化和周围有效灌注压低有关，常提示发生了心肾综合征，这提示预后不良。

（三）肾素-血管紧张素-醛固酮系统抑制剂

肾素-血管紧张素-醛固酮系统（RAAS）激活是心力衰竭发生、发展的中心环节之一。血管紧张素转化酶抑制剂、血管紧张素受体阻滞剂和醛甾酮受体抑制药可以从多个部位对 RAAS 进行抑制，已有多项大规模临床研究证实这些 RAAS 阻断剂可以延缓心室重构形成，降低病死率。其中血管紧张素转化酶抑制剂不仅对心力衰竭治疗有益，而且冠心病和其他动脉粥样硬化性血管疾病以及糖尿病肾病均可从血管紧张素转化酶抑制剂的治疗中获益。血管紧张素 Ⅱ 受体阻滞剂除可用于治疗心力衰竭外，对高血压心室肥厚及糖尿病肾病也有益处。下面将分别讨论这三类药物在心力衰竭方面的应用。

1. 血管紧张素转换酶抑制剂

血管紧张素转换酶抑制剂（Angiotensin converting enzyme inhibitor，ACEI）主要通过以下机制在心力衰竭的治疗过程中发挥效应：①抑制 RAAS，其作用主要针对组织中的 RAAS，组织中的 RAAS 激活在心力衰竭的发病机制中更为重要；②抑制缓激肽降解 ACEI 可使组织内缓激肽降解减少，局部缓激肽浓度升高，前列腺素生成增加，发挥扩张血管效应；③抑制交感神经递质释放，ACEI 通过抑制 Ang Ⅰ 转化为 Ang Ⅱ，可阻止去甲肾上腺素释放，降低交感神经对心血管系统的作用，有助于降压、减轻心脏负荷和改善心功能；④抗氧化作用，Ang Ⅱ 可通过活化酶系统，如 NADPH 酶，黄嘌呤氧化酶及 NOS 系统等，增加活性氧代谢物（ROS）的释放，ACEI 抑制这个过程，减轻氧化应激的作用。

已有很多大规模的随机双盲对照临床研究证实对于各种原因和程度的左心室功能不全 ACEI 可以缓解症状、改善临床状态和患者的一般状况，并降低死亡危险以及死亡或再住院的联合危险。有轻度、中度或重度心力衰竭症状的患者，不论有无冠状动脉疾病，均可从 ACEI 治疗中获益。

研究认为 Ang Ⅱ 对心脏的毒性主要是通过局部作用，理论上组织作用强的 ACEI，如雷米普利、群多普利拉、福辛普利等可能作用更好，但这一点并没有在临床上得到证实，因此 ACEI 的心脏保护作用可以认为是类效应所致。

所有左心室收缩功能障碍所致的心力衰竭患者都应当尽早并持续使用 ACEI，除非有禁忌证或不能耐受治疗。使用 ACEI 时应注意当前或近期是否有体液潴留的表现，对有体液潴留者，应当先使用利尿药后再使用 ACEI，因为利尿药可以维持钠的平衡，预防周围组织和肺水肿的发生。ACEI 应先于 ARB 或直接血管扩张药使用，因已有临床研究证明 ACEI 要优于这些药物。ACEI 应与 β 受体阻滞剂合用，这样既可以增强作用，也可以降低不良反应，两种药物使用的先后次序并没有重要的临床意义。

ACEI 的禁忌证主要包括以往使用 ACEI 曾发生过威胁生命的不良反应（血管性水肿或无尿肾衰竭）及妊娠的患者；相对禁忌证包括有症状的低血压（收缩压＜ 80mmHg）、血清肌酐升高（＞ 265.2mmol/L）、双侧肾动脉狭窄或血钾升高（＞ 5.5mmol/L）。另外，处于休克边缘的患者不能使用 ACEI。这种患者应首先纠正心力衰竭，待病情稳定后再重新评价 ACEI 的使用。

ACEI 应当从小剂量开始，如果可以耐受则逐渐增加剂量。一般每 1 ~ 2 周调整一次剂量，逐渐增加至目标剂量或患者可耐受的剂量。开始治疗的 1 ~ 2 周内应检测肾功能和血钾，以后应每 3 个月检查一次，特别是那些以往有低血压、低钠血症、糖尿病、氮质血症或服用补钾药物的患者。在长期使用 ACEI 治疗的过程中应调整好利尿药的剂量，应尽量避免水钠潴留或血容量不足。体液潴留可以削弱 ACEI 对症状的缓解，而血容量不足则可增加低血压和氮质血症的危险。此外，使用 ACEI 还应避免长期使用补钾剂。血流动力学或临床状态不稳定的患者使用 ACEI 易引起低血压，这会减弱患者对利尿药和升压药的作用。因此，对这些患者（特别是对利尿药反应差的患者），谨慎的做法是暂时停止 ACEI 治疗，直到患者临床状态稳定。

心力衰竭患者应当使用多大剂量的 ACEI 没有定论。临床研究中使用 ACEI 的剂量通常较大，但剂量的选择并非根据患者对治疗的反应确定，而是达到靶剂量。然而，临床实际使用的剂量常常仅相当于推荐的起始剂量而远小于靶剂量。有关使用大剂量是否可改善治疗效果的研究不多，且结果矛盾，同时也没有显示可以降低病死率，故在临床中重要的是要使用 ACEI 而非争论使用多大的剂量。当然最好是使用有循证医学证据可以降低心血管事件的剂量，但若患者不能使用或耐受大剂量，应当使用中等剂量治疗，两者疗效只有很小的差别。更重要的是，不能因为 ACEI 没有达到靶剂量而延迟使用 β 受体阻滞剂。一旦药物剂量递增到一定程度，通常可以维持

ACEI 的长期治疗。尽管某些患者在使用 ACEI 后 48 小时内症状可以改善，但其临床疗效的发挥通常需要数周、数月或更长时间。即使症状没有改善，长期使用 ACEI 也可以降低死亡和住院的危险。突然停用 ACEI 可导致病情恶化，除非有威胁生命的并发症，如血管性水肿。

尽管不同的 ACEI 在化学结构的差异、吸收、生物利用度、半衰期、血浆蛋白结合率、代谢与排泄等药代动力学等特征方面都有差别，但目前资料显示，各种 ACEI 在控制症状和提高生存率方面并没有明显的差别。所以在选择 ACEI 时，应当先考虑使用经过临床试验证实可以降低心力衰竭或心肌梗死后患者病残率和病死率的 ACEI，包括卡托普利、依那普利、赖诺普利、培哚普利、雷米普利。

大多数 ACEI 的不良反应是由于该类药物的两种主要药理学作用所致：对血管紧张素的抑制和对激肽的增强作用，也可能发生其他不良反应（如皮疹和味觉障碍）。

2. 血管紧张素受体拮抗剂

由于 ACEI 有不能抑制旁路生成的 Ang Ⅱ、易发生醛固酮逃逸现象及咳嗽等缺点，促使血管紧张素受体阻滞剂（Angiotensin receptor blockers，ARB）诞生。理论上 ARB 能竞争性与 Ang Ⅱ受体 AT1 结合，使 Ang Ⅱ无法与其结合，能够在受体水平完全阻断各种来源的 Ang Ⅱ的作用，故它对 Ang Ⅱ的抑制会更完全，并减少醛固酮逃逸现象的发生，同时因它不影响缓激肽的代谢，故还减少咳嗽等不良反应。目前临床有多种 ARB 可供使用，包括坎地沙坦、依普沙坦、厄贝沙坦、氯沙坦、替米沙坦、奥美沙坦和缬沙坦等。但对这些药物治疗心力衰竭患者的研究和经验不及 ACEI 丰富。

在慢性心力衰竭治疗中，ACEI 仍然是第一选择，但 ARB 可作为 ACEI 不能使用或严重不良反应或不能耐受时的替代药物使用。《2012 年欧洲心脏病学会急慢性心力衰竭诊断与治疗指南》建议：ARB 作为不能耐受 ACEI 的替代治疗（Ⅰ类 A 级）。ARB 不再作为已接受 ACEI 和 β 受体阻滞剂仍有心力衰竭症状的患者的一线药物，此类患者应首先考虑加用醛甾酮抑制药。

与 ACEI 一样，血管紧张素受体阻滞剂也可产生低血压、肾功能恶化和高血钾，但 ARB 很少发生血管性水肿。虽然 ARB 与 ACEI 和醛甾酮抑制药联用的资料很少，但联合应用将进一步增加肾功能异常和高钾血症的发生率。目前不推荐 ACEI+ARB+醛甾酮抑制药三者联用。

ARB 的临床应用与 ACEI 类似，应从小剂量开始。在应用 ARB 1~2 周后，可以通过倍增剂量进行调整剂量，但应及时对血压、肾功能和血钾进行监测和评价。使用 ARB 需注意的问题有许多，与前面介绍的 ACEI 一样，开始用药后 1~2 周要复查血压（包括体位性血压变化）、肾功能和血钾，特别是在调整剂量时更应密切观察。这在收缩压低于 80mmHg、低血钠、糖尿病和肾功能受损的患者中更为重要。对于病情稳定的患者，在 ACEI 或 ARB 达到靶剂量前可以加用 β 受体阻滞剂。使用 ARB 的危险与血管紧张素的抑制有关，当与 ACEI 或醛甾酮抑制药合用时发生低血压、肾功能异常和高血钾的危险明显增加。

3. 盐皮质激素 / 醛甾酮抑制药

心力衰竭时由于 RAAS 的激活，使醛甾酮的合成增加。醛甾酮的这种代偿性增加，短期内可起到增加心排血量的作用，但是长期的醛甾酮增高会引起血容量增加、电解质紊乱、心律失常、心肌及血管间质胶原沉积和纤维化，使心力衰竭进行性恶化。醛甾酮抑制药可以竞争性地与醛甾酮受体复合物结合，阻断醛甾酮的生物学作用。实验资料显示，醛甾酮对心脏结构和功能的不良影响独立于 Ang II。因此，长期抑制醛甾酮的作用可与 ACEI 或（和）ARB 产生协同作用，在心力衰竭的治疗中有重要意义。

螺内酯和依普利酮是美国食品与药品管理局（FDA）批准用于心力衰竭治疗的两种醛甾酮抑制药，而前者应用最广泛，后者较少发生男子乳房发育或抗雄激素效应。在心力衰竭的治疗中醛甾酮抑制药的利尿作用是次要的，不应把它像利尿药那样使用。螺内酯和依普利酮分别都进行过大规模的临床试验，结果都显示了降低病死率的益处，但高血钾和肾功能异常的发生率可增加。

醛甾酮抑制药最早被推荐用于有中、重度心力衰竭症状以及近期失代偿的患者或心肌梗死早期左心室功能异常的患者。近年来，新的临床试验结果显示，对于 NYHA II 级的左心室收缩功能不全的患者，依普利酮治疗可显著降低病死率和心力衰竭再住院率。因此，《2012 年欧洲心脏病学会急慢性心力衰竭诊断与治疗指南》将醛甾酮抑制药的适应证推广至所有的收缩性心力衰竭的患者。

使用醛甾酮抑制药要同时考虑其降低病死率及因心力衰竭再住院的益处和发生威胁生命的高钾血症的危险。螺内酯的起始剂量一般为 12.5 ~ 25mg/d，偶尔可隔日给予。依普利酮的起始剂量为 25mg/d，逐渐加量至 50mg/d。开始治疗后一般停止使用补钾制剂，治疗后 3 日和 1 周需测定血钾和肾功能。

使用醛甾酮抑制药的主要危险是高钾血症和肾功能恶化。最近的两项研究显示，醛甾酮抑制药有滥用的现象，结果使高钾的发生率和病死率显著增加。因此，对醛甾酮抑制药的使用须谨慎选择患者，并密切监测。虽然醛甾酮抑制药的利尿作用较弱，一些患者加用醛甾酮抑制药可显著增强其他利尿药的作用，导致低血容量，进一步增加肾功能异常和高钾血症的发生率。在慢性稳定治疗阶段，如胃肠炎等引起血容量减少的情况下均可引起高钾血症。

在有关心肌梗死患者的试验中，依普利酮的益处只见于那些平均血肌酐水平低于

97μmol/L 的那些患者，超过此水平的患者，生存率无明显改善。血肌酐水平常低估肾功能异常的程度，尤其是老年患者，估计肌酐清除率小于 50mL/min 时应将螺内酯起始剂量调至 12.5mg/d 或依普利酮 25mg/d，当肌酐清除率小于 30mL/min 时应停止使用醛甾酮抑制药。

（四）β 受体阻滞剂

β 受体阻滞剂主要通过以下机制改善心脏功能。①降低心率，延长舒张期充盈时间及增加冠状动脉灌注；②降低心肌耗氧；③抑制儿茶酚胺介导的游离脂肪酸释放，从而改善心肌动力；④上调 β-肾上腺素受体并减少心肌氧化反应负荷；⑤心脏电生理机制，包括心率减慢、异位起搏点自行放电的减少、传导延缓及房室结的不应期延长。其他的机制包括抑制 β-肾上腺素途径介导的心肌细胞凋亡、抑制血小板聚集、减少斑块的机械压力、预防斑块破裂；某些 β 受体阻滞剂具有的抗氧化及抑制血管平滑肌细胞增生的特性可能还有额外的益处。

超过 20 项安慰剂对照的临床研究（心力衰竭患者总数超过 20 000 例）证实有 3 种 β 受体阻滞剂可有效降低慢性心力衰竭患者死亡危险，即比索洛尔、琥珀酸美托洛尔（选择性抑制 β1 受体）、卡维地洛。这 3 种药物治疗心力衰竭的阳性结果并不能代表所有 β 受体阻滞剂的有效性，临床试验已发现布新洛尔无效而短效美托洛尔效果较差。阶段 C 的心力衰竭患者如无禁忌证都应使用上述 3 种药物中的 1 种。

当前国内外所有的心力衰竭指南推荐所有左心室收缩功能不全且病情稳定的患者均应使用 β 受体阻滞剂，除非有禁忌证或不能耐受。由于 β 受体阻滞剂对生存率和疾病进展的有益作用，一旦诊断左心室功能不全应尽早开始 β 受体阻滞剂治疗。即使症状较轻或对其他治疗反应良好，β 受体阻滞剂的治疗也是非常重要的，不应因其他药物治疗而延迟 β 受体阻滞剂的使用。因此，即使治疗不能改善症状，也应当使用 β 受体阻滞剂治疗，以降低疾病进展、临床恶化和猝死的危险。

β 受体阻滞剂合用 ACEI 时，后者的剂量不需很大，其疗效优于单纯增加 ACEI 剂量，即使后者达到靶剂量。目前认为这两种药物在使用次序上并没有明显的限定。当前或近期有体液潴留的患者，应先使用利尿药，病情稳定达到干体重后再使用 β 受体阻滞剂，因为利尿药可以维持体液平衡并防止使用 β 受体阻滞剂引起的症状加重。病情稳定的患者，无论心功能如何，应该尽早使用 β 受体阻滞剂。此时患者应该没有或仅有很少的体液潴留或容量不足的证据，同时近期不需要静脉使用正性肌力药物，此时可以开始使用 β 受体阻滞剂。重症患者应首先使用其他治疗心力衰竭的药物（如利尿药），待病情稳定后再重新评价是否可以使用 β 受体阻滞剂。患有气道反应性疾病或无症状心动过缓的患者使用 β 受体阻滞剂时要高度谨慎，而有持续症状的患者则不应使用。

β 受体阻滞剂的起始剂量要非常小，如果能够耐受，可逐渐增加剂量，一般采用每两周剂量加倍的方法增加剂量。在剂量递增期间应当严密观察病情。部分患者在开始使用 β 受体阻滞剂后，反而会出现体液潴留导致症状加重。若每日称量体重，连续 3 日体重增加均大于 0.25kg，表示液体增加，应及时增加利尿药剂量使体重恢复到治疗前水平。剂量增加时如果出现不良反应，应当暂停剂量的递增。若能达到靶剂量，患者一般都能够维持长期治疗。β 受体阻滞剂的起效时间较长，可能需要 2～3 个月才能看到临床疗效。即使症状没有改善，长期治疗也可以降低主要临床事件的危险性。应当避免中断 β 受体阻滞剂的治疗，否则将导致临床症状的恶化。部分长期使用 β 受体阻滞剂的患者仍然可出现临床症状恶化，此时应综合分析是否减量或停药，随意停药将增加临床失代偿的危险。如果患者出现体液潴留而症状很轻或没有症状，可以增加利尿药剂量而继续使用 β 受体阻滞剂。但是如果出现低灌注，或者需要静脉使用正性肌力药物，最好暂时停止使用 β 受体阻滞剂直到患者临床状况稳定。

使用 β 受体阻滞剂时可能出现 4 种不良反应应当引起注意。

（1）体液潴留和心力衰竭恶化：使用 β 受体阻滞剂可以引起体液潴留，通常没有症状而仅表现为体重增加，最后可致心力衰竭症状的明显恶化。治疗前有体液潴留的患者在治疗期间更易发生体液潴留。因此，一般不需停止 β 受体阻滞剂的治疗，强化利尿等常规治疗就可以取得较好效果。经过治疗，这些患者可以继续长期使用 β 受体阻滞剂。

（2）乏力：使用 β 受体阻滞剂治疗可以引起乏力和虚弱的感觉，多数情况下不需要治疗，数周后这种乏力的症状可自行消失。症状严重者，如出现低灌注，可考虑减量（或调整利尿药的剂量）或停药，过一段时间后还可再次尝试或换其他 β 受体阻滞剂。

（3）心动过缓和传导阻滞：β 受体阻滞剂造成的心率和心脏传导减慢通常没有症状，因此一般不需要处理。然而，如果当心动过缓伴随头晕及出现二度或三度传导阻滞时，应该减少 β 受体阻滞剂的剂量或停药。同时也应该考虑到药物间相互作用的可能性。同时植入起搏器或进行心脏同步化治疗是否能保留 β 受体阻滞剂的好处，目前还不十分清楚。

（4）低血压：β 受体阻滞剂会造成低血压，通常无症状，但也会引起头晕、视物模糊。对于同时阻断 α 受体的 β 受体阻滞剂如卡维地洛，扩张血管的不良反应通常在应用初始剂量或剂量开始增加的 24～48 小时内出现，一般再次应用时会消失而不需要改变剂量。在一日不同时间服用 β 受体阻滞剂和 ACEI 可以减少低血压的危险。如这样无效，则需要暂时减少 ACEI 剂量。在容量不足的患者中，减少利尿药的剂量也会缓解低血压的症状,但减轻利尿药会增加继发液体潴留的危险。若低血压伴随临床低灌注时,β 受体阻滞剂应减量或停用。

(五)伊伐布雷定

伊伐布雷定是窦房结通道的抑制剂,减慢窦性心律患者的心率,不降低心房颤动患者的心室率。研究表明,对于 EF 小于 35% 的窦性心律患者,在 ACEI 或 ARB 和 β 受体阻滞剂达到靶剂量或最大耐受剂量治疗后心率仍大于 70 次 / 分的患者,给予伊伐布雷定可显著降低心血管死亡和心力衰竭再住院的联合终点。故《2012 年欧洲心脏病急慢性心力衰竭诊断与治疗指南》将其列为 Ⅱ a 类药推荐。推荐起始剂量为 2.5mg,每日 2 次,逐渐滴定至靶剂量 7.5mg,每日 2 次。

(六)洋地黄

洋地黄糖苷通过抑制 Na^+-K^+-ATP 酶,减少心肌细胞的 Na^+ 外流和 K^+ 内流,细胞内 Na^+ 增高促使肌浆网释放钙离子与 Na^+ 交换,从而增强心脏的收缩力。这种正性肌力作用使心肌耗氧量增加,但同时又使心排血量增加,心室容积减少,室壁张力降低,而心率减慢又可降低心肌氧耗。两种作用综合的结果是心肌总的氧耗降低,提高心肌的做功效率。数十年以来,洋地黄在心力衰竭中的益处一直归功于这种正性肌力作用。然而,近期的证据表明,洋地黄的益处可能部分与非心肌组织中 Na^+-K^+-ATP 酶的抑制有关。迷走神经传入纤维 Na^+-K^+-ATP 酶的抑制可增加心脏压力感受器的敏感性,继而降低中枢神经系统的交感传出,减少了交感神经的兴奋性。另外,抑制肾脏的 Na^+-K^+-ATP 酶,可使肾小管对钠的重吸收减少,从而使转运至远端肾小管的钠增多而抑制肾脏的肾素分泌,间接减弱了 RAAS 的作用。如此看来,洋地黄还有减轻神经体液系统激活的作用,可能比其正性肌力作用更重要。

临床研究显示,轻、中度心力衰竭患者使用地高辛治疗 1 ~ 3 个月能改善症状,提高生活质量和运动耐量。《2012 年欧洲心脏病急慢性的心力衰竭诊断与治疗指南》推荐地高辛用于 LVEF 低于 40% 且伴有心房颤动的有症状的患者的心率控制。而对于窦性心律的患者,与 ACEI 合用,可改善症状,但不降低病死率。由于地高辛并不能改善心力衰竭患者的病死率,且治疗窗窄,其应用价值较前有所下降。《2012 年欧洲心脏病急慢性的心力衰竭诊断与治疗指南》仅将地高辛推荐为 Ⅱ b 类指征。

心力衰竭合并慢性心房颤动是洋地黄的最佳适应证,在使用地高辛的基础上加用 β 受体阻滞剂更有效,特别是控制运动过程中的心率增快。为控制心力衰竭患者增快的心房颤动心率,地高辛应作为辅助用药,β 受体阻滞剂既能改善生存率又能有效控制心率。对于窦性心律的心力衰竭患者,应首先使用利尿药、ACEI(或 ARB)和 β 受体阻滞剂,若治疗没有反应或心力衰竭的症状不能很好地控制可考虑加用地高辛。另一种策略是对这种有症状的患者开始使用醛甾酮抑制药，推迟加用地高辛，除非患者对治疗无反应或不能耐受醛甾酮抑制药。如果患者先期已服用地高辛但未服用ACEI或β受体阻滞剂，不必停用地高辛治疗，应及时开始使用神经激素拮抗剂。对于液体潴留或低血压等症状急性恶化的患者，并不推荐地高辛作为稳定心力衰竭症状的初始治疗，以往需要先洋地黄化的治疗方法已被摒弃。这样的患者应该首先接受心力衰竭的适宜治疗，如短期使用非洋地黄类正性肌力药物、血管活性药、利尿药或其他有利于改善症状的药物。在症状稳定后，可开始使用地高辛，并作为长期治疗策略的一部分。

如果患者有显著的窦房结或房室结阻滞，不应给予地高辛治疗，除非已安装了永久起搏器治疗。在服用其他抑制窦房结或房室结功能以及影响地高辛水平，例如胺碘酮或β受体阻滞剂等药物的患者，应谨慎使用洋地黄。心肌梗死后患者应慎用或不用地高辛，尤其是仍存在缺血症状时。

尽管有多种强心苷应用于心力衰竭的治疗，但地高辛是最常用也是唯一在安慰剂对照试验中评价过的。地高辛常以每日 0.125~0.25mg 的剂量起始和维持。如果患者超过 70 岁、肾功能受损或体重低应以低剂量（每日或隔日 0.125mg）起始。心力衰竭治疗中很少使用或需要大剂量（例如每日 0.375~0.50mg）地高辛。不需要在起始治疗时使用负荷剂量。

尽管目前使用的地高辛的剂量比以往明显减少，但仍应注意它的不良反应，监测地高辛的血液浓度有助于降低不良反应。地高辛浓度大于 2ng/mL 要警惕洋地黄中毒的发生，但血药浓度有时与临床情况不一致，应结合临床考虑。地高辛的血药浓度在 0.5~1.0ng/mL 范围即有治疗作用，也很少发生不良反应。但也有研究显示，较低的地高辛血浆浓度（0.5~0.9ng/mL）能起到与较高地高辛浓度一样的预防心力衰竭恶化的作用。但总的表明地高辛水平高于 1.0ng/mL 预后较差。以往认为地高辛浓度小于 2ng/mL 是安全的，但目前认为即使在这个浓度以下仍可能产生不良心血管影响。有研究表明，长期服用地高辛过程中出现的再住院多数并非由于心力衰竭加重所致，而是发生了其他心血管事件，即使血清地高辛浓度在治疗范围内（0.5~2.0ng/mL）。同时地高辛治疗还增加发生心律失常或心肌梗死死亡的风险，这些作用抵消了地高辛对心力衰竭患者生存的益处。

大多数心力衰竭的患者都能很好地耐受地高辛治疗。但在实际应用中，尤其是在国内它的不良反应仍然很常见，这主要发生于大剂量应用地高辛或存在影响地高辛清除的因素，如药物的相互作用、肾功能不全、电解质紊乱等。故在低血钾、低血镁或甲状腺功能减退时；在同时应用大环内酯类抗生素、依曲康唑、环孢霉素 A、维拉帕米、奎尼丁时；在低体重和肾功能受损时，地高辛用量应适当降低，以减少中毒的可能。地高辛的主要不良反应包括：①心律失常，各种心律失常都可发生，最常见的是多形性室性期前收缩，尤其是发生在心房颤动的基础上，其他还有房室传导阻滞、各种交界性心律等；②胃肠道症状，如食欲缺乏、恶心、呕吐等；③神经系统症状，如头痛、失眠、抑郁、眩晕、视觉障碍、定向障碍和意识错乱。

发生洋地黄中毒时首先应停药，并积极寻找中毒的原因和及时纠正，如过度利尿产生的低血钾需调整利尿药的用量。地高辛中毒表现一般多在 24 小时内消失。对洋地黄产生的快速室性心律失常，可使用苯妥英钠，先 125～250mg 注射用水稀释后 2～3 分钟内静脉注射，无效时每 5～10 分钟可再注射 100mg，共 2～3 次，以后改口服，50～100mg，每 6 小时 1 次，用 2～3 日。该药偶有抑制呼吸、嗜睡和引起短暂低血压的不良反应，应予以注意。还可使用钾盐，口服或静脉滴注。一般静脉使用 1g 的钾盐，多数患者的心律失常可以消失。利多卡因也有一定疗效，在没有苯妥英时可以使用。室上性心律失常可用维拉帕米、地尔硫革及 β 受体阻滞剂，但应注意其负性肌力作用使心力衰竭加重。洋地黄引起的缓慢心律失常可用阿托品或临时心脏起搏治疗。异丙肾上腺素可引起室性心律失常不提倡使用。

（七）血管扩张药

有两种传统血管扩张药用于心力衰竭的治疗：一种是硝酸异山梨酯，另一种是肼屈嗪。

（1）硝酸异山梨酯：是首先报道的对慢性心力衰竭治疗有益的药物之一。研究表明硝酸盐可抑制异常的心肌和血管的生长，并因此改善心室重构过程和心力衰竭的症状。对已采用充分的治疗后仍有劳力性气短症状的患者，使用硝酸异山梨酯有帮助。目前虽然缺乏单独应用硝酸盐改善生存率的研究，但临床上还是经常使用，尤其是在其他治疗方法都已使用，患者还有症状时。长期使用硝酸盐很容易发生耐药，故使用时应给予至少 10 小时的"无硝酸盐的间歇期"和联合应用 ACEI 或肼屈嗪。硝酸盐一个共同的不良反应是头痛和低血压，在使用的过程中应注意。

（2）肼屈嗪：对静脉张力和心脏充盈压影响很小。与硝酸盐合用是为扩张静脉和动脉。除对血管的直接作用外，肼屈嗪理论上还可影响与心力衰竭进展相关的生化和分子机制以及减少硝酸盐耐药的发生。但肼屈嗪单独用于心力衰竭治疗的资料尚少，也很少有人将它单独用于心力衰竭的治疗中。肼屈嗪联合硝酸盐用于黑种人心力衰竭的临床研究表明，对已使用地高辛和利尿药但未使用 ACEI 或 β 受体阻滞剂治疗的心力衰竭患者，肼屈嗪和硝酸异山梨酯可减少病死率，但并不减少住院率。但在其他人群中能否产生该种益处仍需研究。

现有心力衰竭指南推荐在 LVEF 低于 40% 且症状明显的患者，联合肼屈嗪和硝酸异山梨酯可作为不耐受 ACEI 和 ARB 类药物的替代治疗。在联合 ACEI、β 受体阻滞剂和 ARB 或醛甾酮抑制药仍不能控制心力衰竭症状的患者可考虑加用肼屈嗪和硝酸异山梨酯，尤其适用于非美洲裔的患者。然而这种治疗的顺应性常较差，很多患者不能耐受其靶剂量。原因是药片数量多且不良反应发生率高（主要是头痛和胃肠道不适）。

（八）非药物治疗

1. 心脏再同步治疗（Cardiac resynchronization therapy，CRT）

心力衰竭患者往往合并传导异常，致房室、室间和（或）室内运动不同步，大约 1/3 低射血分数（Ejection fraction，EF）和 NYHAH Ⅰ～Ⅳ级的心力衰竭患者 QRS 增宽大于 120 毫秒，表现为典型的心室收缩不同步。判定是否存在心脏不同步目前还没有统一的、理想的方法，若以 QRS 时限延长超过 120 毫秒进行的 CRT 治疗，仍有 20%～35% 的患者疗效不佳，说明术前可能不存在心脏不同步。仅以 QRS 时限为判断标准不能敏感和特异地反映机械运动不同步。超声心动图是目前使用最多的一种判断心脏不同步的有效方法，但尚须统一标准和规范检测技术。

中华医学会心电生理和起搏分会组织了 CRT 专家工作组，根据美国心脏学会 / 美国心脏病协会（ACC/AHA）和欧洲心脏病学会（ESC）的指南，结合我国的情况，提出我国 CRT 治疗的适应证。

既往指南仅将 NYHA Ⅲ～Ⅳ级的 QRS 波增宽的患者列入 CRT 的适应证。最新的研究表明，CRT 治疗显著降低 NYHA Ⅱ级、QRS 超过 150 毫秒、EF 超过 30% 的窦性心律心力衰竭患者的病死率。因此，《2012 年欧洲心脏病学会急慢性心力衰竭诊断与治疗指南》已将这类患者列为 Ⅱa 类的推荐。

2. 植入型心脏转复除颤器的治疗

植入型心脏转复除颤器（ICD）的主要作用是预防心力衰竭患者的猝死。研究表明心功能在 Ⅱ～Ⅲ级的心力衰竭患者中，猝死是主要的死亡方式，占 50% 以上，在更严重的心力衰竭患者中，也有 1/3 左右的死亡为猝死引起的。引起猝死的主要原因是室性心律失常。因此，预防和治疗室性心律失常对防止心力衰竭患者猝死意义重大。

β 受体阻滞剂、ACEI、醛甾酮抑制药都被证实能减少猝死的发生，但抗心律失常药却没有益处，胺碘酮虽然也是一个抗心律失常药，但对心力衰竭患者的生存作用是中性的。决奈达隆和 Ⅰ 类抗心律失常药不推荐用于心力衰竭合并心律失常患者的治疗，因为在临床研究中发现这些药物可增加心力衰竭患者的再住院及猝死的风险。

曾经有过心搏骤停或持续性室性心律失常的患者植入 ICD 可降低病死率，若这类患者临床稳定，应用 ICD 作为二级预防可以延长生存期。有过不明原因晕厥的低 EF

慢性心力衰竭患者猝死的发生率高，也建议应用 ICD，但是对于进展性的、心力衰竭状态不可逆持续恶化的患者，不建议植入 ICD 来预防猝死的发生，因为这些患者可能短期内由于不同方式死亡，但少数准备行心脏移植等特殊治疗的患者除外。

作为一级预防，《2012 欧洲心脏病学会急慢性心力衰竭诊断与治疗指南》推荐将 ICD 应用于经过优化药物治疗（包括 β 受体阻滞剂、ACEI 或 ARB 醛甾酮抑制药）后 EF 大于 35%、轻至中度心力衰竭症状、预期生存超过 1 年的心肌梗死后超过 40 日的缺血性心肌病或非缺血性心肌病患者。而美国和中国心力衰竭指南推荐更谨慎，建议用于 EF 小于 30% 的患者。对于 EF 在 30%～35% 的患者尚存争议，电生理检查能诱发室性心动过速者可以考虑。

ICD 手术具有一定的风险（安置成功率为 92% 左右，2%～3% 的电极脱位，手术并发症），心房颤动时常误放电致使不少患者难以忍受，同时右心室起搏还有加重心力衰竭的潜在危险。因此，在植入 ICD 之前，应告知患者心脏预后，包括猝死与非猝死危险，ICD 的有效性、安全性与危险性以及 ICD 放电相关事件的发生。患者及其亲属应充分理解 ICD 并不改善临床状态，也不能延缓心力衰竭进展，更为重要的是，应告知日后可能由于生活质量下降或预期的存活期短缩，需要取消除颤装置功能。

3. 体外反搏

将体外反搏用于治疗 EF 降低的心力衰竭的早期研究结果令人满意。但在获得更多的数据之前，不推荐在有症状的左心室 EF 降低患者中常规应用这一方法。

4. 呼吸支持技术

心力衰竭患者中睡眠呼吸障碍的发生率可达 60% 以上，有研究表明夜间吸氧和持续正压通气装置可以改善症状，但是否可以改善预后，还有待于进一步研究。

5. 正在研究的外科方法

目前正在进行临床评估的一种包裹心脏的网罩装置，用双向聚酯织物制成，使心肌能够收缩但将其向周围扩张限制在网内，从而抑制了心室的重构。欧洲和美国正在进行临床研究评价这种装置在患者中应用的安全性和有效性。

6. 细胞再生治疗

心力衰竭的基本原因是心肌细胞的丧失，任何治疗手段都无法使已死亡的心肌细胞再生，也无法逆转心力衰竭患者心肌细胞死亡的过程。近年来，对干细胞的研究为心力衰竭的治疗带来了希望。利用干细胞可以定向分化的特点，将干细胞注射到心肌内，使干细胞成活并分化成心肌细胞来达到治疗心力衰竭的目的。实验研究表明这是一个很有前景的治疗方法，接收干细胞移植的心力衰竭实验动物，心功能都有不同程度的改善。临床上也有很多研究报道了干细胞治疗的有效性，LVEF 可以明显提高。这些研究大都是在 AMI 后患者中实施的，也有部分是一般的心力衰竭患者。然而，这些研究观察的病例数都很少，最多的 200 人，而且绝大多数都没有对照组。仅有的 4 项随机对照研究样本量也不大，而且结果很不统一。因此，目前还不能认定干细胞疗法是一个有效地治疗心力衰竭方法。最后，对慢性症状性收缩性心力衰竭（NYHA 心功能 Ⅱ ~ Ⅳ级）。

第四节 扩张型心肌病

扩张型心肌病（dilated cardiomyopathy，DCM）是以一侧或双侧心腔扩大，收缩性心力衰竭为主要特征的一组疾病。病因不明者称为原发性扩张型心肌病，由于主要表现为充血性心力衰竭，以往又被称为充血性心肌病，该病常伴心律失常，五年存活率低于 50%，发病率为 5/10 万 ~ 10/10 万，近年来有增高的趋势，男多于女，约为 2.5∶1。

一、概述

（一）病因

1. 遗传因素

遗传因素包括单基因遗传和基因多态性。前者包括显性和隐性两种，根据基因所在的染色体进一步分为常染色体和性染色体遗传。致病基因已经清楚者归为家族性心肌病，未清楚而又有希望的基因是编码肌养蛋白和心养蛋白 -1 的基因。基因多态性目前以 ACE 的 DD 型研究较多，但与原发性扩张型心肌病的关系尚待进一步证实。

2. 病毒感染

病毒感染主要是柯萨奇病毒，此外尚有巨细胞病毒、腺病毒（小儿多见）和埃柯病毒等。以柯萨奇病毒研究较多。这些病毒除直接引起心肌细胞损伤外，尚可通过免疫反应，包括细胞因子和抗体损伤心肌细胞。

3. 免疫障碍

免疫障碍免疫障碍分两大部分：①引起机体抵抗力下降，机体易于感染，尤其是嗜心肌病毒如柯萨奇病毒感染；②以心肌为攻击靶位的自身免疫损伤，目前已知的有抗 β 受体抗体，抗 M- 受体抗体，抗线粒体抗体，抗心肌细胞膜抗体，抗 ADP/ATP 载体蛋白抗体等。有些抗体具强烈干扰心肌细胞功能作用，如抗 β 受体抗体的儿茶酚胺样作用较去甲肾上腺素强 100 倍以上，抗 ADP/ATP 抗体严重干扰心肌能量代谢等。

4.其他

某些营养物质、毒物的作用或叠加作用应注意。

（二）临床表现

（1）充血性心力衰竭的临床表现。

（2）心律失常：快速、缓慢心律失常及各种传导阻滞，以室内阻滞较有特点。

（3）栓塞：以肺栓塞多见。绝大部分是细小动脉多次反复栓塞，表现为少量咯血或痰中带血，肺动脉高压等。周围动脉栓塞在国内较少见，可表现为脑、脾、肾、肠系膜动脉及肢体动脉栓塞。有栓塞者预后一般较差。

（三）辅助检查

1.超声心动图检查

房室腔内径扩大，瓣膜正常，室壁搏动减弱、呈"大腔小口"样改变是其特点。早期仅左室和左房大，晚期全心大；可伴二、三尖瓣功能性反流，很少见附壁血栓。

2.ECG 检查

QRS 可表现为电压正常、增高（心室大）和减低。有室内阻滞者 QRS 增宽。可见病理性 Q 波，多见于侧壁和高侧壁。左室极度扩大者，胸前导联 R 波呈马鞍形改变，即 V3、V4 呈 rS，V1R > V2R，V5R > V4R > V3R。可见继发 ST-T 改变。有各种心律失常，常见的有室早、室性心动过速、房室传导阻滞、室内传导阻滞、心房颤动、心房扑动等。

3.X 线检查

普大心影，早期肺瘀血明显，晚期由于肺动脉高压和（或）右心衰竭，肺野透亮度可增加，肺瘀血不明显，左、右室同时衰竭者肺瘀血也可不明显。伴有心力衰竭者常有胸腔积液，以右侧或双侧多见，单左侧胸腔积液十分少见。

4.SPECT 检查

核素心血池显像示左室舒张末容积（EDV）扩大，严重者可达 800mL，EF 下降低于 40%，严重者仅 3% ~5%，心肌显像左室大或左、右室均大，左室壁显影稀疏不均，呈花斑样。

5. 心肌损伤标志

CK-MB、cTnT、cTnI 可增高。心肌损伤标志阳性者往往提示近期疾病活动、心力衰竭加重，也提示有病毒及免疫因素参加心肌损伤。

6.其他检查

包括肝功能、肾功能、血常规、电解质、红细胞沉降率等。

（四）诊断及鉴别诊断

原发性扩张型心肌病目前尚无公认的诊断标准。可采用下列顺序：①心脏大，心率快，奔马律等心力衰竭表现；②射血分数低于40%；③超声心动图表现为"大腔小口"样改变，左室舒张末内径指数 $\geq 27mm/m^2$，瓣膜正常；④ SPECT 示心脏舒张末期容积指数增大，心肌显像呈花斑样改变；⑤以上表现用其他原因不能解释，即除外继发性心脏损伤。在临床上遇到难以解释的充血性心力衰竭首先应想到本病，通过病史询问、查体及上述检查符合①~④，且仍未找到可解释的原因即可诊断本病。

鉴别诊断：①应与所有引起心脏普大的原因鉴别；②心电图有病理性 Q 波者应与陈旧性心肌梗死鉴别。

二、治疗

与本章第三节慢性心力衰竭治疗基本相同，但强调的是：β 受体阻滞剂及保护心肌药物（如辅酶 Q、B 族维生素）的应用。

第二章 呼吸系统疾病

第一节 重症肺炎

肺炎是威胁人类健康的常见感染性疾病之一，肺炎的严重性取决于局部炎症程度、肺部炎症的播散和全身炎症反应程度，如肺炎患者出现严重低氧血症或急性呼吸衰竭需要通气支持，或者出现低血压、休克等循环衰竭表现和其他器官功能障碍可认定为重症肺炎。

重症肺炎又称中毒性肺炎或暴发性肺炎，是由各种病原体所致肺实质性炎性反应，造成严重菌血症或毒血症进而引起血压下降、休克、神志模糊、烦躁不安、谵妄和昏迷。多见于老年人，青壮年也可发病，病情严重者可出现弥散性血管内凝血、肾功能不全，甚至死亡。近年来，由于社会人口的老龄化、免疫损害宿主增加、病原体变迁、抗生素耐药率上升和接受机械通气治疗者增多等原因，重症肺炎的病死率仍居高不下。

一、分类

根据肺炎获得途径的不同，可将重症肺炎分为社区获得性重症肺炎和医院获得性重症肺炎。

（一）社区获得性肺炎

社区获得性肺炎是指在医院外罹患的感染性肺实质（含肺泡壁，即广义上的肺间质）炎性反应，包括具有明确潜伏期的病原体感染而在入院后潜伏期内发病的肺炎。

（二）医院获得性肺炎

医院获得性肺炎是指患者入院时不存在、也不处于潜伏期，而于入院48小时后在医院（包括老年护理院、康复院）内发生的肺炎。

二、病因与发病机制

重症肺炎可由多种病原微生物引起，最常见的为肺炎链球菌、金黄色葡萄球菌、溶血性链球菌，近年革兰阴性杆菌引起的重症肺炎有明显增加的趋势。本病常见诱因是受凉、酗酒和上呼吸道感染，老年人、平素体弱者或在原有心肺疾病的基础上易发本病。

三、临床表现

（一）呼吸系统表现

常见症状为咳嗽、咳痰，原有呼吸道症状加重，并出现脓痰或血痰，伴或不伴胸痛。病变范围大者可有呼吸困难、呼吸窘迫。

（二）神经系统表现

精神萎靡、嗜睡或烦躁，重者可出现意识障碍、视盘水肿、昏迷、惊厥，进而出现脑疝，患儿可因中枢性呼吸衰竭而死亡。

（三）循环系统表现

脉搏微弱、心率加快、心音低钝、发绀加重、肺部啰音增多等。出现休克和周围循环衰竭时会出现面色苍白、皮肤灰暗湿冷、尿量减少、血压下降、毛细血管充盈时间延长。

四、辅助检查

患者临床表现并结合询问病史、体格检查，还可行其他辅助检查以便于诊断。胸部 X 线检查是诊断的主要手段，胸部 X 线片显示两肺呈片状、斑片状浸润性阴影或间质性改变，伴或不伴胸腔积液（表 2-1）。

表 2-1 重症肺炎的辅助检查

项目	内容
痰涂片检查	可快速区分肺部炎症感染细菌分类，痰培养及药敏检查可明确病原菌及指导临床治疗
血生化检查	血中电解质、糖、尿素氮、肌酐及肝酶谱和心肌酶谱的检查对呼吸困难的病因诊断有帮助
血常规检查	可初步诊断有无血液系统疾病，如果白细胞及中性粒细胞计数增高，提示有感染性疾病

五、住院治疗标准

满足下列标准之一，尤其是两种或两种以上条件并存时，建议住院治疗（表 2-2）。

表 2-2 重症肺炎的住院治疗标准

项目	内容
年龄	患者年龄大于 65 岁时
存在以下基础疾病或相关因素之一	（1）慢性阻塞性肺疾病
	（2）糖尿病
	（3）慢性心功能不全、肾功能不全
	（4）恶性实体肿瘤或血液病
	（5）获得性免疫缺陷综合征
	（6）吸入性肺炎或存在容易发生吸入的因素
	（7）近 1 年内曾因社区获得性肺炎住院
	（8）精神状态异常
	（9）脾切除术后
	（10）器官移植术后
	（11）慢性酗酒或营养不良
	（12）长期应用免疫抑制药
存在以下异常体征之一	（1）呼吸频率 ≥ 30 次 / 分
	（2）脉搏 ≥ 120 次 / 分
	（3）动脉收缩压 < 90mmHg
	（4）体温 ≥ 40℃ 或 < 35℃
	（5）意识障碍
	（6）存在肺外感染病灶，如败血症、脑膜炎
存在以下实验室和影像学异常之一	（1）WBC > 20×10^9/L 或 < 4×10^9/L，或中性粒细胞计数 < 1×10^9/L
	（2）呼吸空气时 PaO_2 < 60mmHg，PaO_2/FiO_2 < 300mmHg，或 $PaCO_2$ > 50mmHg
	（3）血肌酐 > 106 μmol/L 或血尿素氮（BUN）> 7.1mmol/L
	（4）血红蛋白 < 90g/L 或血细胞比容 < 30%
	（5）血浆白蛋白 < 25g/L
	（6）有败血症或弥散性血管内凝血的证据，如血培养阳性、代谢性酸中毒、凝血酶原时间（PT）和部分凝血活酶时间（APTT）延长、血小板减少
	（7）X 线胸片显示病变累及 1 个肺叶以上、出现空洞、病灶迅速扩散或出现胸腔积液

六、诊断标准

（一）重症社区获得性肺炎

符合 1 项主要标准或 3 项次要标准以上者可诊断为重症肺炎，考虑收入 ICU 治疗（表 2-3）。

表 2-3 重症社区获得性肺炎诊断标准

项目	内容
主要标准	（1）需要有创机械通气
	（2）脓毒症休克经积极液体复苏后仍需要血管活性药物治疗
次要标准	（1）呼吸频率≥30次/分
	（2）氧合指数（PaO$_2$/FiO2）≤250mmHg
	（3）多肺叶浸润
	（4）低体温（T＜36℃）
	（5）白细胞减少（WBC＜4.0×10^9/L）
	（6）血小板减少（血小板＜10.0×10^{12}/L）
	（7）收缩压＜90mmHg，需要强力的液体复苏
	（8）意识障碍、定向障碍
	（9）血尿素氮≥7.14mmol/L

（二）重症 HAP

诊断标准与重症社区获得性肺炎标准相同。

（三）重症呼吸机相关肺炎（VAP）

重症呼吸机相关肺炎（VAP）见表 2-4。

表 2-4 重症呼吸机相关肺炎（VAP）诊断标准

项目	内容
主要标准	（1）意识障碍
	（2）感染性休克
	（3）肾功能损害：每4小时尿量＜80mL或原无肾功能损害者血肌酐升高
	（4）PaO$_2$/FiO$_2$≤250mmHg或肺顺应性进行性下降，或气道阻力进行性升高而未发现非感染性因素可以解释
	（5）X线检查显示上肺部浸润48小时内扩大＞50%
次要标准	（1）高热（≥39℃）或体温不升（≤36℃）
	（2）WBC＞11×10^9/L或带状核粒细胞≥0.5×10^9/L
	（3）双肺或多叶病变，收缩压＜90mmHg，舒张压＜60mmHg
	（4）肝功能损害（排除基础肝病和药物性损害）

七、病原学诊断

重症肺炎的病原学见表 2-5。

表 2-5 重症肺炎的病原学诊断

项目	内容
痰	尽量在抗生素治疗前采集标本。嘱患者先行漱口，无痰患者可用高渗盐水雾化吸入导痰。痰标本应尽快送检，不宜超过 2 小时。挑取脓性部分涂片做革兰染色，镜下筛选合格标本（鳞状上皮细胞 < 10 个 / 低倍视野，多核白细胞 > 25 个 / 低倍视野，或二者比例 < 1 : 2.5）；以合格标本接种于血琼脂平板和巧克力平板 2 种培养基，用标准 4 区划线法接种做半定量培养，痰细菌浓度 ≥ 107cfu/mL，可认为是致病菌
经气管镜或人工气道吸引	吸引的标本培养的病原菌浓度 ≥ 105cfu/mL 可认为是病原菌，低于此浓度者则多为污染菌
支气管肺泡灌洗	支气管肺泡灌洗采样标本 ≥ 104cfu/mL，可认为是感染的病原体
防污染标本毛刷或防污染支气管肺泡灌洗	标本细菌浓度 ≥ 103cfu/mL，可认为是致病菌
血和胸腔积液培养	血或胸腔积液培养到病原菌可以确定为肺炎的病原菌。但应排除操作过程中皮肤细菌的污染
侵袭性诊断技术	如经皮细针吸引，属于创伤性检查，容易引起并发症。该技术仅选择性适用于经验性治疗无效或病情仍然进展者、怀疑特殊病原体感染，而常规方法难以确诊者及与非感染性肺部浸润性病变鉴别困难者

八、监护

（一）基本监测

重症肺炎的基本监测见表 2-6。

表 2-6 重症肺炎的基本监测

项目	内容
基本监测	包括无需特殊设备仪器，只需视、触、叩、听即能完成的一些检测，如生命体征，体温、脉搏、心率、血压等的监测，注意神志改变、瞳孔大小、有无球结膜充血、水肿等
重点观察	肺部情况，如有无自主呼吸及呼吸的频率、深浅度及与呼吸机的协调情况
注意点	注意人工气道的位置及是否通畅，观察气道分泌物的量、颜色及黏稠度，肺部呼吸音情况，啰音的性质、部位及多寡
其他	尚需观察尿量，皮肤黏膜的颜色、温度及湿度，神经反射等

（二）重点监护

1. 体温

对危重患者定期或连续体温监测极为重要。危重患者神志不清或不能合作时常用腋窝测温，同时连续监测腋窝和直肠温度，二者温差有一定意义。休克时皮肤强烈收缩，阻碍正常散热功能，直肠和腋窝温差可达 0.2℃。也可用鼻咽温度和深部鼻腔温度来测定危重患者的体温。

2. 循环功能监测

在重症肺炎并发循环障碍时，可有以下变化。右心房平均压正常或下降、肺动脉楔压下降、左心室搏出量指数升高、肺小动脉阻力正常或下降、体循环阻力下降。在用较高压力的呼气末正压机械通气治疗时，需行心排量监测。

3. 呼吸功能监测

（1）动脉血气监测：动脉血气监测为呼吸监测的重要手段，可监测患者的血液氧合指标，也能对患者体内的酸碱状态做出直观的诊断。可帮助诊断呼吸衰竭的类型及程度。血气分析仪利用 CO_2 及 O_2 电极能直接测定血中氧分压（PaO_2）、二氧化碳分压（$PaCO_2$）及血液酸碱度（pH），经过微机处理可输出多项参数，其中最常用的有碱剩余（$\pm BE$），实际碳酸氢根（HCO_3^-）及氧饱和度（SaO_2）等。

$PaCO_2$ 是反映呼吸性因素的主要指标，而反映代谢因素的主要指标有碱剩余（BE），缓冲碱特别是 HCO_3^-。在判断结果时应注意以下内容。

① pH < 7.35 为酸中毒，pH > 7.35 为碱中毒；碱剩余 < −3mmol/L，表示碱不足，多数为原发性代谢性酸中毒，也可能是呼吸性酸中毒的代偿表现。

② BE > +3mmol/L，表示有碱剩余，多数为原发性代谢性碱中毒，也可能为呼吸性酸中毒代偿表现。

③ $PaCO_2$ > 6kPa（45mmHg），表示 CO_2 潴留，常为原发性呼吸性酸中毒，也可能是继发性代谢性碱中毒所引起；$PaCO_2$ < 4.7kPa（35mmHg），表示通气过度，常为原发性呼吸性碱中毒，也可能是继发性代谢性酸中毒所引起。

（2）脉搏血氧饱和度（SpO_2）监测：目前临床上使用的脉搏血氧仪使用光的波长为红光区的 660nm 及红光外区的 940nm。无创性持续血氧饱和度脉搏监测 SpO_2 与 SaO_2 的相关性很好，脉搏计在血氧饱和度 > 70% 时，其 95% 可信区的精度为 $\pm 4\%$，当血氧饱和度 < 70% 时其准确性趋于下降。一般情况下，SpO_2 较 SaO_2 高约 3%，但在重症肺炎合并末梢循环不良时 SpO_2 监测值可明显降低。

（3）经皮氧分压（$PtcCO_2$）与二氧化碳（$PtcCO_2$）监测，尽管 $PtcCO_2$ 一般与 $PtcCO_2$ 变化趋势一致，但当患者的末梢循环不良或有水肿、皮下气肿时，所测 $PtcO_2$ 和 $PtcCO_2$ 不能正确反映 $PtcO_2$ 和 $PtcCO_2$ 的变化，加之该法反应时间慢，信号飘移，定标需用压缩气体源以及电极易损等缺点，目前临床上应用并不普遍。

（4）混合静脉血氧饱和度 SvO_2：与脉搏氧仪相比，SvO_2 测定的一个重要优点是其值正处于血红蛋白氧解离曲线的陡直部分，此处 SvO_2 与混合静脉氧分压（PvO_2）之间呈线性关系。健康人 SvO_2 值为 75% ~ 85%，SvO_2 下降说明组织供氧不足，SvO_2 增高表明组织利用氧能力降低。

4. 呼吸机监测

所有呼吸机均有自动监测装置，其类型与多寡随机型不同而异，主要有压力及容量监测，有的还有吸气氧浓度（FiO₂）及湿化器的温度监测。有些呼吸机附有气道阻力（Raw）和肺顺应性（C）的监测，但由于这两项指标值多变，临床难以掌握其正常值，故强调动态观察其变化趋势来帮助了解肺功能状态。

5. 胸部 X 线检测

接受机械通气的患者只能行床边 X 线摄片，可帮助人工气道的定位，了解肺部感染的部位和严重程度，及时发现各类肺部并发症。如肺不张、气胸、继发肺部感染等，还可帮助掌握脱机和拔除人工气道的指征。摄片时应尽可能采取半卧位，躯体抬高 30°～45°，危重患者不易配合吸气相摄片，可借助于呼吸机屏气装置。应尽可能去除可能遮挡 X 线的物体如检测电板、导管、呼吸机的导管等。应间隔 2～3 天复查摄片。

6. 血液生化指标监测

根据病情需要，应定期复查电解质、肝、肾功能等指标，对重症肺炎患者，应记录 24 小时液体出入量，密切观察血液中尿素氮、肌酐等指标的变化。通过计算肌酐清除率来估计肾小球滤过率，或采用测定菊粉清除率来计算肾小球滤过率，可通过测定对氨基马尿酸盐清除率来正确估计肾血流量，可用尿及血浆渗透量比值估计尿浓缩功能，从而评价肾功能的变化。对体液失衡的监测也很重要。临床上都以测定血浆（或血清）电解质浓度作为了解电解质内稳定的参考依据，在临床工作中应定时测定、观察其动态变化。重症肺炎患者易出现代谢性酸中毒，可测定阴离子间隙（AG），$AG = Na^+ - (HCO_3^- + Cl^-)$，约为 12mmol/L，当患者的 AG 值升高超过 12～16mmol/L，往往提示有代谢性酸中毒存在。尤其在乳酸性酸中毒时，但应排除其他因素如应用较大剂量羧苄西林或青霉素钠盐或尿毒症等引起的 AG 增高。

九、治疗

（一）治疗关键

（1）确立诊断，根据患者临床表现并结合询问病史，体格检查，严密监测生命体征，尽快行胸部 X 线片、血液常规及血生化、血气分析、心电图检查明确诊断。

（2）保证呼吸道通畅、合理氧疗，应用支气管扩张药、糖皮质激素、积极排痰，改善通气。对伴鼾声者给予托下颌法或仰头抬颌法或置入口咽导管解除舌根后坠，有痰应立即吸引，积极氧疗 30 分钟后，患者意识障碍、呼吸功能不全、症状无缓解者复查动脉血气分析。有呼吸衰竭征兆者给予积极纠正，无效者及时插管机械通气治疗。

（3）积极治疗原发病，积极合理地使用抗生素。及时纠正水电解质紊乱和酸碱平衡失调，维持循环血容量及各器官功能，防治多器官障碍综合征。

（二）基本治疗

1. 一般治疗

（1）环境安静，卧床休息，进食适量清淡易消化饮食，避免饱餐，监测生命体征、血氧、血气分析等。严密观察，使心率维持在 < 120 次/分，呼吸 < 30 次/分，$PaO_2 \geqslant 60mmHg$，$SaO_2 \geqslant 90\%$。

（2）如心率 ≥ 140 次/分，呼吸 > 35 次/分，合理氧疗后仍达不到上述氧合指标，则需及时给予机械通气。

2. 药物治疗

（1）加强原发病治疗，保持呼吸道通畅。

（2）控制呼吸道感染，合理应用抗生素。明确为细菌感染或病毒感染。继发细菌感染者使用抗生素。原则上应根据病原菌选用敏感药物，使用抗生素应采集痰标本行细菌学检查，在未获得痰培养及药物敏感结果前可根据经验选择本地区病原抗菌谱给予抗生素治疗。

（3）对症支持治疗，卧床休息，保持大便通畅，进食清淡易消化饮食，静脉补液及雾化吸入祛痰药，改善脱水使痰液稀释，调整水电解质和酸碱平衡。

（4）高龄或有基础心肾疾病者，应注意调节补液速度和总量。补充维生素及纠正营养不良，防止发生并发症。维持各器官功能，防治多器官障碍综合征。

（三）氧疗、气道管理及机械通气

1. 氧疗

（1）根据缺氧情况进行氧疗，维持血氧饱和度在 90% 以上。但对于有高碳酸血症风险者，在获得血气结果前，血氧饱和度宜维持在 88% ~ 92%。

（2）缺氧严重也可以用面罩吸入提高氧浓度。

（3）对分泌物不能咳出可给予气道湿化以利于痰液引流。

（4）但要注意吸氧浓度和持续时间，以避免长时期高浓度给氧引起氧中毒。

2. 氧疗和药物治疗效果不佳

（1）机体仍存在严重的低氧血症和（或）二氧化碳潴留，$PaO_2 < 45mmHg$，$pH < 7.20$，呼吸频率 > 30 次/分，应及时采用机械通气治疗，以挽救患者的生命。

（2）对神志清醒，全身极度衰弱者行无创正压通气。经鼻/面罩行无创正压通气，无须建立有创人工气道，简便易行。可给予每分钟通气量 8 ~ 10U，呼吸频率

12～16次/分，吸/呼时比维持在1∶2、保持呼吸道通畅和湿化。吸氧浓度依据血气分析结果进行调整。

（3）有创机械通气：当患者不能配合或无法耐受无创正压通气、意识障碍、呼吸不规则或出现呼吸暂停、气道分泌物增多、咳嗽和吞咽反射明显减弱或消失时应行气管插管或气管切开，即行有创机械通气。对于并发急性呼吸窘迫综合征或重度低氧血症（氧合指数＜150mmHg）的社区获得性肺炎患者，应考虑有创通气。

第二节 重症支气管哮喘

支气管哮喘简称哮喘，是呼吸内科常见病、多发病，是由多种细胞包括气道的炎症细胞和结构细胞（如嗜酸性粒细胞、肥大细胞、T淋巴细胞、嗜中性粒细胞、平滑肌细胞、气道上皮细胞等）和细胞产物参与的气道慢性炎症性疾病。这种慢性炎症导致气道高反应性，通常出现广泛多变的可逆性气流受限，导致反复发作性的喘息、气急、胸闷或咳嗽等症状，多在夜间和（或）清晨发作、加剧，多数患者可自行缓解或经治疗后缓解。支气管哮喘如诊治不及时，随病程的延长可产生气道不可逆性缩窄和气道重塑。

哮喘病急性发作期按病情分为轻度哮喘、中度哮喘、重度哮喘和危重哮喘。重症哮喘包括重度哮喘和危重哮喘。重症哮喘发作持续24小时以上，常规疗法不能缓解，称哮喘持续状态，包括在重症哮喘或危重哮喘之中。

重症哮喘是临床重症之一，明确重症哮喘的诊断标准，把控哮喘急性发作时的分级，及时准确地给予相应治疗，对于减少哮喘死亡至关重要。

一、病因

（一）遗传因素

重症哮喘是一种多基因遗传相关疾病，有研究显示，某些受体如IL-4和IL-4受体相关基因突变与肺功能的丧失有关，有些与死亡相关。

（二）呼吸道感染

呼吸道感染是导致哮喘急性发作的主要原因。病毒感染特别是呼吸道合胞病毒是诱导儿童哮喘急性发作的主要致病原因，而支原体和衣原体则在成人哮喘急性发作中发挥重要作用。

（三）哮喘触发因素持续存在

引起哮喘发作的吸入性过敏原或其他致敏因子持续存在，致使机体持续发生抗原抗体反应，导致支气管平滑肌持续痉挛和气道黏膜的变态反应性炎症及水肿，致使气道阻塞不能缓解。

（四）激素使用不当

部分哮喘患者往往长期使用糖皮质激素治疗，当激素突然不适当的减量或停用，会造成患者体内激素水平突然降低，极易导致哮喘恶化。

（五）病情估计不足，处理不当

镇静药使用过量，$\beta 2$ 受体激动药使用过量以及错误地使用 β 受体阻滞药等均可导致病情恶化。对患者的病情估计不足，处理不力或不及时，轻中度哮喘发展为重症哮喘。

（六）精神因素

研究证实，精神心理因素可促成哮喘，如精神过度紧张、不安、焦虑和恐惧等因素均可导致哮喘的发作和恶化。精神因素可能通过某些神经肽的分泌等途径加重哮喘。

（七）酸中毒

哮喘急性发作时，二氧化碳潴留和严重缺氧所致的呼吸性及代谢性酸中毒可加重支气管痉挛，且由于 pH 过低导致患者支气管平滑肌对支气管扩张药的反应性降低，致使患者喘息等症状不能控制。

（八）脱水

由于摄入水量不足、呼吸道水分丢失，以及多汗、感染、发热等原因，患者常常伴有不同程度的脱水，从而造成气道分泌物黏稠难以咳出，甚至形成小气道黏液栓阻塞并发肺不张，从而加重病情。

（九）其他

发生气胸、纵隔气肿、肺不张等都可造成哮喘病情加重，经一般处理不能缓解。其他肺外因素如肥胖、胃食管反流疾病和过敏性鼻炎等也与哮喘疾病的严重程度有关。

二、临床表现

（一）症状

（1）典型症状：典型症状为喘息、气促、胸闷、咳嗽，可有发作性伴有哮鸣音的呼气性呼吸困难。严重时，卧位休息时仍有严重的喘息、呼吸困难，患者大多呈前弓位端坐呼吸、大汗淋漓、只能说出单个字，随着病情加重则完全不能讲话。精神焦躁不安，甚至是嗜睡或意识模糊。

（2）症状常在夜间和（或）清晨发作。某些哮喘患者哮喘发作具有季节规律，如变应性哮喘常在夏秋季发作。对花粉过敏者易在春夏季节频繁发作，花粉季节过后病情趋于好转或稳定。

（3）上述症状可自行缓解或经用抗感染和（或）平喘药物治疗后缓解。

（二）体征

（1）患者呼吸急促：呼吸频率＞30次/分口唇、甲床发绀，有明显的三凹征或胸腹矛盾呼吸。

（2）双肺广泛的哮鸣音，但哮鸣音并非是估计气道阻塞严重程度的可靠体征，如"静胸"型哮喘，实际上是一种病情极严重的哮喘，患者疲惫不堪，小气道被黏液严重栓塞，听诊不仅听不到哮鸣音，而且呼吸音很低。

（3）心率＞120次/分，或伴严重的心律失常；常有肺性奇脉，即吸气与呼气期肱动脉收缩压差大于25mmHg。

（三）重症哮喘的表现形式

1.重度哮喘

患者休息状态下也存在呼吸困难，端坐呼吸；说话受限，只能说字，不能成句。常有烦躁、焦虑、发绀、大汗淋漓。呼吸频率常＞30次/分，辅助呼吸肌参与呼吸运动。双肺满布响亮的哮鸣音，脉率。

2.危重型哮喘

除上述重度哮喘的表现外，患者常不能讲话，嗜睡或意识模糊，呼吸浅快，胸腹矛盾运动，三凹征，呼吸音减弱或消失（沉默肺），心动徐缓，动脉血气表现为严重低氧血症和呼吸性酸中毒，提示危险征兆，患者呼吸可能很快停止，于数分钟内死亡总体上根据其临床特点，危重哮喘可分为以下两种基本类型。

（1）缓发持续型（致死哮喘Ⅰ型）：多见于女性，患者症状控制不理想，常反复发作，或长时间处于哮喘持续状态不能缓解，常规治疗效果不佳，病情进行性加重，在几天甚至几周内恶化，以迟发性炎症反应为主，病理改变为气道上皮剥脱、黏膜水肿、肥厚，黏膜下嗜酸性粒细胞浸润，黏液栓堵塞。

（2）突发急进型（致死哮喘Ⅱ型）：较少见，主要发生在青壮年、尤其是男性患者。病情突然发作或加重，若治疗不及时，可于短时间内（几小时甚至几分钟内），迅速死亡，故也称之为急性窒息性哮喘，以速发性炎症反应为主主要表现为严重气道痉挛，病理变化气道黏膜下以中性粒细胞浸润为主，而气道内无黏液栓。若治疗及时，病情可迅速缓解。

三、相关诊断试验

（一）肺功能检查

肺功能测定有助于确诊哮喘，也是评估哮喘控制程度的重要依据之一。

1. 呼气峰流速变异率（PEFR）

包括日变异率和周变异率。

2. 支气管激发试验（BPT）

判断气道高反应性，吸入醋甲胆碱后，$FEV1$ 下降 > 20%，可用予支气管哮喘诊断。

3. 运动激发试验

阳性支持支气管哮喘诊断。

4. 呼出气一氧化氮

与气道的炎症和高反应性存在显著的相关性，在哮喘的诊断中有着较高的特异性和敏感性，与其他诊断哮喘的指标相比，同样具有很高的敏感性和特异性。其对哮喘的治疗监测也具有重要意义。

（二）痰液检查

如患者无痰咳出时可通过诱导痰方法进行检查。痰液中嗜酸性粒细胞或中性粒细胞计数可评估与哮喘相关的气道炎症，有助于选择最佳哮喘治疗方案。

（三）呼出气 NO（FeNO）检测

（1）呼出气中 NO 浓度测定是一种无创性的、可重复的快速检测方法，可以直接检测并立即得出结果，是目前唯一用于临床常规的直接检测气道炎症生物学标志物的检查技术。

（2）检测 FeNO 能够帮助确定可疑存在的早期及轻微气道炎症及其程度，用于哮喘的诊断和鉴别诊断。

（3）由于 FeNO 测定敏感性高，在临床症状出现之前就可检测到患者之 FeNO 浓度升高，所以可以用于预测哮喘的急性发作。

（四）动脉血气分析

哮喘严重发作时可有缺氧，PaO_2 降低，$PaCO_2$ 下降，pH 上升，表现为呼吸性碱中毒。如重症哮喘，病情进一步发展，气道阻塞严重，可有缺氧及 CO_2 潴留，$PaCO_2$ 上升，表现为呼吸性酸中毒。如缺氧明显，可合并代谢性酸中毒。

（五）胸部 X 线检查

支气管哮喘患者的胸部 X 线无特异性。常见肺纹理增多、紊乱，也可表现为正常。急性发作或慢性哮喘患者可有肺通气过度，部分患者可有肺大疱、气胸、纵隔气肿或肺动脉高压等合并疾病。此外，胸部 X 线检查可有助于除外因气道异物、肺癌及甲状腺肿等气道阻塞或充血性心力衰竭所致等非哮喘性疾病。

（六）特异性变应原检查

特异性变应原检查可分为体内和体外诊断。体外特异性变应原检查是通过一次采血即可完成多种微量的特异性抗体试验。体内变应原检查通常采用变应原皮肤点刺试验。体内外特异性变应原测定证实哮喘患者的变态反应状态，有助于了解导致哮喘发生和加重的危险因素，也可帮助确定特异性免疫治疗方案。

四、诊断

（一）诊断标准

符合（1）~（4）条或（4）（5）条者，可以诊断为支气管哮喘。

（1）反复发作喘息、气急、胸闷或咳嗽，多与接触变应原、冷空气、物理化学性刺激，以及病毒性上呼吸道感染、运动等有关。

（2）发作时在双肺可闻及散在或弥漫性，以呼气相为主的哮鸣音，呼气相延长。

（3）上述症状可经治疗缓解或自行缓解。

（4）除外其他疾病所引起的喘息、气急、胸闷和咳嗽。

（5）临床表现不典型者（如无明显喘息或体征），应至少具备以下一项试验阳性。①支气管激发试验或运动试验阳性。②支气管舒张试验阳性（FEV1 增加 ≥ 12%，在成人且 FEV1 增加绝对值 ≥ 200mL，或 PEF 增加 ≥ 20% 或 PEF 增加 ≥ 60L/min ）。③PEF 日内变异率或昼夜波动率 ≥ 20%。

（二）分期

哮喘可分为急性发作期、慢性持续期和临床缓解期。

1. 急性发作期

指喘息、气急、咳嗽、胸闷等症状突然发生，或原有症状急剧加重，常有呼吸困难，以呼气流量降低为特征，常因接触变应原等刺激物或呼吸道感染等所致。可在数小时或数天内出现，偶尔可在数分钟内危及生命。

2. 慢性持续期

指每周均不同频度和（或）不同程度地出现喘息、气急、胸闷、咳嗽等症状。

3. 临床缓解期

指经过治疗或未经治疗症状、体征消失，肺功能恢复到急性发作前水平，并维持3个月以上。

（三）分级

1. 病情严重程度的分级

主要用于治疗前或初始治疗时严重程度的判断，在临床研究中有其应用价值。

（1）间歇状态（第1级）：①症状<每周1次；②短暂出现；③夜间哮喘症状≤每月2次；④FEV1≥80%预计值或PEF≥80%个人最佳值，PEF或FEV1变异率<20%。

（2）轻度持续（第2级）：①症状≥每周1次，但<每日1次；②可能影响活动和睡眠；③夜间哮喘症状>每月2次，但<每周1次；④FEV1≥80%预计值或PEF≥80%个人最佳值，PEF或FEV1变异率<20%~30%。

（3）中度持续（第3级）：①每日有症状；②影响活动和睡眠；③夜间哮喘症状≥每周1次；④FEV160%~79%预计值或PEF60%~79%个人最佳值，PEF或FEV1变异率>30%。

（4）重度持续（第4级）：①每日有症状；②频繁出现；③经常出现夜间哮喘症状；④体力活动受限；⑤FEV1<60%预计值或PEF<60%个人最佳值，PEF或FEV1变异率>30%。

2. 病情控制水平的分级

此分级方法更容易被临床医师掌握，有助于指导临床治疗，以取得更好的哮喘控制。控制水平的分级，见表2-7。

表 2-7 哮喘控制水平分级

临床特征	完全控制（满足以下所有条件）	部分控制（在任何 1 周内出现以下任何一项特征）	未控制（在任何 1 周内）
白天症状	无（或 ≤ 2 次 / 周）	> 2 次 / 周	
活动受限	无	有	
夜间症状 / 憋醒	无	有	
需要使用缓解药的次数	无（或 ≤ 2 次 / 周）	> 2 次 / 周	出现 ≥ 3 项部分控制特征
肺功能（PEF 或 FEV1）***	正常或 ≥ 正常预计值或本人最佳值的 80%	< 正常预计值（或本人最佳值）的 80%	
急性发作	无	≥ 每年 1 次 *	在任何 1 周内出现 1 次 **

注：* 哮喘患者急性加重后都必须对维持治疗方案进行分析回顾，以确保治疗方案的合理性。

** 依照定义，任意 1 周出现 1 次哮喘急性加重表明本周哮喘未得到控制。

*** 肺功能结果对 < 5 岁儿童可靠性不佳。PEF 代表呼气峰流速，FEW 代表第 1 秒用力呼气容积。

五、主要监护指标

（一）神志

重度哮喘发作的患者大多数处于焦虑、烦躁甚至恐惧状态，但随着缺氧和二氧化碳潴留的加重，患者往往由兴奋转为抑制，表现为意识模糊、嗜睡，甚至昏迷。

（二）语言

重度哮喘发作的患者一般尚能发出单个字的声音，但随着病情的加重则完全不能讲话。

（三）胸腹矛盾活动

一旦出现，提示病情已十分严重。

（四）喘鸣音的响度

一般而言，哮喘患者气道阻塞的严重程度与喘鸣音的响度之间成正比。但是，当重度哮喘发作患者并发张力性气胸、呼吸肌衰竭或黏液痰栓广泛阻塞气道时，虽然气急、发绀进一步加重，喘鸣音却明显减低或消失。如不给予积极的处理，患者可在短时间内死亡。

（五）心率

通常随着哮喘病情的加重而加快。但是，重度哮喘发作患者的心率由 120 次 / 分以上突然变慢，甚至低于正常时，多为病情加重，即将出现心搏停止的先兆。

（六）奇脉

严重气道阻塞时，可出现奇脉，即所谓的肺性奇脉。然而，病情十分危重的哮喘发作患者可无奇脉。

（七）发绀

与慢性阻塞性肺疾病不同，哮喘患者的发绀出现较迟，较不明显。因此，发绀并不是判断哮喘病情的敏感指标。但是，当哮喘患者出现发绀时，多提示病情已相当严重。

（八）动脉血气分析

（1）是判断哮喘发作严重程度的重要指标。若 PaCO2 < 0.23PaO2 实测值 ±2.2kPa（16.6mmHg），说明患者的呼吸调节功能尚正常。

（2）若 PaCO2 > 0.23，PaO2 实测值 ±2.2kPa（16.6mmHg），即使动脉血 pH 仍正常，也可认为该患者呼吸调节功能已失代偿，随时有生命危险，宜及时给予机械辅助通气或其他抢救措施。

（3）研究表明，单凭动脉血气分析结果不能精确地反映哮喘病情严重程度的肺功能变化。FEV1 > 1.0L 或 PEFR > 200L/min 的患者不需要作血气分析；FEV1 < 1.0L 或 PEFR < 200L/min 者则提示病情严重，需做动脉血气分析。

（九）肺功能

PEF 昼夜变异率 > 30% 时，提示气道反应性增高，有发生致命性重度哮喘发作的危险性；PEF < 100L/min 为重度哮喘发作，PEF < 60L/min 时提示气道阻塞的严重程度已足以引起窒息。

六、治疗

哮喘的治疗目标在于达到哮喘症状的良好控制，维持正常的活动水平，尽可能减少急性发作、肺功能不可逆损害和药物相关不良反应的风险。治疗措施根据不同的临床分期而有所不同。

（一）急性发作治疗

根据哮喘急性加重的严重程度和对治疗的反应选择相应治疗，特别是要注意识别具有重症哮喘表现以及具有哮喘死亡高危因素的患者。

（1）轻中度可给予短效 β2 受体激动药（SABA）或者吸入性糖皮质激素（ICS）＋速效长效 β2 受体激动药（LABA）吸入治疗，若 2~3 天控制不佳、肺功能不佳、既往有重症哮喘急性发作史可给予雾化 ICS ＋口服激素治疗。

（2）重度急性发作在上述治疗的基础上应该加用茶碱，并且尽早开始全身激素治疗。

（3）危重哮喘应及时给予机械通气治疗，根据病情选择有创、无创呼吸机辅助呼吸。

（二）慢性持续期治疗

根据患者病情严重程度和控制水平选择相应治疗方案，见表 2-8 和表 2-9。

表 2-8 成人哮喘初始治疗推荐方案

当前症状	推荐控制治疗
出现哮喘症状或需要使用 SABA 少于每月 2 次；过去 1 个月无哮喘引起的夜醒；无急性发作的危险因素，过去 1 年未发生急性发作	不需要控制治疗（证据等级 D）
间歇的哮喘发作症状，但患者存在 1 种及以上急性发作危险因素，如肺功能差、过去 1 年有急性发作、需要使用口服激素或因哮喘急性发作入住 ICU	低剂量 ICS（证据等级 D）
有哮喘症状或需要使用 SABA 每月 2 次到每周 2 次，或每月因哮喘有夜醒 1 次或以上	低剂量 ICS（证据等级 B）
有哮喘症状或需要使用 SABA 每周 2 次以上	低剂量 ICS（证据等级 A）或其他选择如 LTRA 或茶碱
大多数天数有哮喘症状，有夜醒每周 1 次或以上，存在任何危险因素严重的未控制哮喘，或有急性发作	中剂量 ICS（证据等级 A）或低剂量 ICS/LABA（证据等级 A）短程口服激素，同时开始维持治疗，可选择
	大剂量 ICS（证据等级 A）
	中剂量 ICS/LABA（证据等级 D）

表 2-9 哮喘患者长期（阶梯式）治疗方案

治疗方案	1级	2级	3级	4级	5级
推荐选择控制药物	不使用药物	低剂量 ICS	低剂量 ICS/LABA	中/高剂量 ICS/LA-BA	加其他治疗，如口服激素
其他选择控制药物	低剂量 ICS	白三烯受体拮抗药（LTRA）；低剂量茶碱	中/高剂量ICS*；低剂量ICS/LTRA（或加茶碱）	中/高剂量 ICS/LA-BAb 加 6LAMA；高剂量 ICS/LTRA 或加茶碱	加 LAMAb IgE 单克隆抗体
缓解药物	按需使用 SABA	按需使用 SABA	按需使用 SABA 或低剂量布地奈德/福莫特罗或倍氯米松/福莫特罗	按需使用 SABA 或低剂量布地奈德/福莫特罗或倍氯米松/福莫特罗	按需使用 SABA 或低剂量布地奈德/福莫特罗或倍氯米松/福莫特罗

注：* 中国哮喘患者接受 GINA 推荐高限 ICS 剂量的半量，也能获得与高限剂量相似的效果（证据等级 B）；bLAMA 吸入仅用于 18 岁及以上成人；SABA，短效 β2 受体激动药；LAMA，长效抗胆碱能药物；ICS，吸入性糖皮质激素

第三节 慢性阻塞性肺疾病急性加重

慢性阻塞性肺疾病急性加重期（Acute exacerbation of chronic obstructive pulmonary disease，AECOPD）的判定与治疗是治疗和控制慢性阻塞性肺疾病（chronic obstructive pulmonary disease，COPD）进展的关键。

一、病因

（一）基本原因

呼吸道感染是引起 AECOPD 的最常见原因，以病毒和细菌感染最为多见。部分患者急性加重的原因难以确定，环境理化因素改变也可能参与其中。对引发 AECOPD 的因素应尽可能加以避免、去除或控制。

（二）诱发因素

（1）寒冷、气候变化或受凉。

（2）空气污染。

（3）劳累、精神刺激等。

（4）上呼吸道感染和病毒感染。

COPD 急性加重的诱因与引起 COPD 发病因素往往一致，这些因素促使 COPD 发生、发展。因此，避免这些诱发因素，可预防 COPD 的发生，对于 COPD 患者来说，可预防急性加重的发作，避免病情恶化。

二、AECOPD 的评估

与患者急性加重前病史、症状、体征、肺功能测定、动脉血气分析和其他实验室检查指标进行比较，可以判断本次急性加重的严重程度。

（一）病史和体征

（1）根据气流受限的程度判断 COPD 的严重程度。

（2）病情加重或新症状出现的时间。

（3）既往加重次数。

（4）合并疾病。

（5）目前稳定期的治疗方案。

（6）既往应用机械通气的资料等。

（7）辅助呼吸肌参与呼吸运动。

（8）胸壁矛盾运动。

（9）进行性加重或新出现的中心性发绀。

（10）外周水肿。

（11）血流动力学不稳定。

（12）精神状态恶化。

（二）根据临床表现判断

COPD 急性加重是患者就医住院的主要原因。一般来说，表现为原有的临床症状急性加重，包括短期咳嗽、咳痰、痰量增加、喘息和呼吸困难加重，痰呈脓性或黏液脓性，痰的颜色变为黄色或绿色提示有细菌感染，有些患者会伴有发热、白细胞升高等感染征象。也可出现全身不适、下肢水肿、失眠、嗜睡、日常活动受限、疲乏、抑郁和精神错乱等症状。

（三）辅助检查

诊断 COPD 急性加重需注意除外其他具有类似临床表现的疾病，如肺炎、气胸、胸腔积液、心肌梗死、心力衰竭（肺源性心脏病以外的原因所致）、肺栓塞、肺部肿瘤等。因此，当 COPD 患者病情突然加重，必须详细询问病史、体格检查，并作相应的实验室及其他检查，如胸部 X 线、肺 CT、肺功能测定、心电图、动脉血气分析、痰液的细菌学检查等。

1. 动脉血气分析

静息状态下 $PaO_2 < 60mmHg$ 和（或）$SaO_2 < 90\%$，提示呼吸衰竭。如 $PaO_2 < 50mmHg$，$PaCO_2 > 70mmHg$，$pH < 7.30$ 提示病情危重，需进行严密监护或入住 ICU 进行无创或有创机械通气治疗。

2. 胸部 X 线影像、心电图（ECG）检查

（1）胸部 X 线影像有助于 COPD 加重与其他具有类似症状的疾病相鉴别 ECG 对心律失常、心肌缺血及有心室肥厚的诊断有帮助。

（2）螺旋 CT、血管造影和血浆 D- 二聚体检测在诊断 COPD 加重患者发生肺栓塞时有重要作用，低血压或高流量吸氧后 PaO_2 不能升至 60mmHg 以上可能提示肺栓塞的存在，如果临床上高度怀疑合并肺栓塞，则应同时处理 COPD 和肺栓塞。

3. 肺功能测定

急性加重期患者，常难以满意地完成肺功能检查。

4. 实验室检查

血红细胞计数及血细胞比容有助于了解有无红细胞增多症或出血。血白细胞计数增高及中性粒细胞核左移可为气道感染提供佐证。有脓性痰者，同时应进行痰培养及细菌药物敏感试验。血液生化检查有助于确定引起 COPD 加重的其他因素，如电解质紊乱（低钠、低钾和低氯血症等）、糖尿病、营养不良等。

（四）COPD 严重程度分级

COPD 严重程度评估分级需根据患者的症状、肺功能改变程度、是否存在合并症（呼吸衰竭、心力衰竭）等确定，其中反映气流受限程度的 FEV1 下降有重要参考意义。根据肺功能检测结果，将 COPD 严重性分为 4 级。

1. Ⅰ级（轻度 COPD）

轻度气流受限，患者的 FEV1/FVC $< 70\%$，但 FEV1 $\geqslant 80\%$ 预计值，通常可伴有或不伴有咳嗽、咳痰。

2. Ⅱ级（中度 COPD）

气流受限进一步恶化，$50\% \leqslant$ FEV1 $< 80\%$ 预计值，并有症状进展和气短，运动后气短更为明显。

3. Ⅲ级（重度 COPD）

气流受限进一步恶化 $30\% \leqslant$ FEV1 $\leqslant 50\%$ 预计值，气短加剧，并且反复出现急性加重，影响患者的生活质量。

4. Ⅳ级（极重度COPD）

为严重的气流受限，FEV1＜30％预计值，或者合并有慢性呼吸衰竭。此时，患者的生活质量明显下降，如果出现急性加重则可危及生命。

三、门诊或住院治疗指征

（一）住院治疗指征

（1）症状明显加重，如短期出现的静息状况下呼吸困难等。

（2）出现新的体征或原有体征加重，如发绀、外周水肿等。

（3）新近发生的心律失常。

（4）有严重的伴随疾病。

（5）初始治疗方案失败。

（6）高龄。

（7）诊断不明确。

（8）院外治疗效果欠佳。

（二）收住ICU指征

（1）严重呼吸困难且对初始治疗反应不佳。

（2）出现精神障碍，如嗜睡、昏迷。

（3）经氧疗和无创正压通气（NIPPV）治疗后，仍存在严重低氧血症（PaO2＜50mmHg）和（或）严重高碳酸血症PaCO2＞70mmHg＞和（或）严重呼吸性酸中毒（pH＜7.30）无缓解，或者恶化。

四、监护

（一）生命体征监测

1. 呼吸频率

对呼吸系统疾病而言，呼吸频率可以反映病情的严重程度和病情的变化，同时也是反映无创或有创机械通气疗效的重要指标。当病情好转或治疗得当，呼吸频率会逐渐趋于正常；当病情加重或治疗不当，呼吸频率会持续增快。当二氧化碳潴留严重，导致呼吸中枢受抑时，则会出现呼吸减慢。

2. 心率

对于重症患者，心率也是反映病情的重要指标。心率的改变能够反映缺氧、二氧化碳潴留以及呼吸肌做功的增加；感染加重时心率也明显加快。有时心率的变化早于血气或血常规及 X 线胸片的改变。故密切观察患者心率变化能更早发现病情变化。

3. 血压

伴有重症呼吸功能障碍的 COPD 患者，血压降低者并不少见。血压降低甚至休克时，重要脏器灌注障碍，可以加重病情甚至导致患者死亡。因此，应动态监测血压的变化。

4. 体温

部分 COPD 患者急性加重的原因是感染，多有不同程度的发热，通常感染越重，体温越高，故应常规监测体温变化。部分患者由于久病体弱、高龄等原因，体温变化可与病情发展不平行。

5. 神志

缺氧和二氧化碳潴留均可引起神志变化，如智力或定向功能障碍、烦躁、嗜睡甚至昏迷，COPD 患者一般年龄较大，容易合并其他系统疾病，故神志改变时还应除外脑血管病变、电解质紊乱、血糖改变或严重心律失常等。

（二）其他监测

咳嗽、咳痰和气短是 COPD 患者最主要的症状，普通患者可以用 BCSS（气短、咳嗽、咳痰）评分表判断症状严重度及疗效，对于伴有呼吸衰竭者，也应密切观察气道是否通畅、咳痰是否有力、痰量和性状的变化、辅助呼吸肌运动和三凹征，以及是否出现胸腹矛盾运动等表现。此外，还包括心肺查体、发绀、水肿等，生命体征监测如前所述。

（三）呼吸功能监测

呼吸功能监测 COPD 伴有重症呼吸功能障碍患者有时需要无创或有创机械通气，这时呼吸功能监测就变得至关重要。主要包括以下内容。

1. 气道压力

气道压对血流动力学、气体交换的影响明显，并与肺气压伤的发生密切相关，因此监测气道压很重要。

（1）气道峰压：气道峰压是整个呼吸周期中气道的最高压力，在吸气末测得。正常值 9~1.6cmH_2O。机械通气过程中应尽量使气道峰压 < 35~40cmH_2O，若高于此值，气压伤的发生率升高。

（2）吸气平台压：吸气平台压是吸气后屏气时的压力，如屏气时间足够长，（占呼吸周期的 10% 或以上），平台压可反映吸气时肺泡压，正常值 5~13cmH_2O，机械通气时应尽量使吸气平台压 < 30~35cmH_2O，否则易出现气压伤。

（3）内源性呼气末正压（PEEPi）：COPD 加重期可出现高水平 PEEPi，PEEPi 可损害心功能、增加气压伤危险、增加呼吸功，需要及时治疗，降低 PEEPi 的方法主要有延长呼气时间、降低患者通气要求、给予支气管扩张药以及加用适当的外源性 PEEP。

（4）平均气道压：平均气道压是扩张肺泡和胸壁的平均压力，其改变对呼吸机所致的气体交换（尤其是氧合）、心血管功能改变和气压伤方面均有明显影响。调整呼吸参数时，为避免意外，应监测平均气道压。

2. 肺通气

（1）潮气量：机械通气患者，潮气量监测很重要。定容型通气模式下潮气量应等于预设潮气量，定压型通气模式下潮气量与预设的吸气压密切相关，也与患者的气道阻力和肺顺应性相关，此时可通过调整吸气压来达到理想的潮气量。部分呼吸支持的患者，自主呼吸时潮气量越大，越有希望撤机。

（2）分钟通气量：潮气量和呼吸频率的乘积即为分钟通气量，是反映通气功能的重要指标，潮气量或呼吸频率的变化均可导致分钟通气量的改变，进而影响二氧化碳水平。二氧化碳潴留表明通气不足，需增加分钟通气量。当采用部分呼吸支持时，对分钟通气量和自主分钟通气量的监测有助于呼吸参数的调整以及评估能否撤离呼吸机。

3. 气体流量

吸气峰流速是临床常用的监测指标，正常值为 40～100L/min，吸气峰压和吸气时间与吸气峰流速相关。对正常肺而言，吸气峰流速越大，气道峰压和胸膜腔内压越高，潮气量也越大，但易导致局部肺泡过度扩张，易致气压伤，但这一理论并非完全适用于肺病患者。多数呼吸机可以提供多种送气流速方式，如方形波、减速波、正弦波等，以方形波和减速波最为常用。

4. 气道阻力

COPD 患者气道阻力明显增加。机械通气时气管插管产生的阻力在总呼吸阻力中占很大比例，与管腔内径关系最大，其次是吸气峰流速和气管插管长度。

5. 肺顺应性

COPD 患者动态肺顺应性降低，这与气流阻塞有关，往往会导致呼吸功的增加。

6. 呼吸功

对于部分通气支持患者，由于呼吸机的切换和患者自身的呼吸动作之间存在时间差，始终存在使患者呼吸功增加的可能，故应调节好触发灵敏度、吸气峰流速等以尽可能减少呼吸功。

7. 最大吸气压

最大吸气压是测定呼吸肌肌力的指标，可用于判断是否需要建立或撤离机械通气。

8.气道闭合压

气道闭合压是反映呼吸中枢驱动力的指标，测定方法是在规律呼吸之外的间歇，在没有预先告知患者的情况下让气道在吸气前闭合，在患者还没有意识到气道闭合和对它做出反应之前这一瞬间测出气道压改变。

（四）并发症的监测

1.慢性肺源性心脏病心力衰竭

COPD 伴有重症呼吸功能障碍患者可以逐渐发展为慢性肺源性心脏病，并出现右心功能不全。可通过临床有无颈静脉怒张、肝大、肝颈回流征、水肿、肺动脉高压或右室肥大征象，并辅以心电图、超声心动图检查以明确有无慢性肺心病以及有无右心衰竭。

2.上消化道出血

COPD 呼吸衰竭急性加重期可能合并上消化道出血，应注意相关征象，及时发现并及时处理。

3.其他脏器功能衰竭

危重患者应监测重要脏器功能，如肝功能、肾功能、凝血功能等，及早发现病情变化。

4.机械通气并发症

注意监测有无气管受压引起的溃疡、坏死、气道穿孔、气压伤、呼吸机相关肺炎、肺不张等。

（五）伴发疾病监测

COPD 呼吸衰竭患者多数是老年人，是心脑血管疾病的高危人群，合并冠心病、急性心肌梗死或急性脑血管病变者并不少见。一些需要呼吸机支持治疗的患者插管后无法用言语交流，故应注意心脏和神经系统体征，并定期检查心电图，以及早明确诊断。危重患者无论既往是否有糖尿病病史，如果血糖升高或者难以控制，往往表明病情加重，应积极控制血糖。

（六）药物不良反应监测

由于 COPD 伴有重症呼吸功能障碍患者往往使用的药物较多，应注意药物对肝肾功能的损害、过敏反应，以及神经精神症状，及时处理。

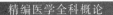

（七）COPD 伴有重症呼吸功能障碍稳定期的监测

1. 肺功能

肺功能是评价气流阻塞程度的客观指标，定期检查肺功能有利于评价病情严重度、疾病进展和治疗效果。

2. 血气分析

血气分析监测可以了解缺氧和二氧化碳潴留情况，指导家庭氧疗和家庭呼吸机治疗等。

3. 活动耐力

COPD 患者活动耐力受多种复杂因素影响，包括通气功能、气体交换、循环、肌肉功能、营养状况以及临床症状，是评价 COPD 严重程度地更为客观综合的指标，目前多用 6min 步行距离来评价活动耐力。

4. 临床症状

患者对临床症状严重程度的记录有助于监测疾病活动、调整治疗和评价预后。BSCC 可用来评价 COPD 患者咳嗽、咳痰和气短二个主要症状的严重程度，是一稳定有效地工具，对症状变化较为敏感。

5. 生活质量

COPD 疾病逐渐进展所表现出的临床症状对患者的日常生活、社会活动和情感等方面均有明显影响。有研究表明健康状况是除气流受限和年龄外与 COPD 病死率明显相关的因素之一。目前多用 StGeorge's 呼吸问卷（SGRQ）来评价 COPD 患者的生活质量。

五、治疗

AECOPD 的治疗需在缓解期治疗的基础上有所加强，如用抗胆碱药物与 β2 受体激动药雾化治疗，以尽快缓解症状，常用药物有异丙托溴铵及沙丁胺醇。对呼吸困难、喘息症状明显者，全身应用糖皮质激素，可使症状缓解，病情改善。当 AECOPD 具有三个症状即呼吸困难、痰量增加、脓性痰时，推荐使用抗菌药物，如果仅有两个症状且其中一个是脓性痰时，也推荐使用，对需要机械通气的 AECOPD 患者，推荐应用抗菌药物。推荐治疗疗程为 5~10 天。

由于 COPD 急性加重反复发作的患者常常应用抗菌药物治疗，加之细菌培养影响因素较多，痰培养阳性率不高，且难以及时获得结果，初始经验治疗显得尤为重要。因此，应根据患者临床情况、痰液性状、当地病原菌感染趋势及细菌耐药情况选用合适的抗菌药物。对伴有呼吸衰竭的患者，早期应用无创正压通气可以改善缺氧，降低动脉血二氧化碳分压,减少有创呼吸机的应用。对于痰液黏稠、气道分泌物多,容易误吸者等不适合进行无创通气者,可根据病情考虑气管插管或气管切开进行机械通气。

(一)控制性氧疗

氧疗是 AECOPD 住院患者的基础治疗。无严重合并疾病的 AECOPD 患者氧疗后易达到满意的氧合水平($PaO_2 > 60mmHg$ 或 $SaO_2 > 90\%$)。但宜给予低浓度吸氧,吸入氧浓度一般不超过 35%,吸入氧浓度过高,可发生潜在的 CO_2 潴留及呼吸性酸中毒。

(二)抗感染治疗

(1)COPD 急性加重可能与细菌感染有关,当患者呼吸困难加重、痰量增多及脓性痰时,应根据 COPD 严重程度及相应的细菌分布情况,结合当地常见致病菌类型及耐药流行趋势和药物敏感情况尽早选择敏感抗生素。如对初始治疗方案反应欠佳,应及时根据细菌培养及药敏试验结果调整抗生素。

(2)通常 COPD Ⅰ级(轻度)或Ⅱ级(中度)患者加重时,主要致病菌多为肺炎链球菌、流感嗜血杆菌及卡他莫拉菌;属于Ⅲ级(重度)及Ⅳ级(极重度)COPD 急性加重时,除以上常见细菌外,尚可有肠杆菌科细菌、铜绿假单胞菌及耐甲氧西林金黄色葡萄球菌。

(3)要根据细菌可能的分布采用适当的抗菌药物治疗。抗菌治疗应尽可能将细菌负荷降低到最低水平,以延长 COPD 临床缓解期的持续时间。长期应用广谱抗生素和糖皮质激素易继发深部真菌感染,应密切观察真菌感染的临床征象,并及时采用防治真菌感染的措施。

(三)支气管舒张药的应用

(1)短效 β2 受体激动药较适用于 AECOPD 的治疗,若效果不显著,可加用抗胆碱能药物,如异丙托溴铵、噻托溴铵等。

(2)对于较严重的 AECOPD 患者,可考虑静脉滴注茶碱类药物。由于茶碱类药物血药浓度个体差异较大,治疗窗较窄,监测血清茶碱浓度对于评估疗效和避免不良反应的发生都有一定意义。

(3)β2 受体激动药、抗胆碱能药物及茶碱类药物由于作用机制不同,药代及药动学特点不同,且分别作用于不同大小的气道,所以联合应用可获得更大的支气管舒张作用。

(4)联合应用 β2 受体激动药和茶碱类时,应注意心脏方面的不良反应。

（四）糖皮质激素的应用

AECOPD 住院患者宜在应用支气管舒张药的基础上，口服或静脉滴注糖皮质激素，其剂量要权衡疗效及安全性，建议口服泼尼松 40mg/d×5d。也可以静脉给予甲泼尼龙 40mg，每日 1 次，3~5 天后改为口服。延长给药时间或加大激素用量不能增加疗效，反而会使不良反应增加。

（五）机械通气治疗

1.无创性机械通气在 AECOPD 的应用指征

（1）适应证：至少符合 2 项。①中至重度呼吸困难，伴辅助呼吸肌参与呼吸并出现胸腹矛盾运动；②中至重度酸中毒（pH7.30~7.35）；③呼吸频率＞25 次/分。

（2）禁忌证：①呼吸抑制或停止；②心血管系统功能不稳定（低血压、心律失常、心肌梗死）；③嗜睡、意识障碍或不合作者；④易误吸者（吞咽反射异常，严重上消化道出血）；⑤痰液黏稠或有大量气道分泌物；⑥近期曾行面部或胃食管手术；⑦头面部外伤，固有的鼻咽部异常；⑧极度肥胖；⑨严重的胃肠胀气。

（2）有创性机械通气在 AECOPD 的应用指征：①严重呼吸困难，辅助呼吸肌参与呼吸，并出现胸腹矛盾呼吸；②呼吸频率＞35 次/分；③危及生命的低氧血症（PaO_2＜40mmHg 或 PaO_2/FiO_2＜200mmHg）；④严重的呼吸性酸中毒（pH7.25）及高碳酸血症；⑤呼吸抑制或停止；⑥嗜睡，意识障碍；⑦严重心血管系统并发症低血压、休克、心力衰竭；⑧其他并发症（代谢紊乱、脓毒血症、肺炎、肺栓塞、气压伤、大量胸腔积液）；⑨无创性正压通气治疗失败或存在无创性正压通气的使用禁忌证。

（六）其他治疗措施

（1）在严密监测液体出入量和血电解质的情况下，适当补充液体和电解质，注意维持液体和电解质平衡。

（2）注意补充营养，对不能进食者需经胃肠补充要素饮食或给予静脉高营养。

（3）对卧床、红细胞增多症或脱水的患者，无论是否有血栓栓塞性疾病史，均需考虑使用肝素或低分子肝素，预防深静脉血栓形成和肺栓塞。

（4）采用物理方法排痰和应用化痰排痰药物，积极排痰治疗。

（5）识别并治疗冠心病、糖尿病、高血压等伴随疾病和其他合并疾病，如休克、弥散性血管内凝血、上消化道出血、肾功能不全等。

第四节 急性呼吸窘迫综合征

急性呼吸窘迫综合征（Acute respiratory distress syndrome，ARDS）是发生于感染、休克、创伤等疾病过程中以肺容积减少、肺顺应性降低、严重的通气血流比例失调为病理生理特征，以进行性低氧血症、呼吸窘迫为主要临床表现的综合征。ARDS发病率为（13～23）/10万。在所有入住ICU的患者中ARDS的发病率为7.1%，如住ICU超过24小时，则ARDS的发病率可上升至12.5%。近年来，ARDS的治疗措施虽得到不断改进，ARDS的病死率仍为30%～40%，严重威胁重症患者的生命。

一、病因

临床上多种因素均可造成ARDS的发生。根据对肺损伤作用途径的不同，可将ARDS的病因分为直接肺损伤因素（肺源性ARDS）和间接肺损伤因素（肺外源性ARDS），前者指对肺的直接损伤，后者指肺外疾病或损伤通过激活全身炎症反应所产生的肺损伤。

（一）直接肺损伤因素

（1）严重肺部感染，包括细菌、真菌、病毒及肺囊虫感染等。

（2）误吸，包括胃内容物、烟雾及毒气等误吸。

（3）肺挫伤。

（4）淹溺。

（5）肺栓塞，包括脂肪栓塞、羊水栓塞、血栓栓塞等。

（6）放射性肺损伤。

（7）氧中毒等。

（二）间接肺损伤因素

（1）严重感染及感染性休克。

（2）严重非肺部创伤。

（3）急性重症胰腺炎。

（4）体外循环。

（5）大量输血。

（6）大面积烧伤。

（7）弥散性血管内凝血。

（8）神经源性（见于脑干或下丘脑）损伤等。

不同的病因引起ARDS的发病率存在较大差别。严重感染造成ARDS的发病率最高，为 25%～50%，其次为大量输血，可达 40%，多发性创伤为 11%～25%，严重误吸可达 9%～26%。同时存在 2 个或 3 个危险因素时，ARDS 的发病率会进一步升高。除此之外，危险因素持续作用时间越长，ARDS 发病率越高。高龄、存在肺外器官功能障碍、肝硬化、恶性肿瘤以及感染性休克是 ARDS 患者预后不良的危险因素。

二、临床表现与诊断标准的变迁

除原发疾病的临床表现外，ARDS 主要以进行性低氧血症、呼吸窘迫为主要临床表现。ARDS 是一个序贯事件，诊断标准必须联合危险因素、临床表现、氧合指标、影像学变化，甚至生物标记物等因素综合考虑。多年来，由于不同 ARDS 诊断标准之间存在较大差异，造成临床诊断和研究的困难。

ARDS 首次于 1967 年报道。12 例危重患者在原发病的治疗过程中均出现类似的急性呼吸衰竭表现：呼吸频速、低氧血症、肺顺应性明显降低、肺泡表面张力明显升高。X 线胸片早期为双肺斑片状浸润阴影，随病情进展，浸润阴影进一步扩大。最后 9 例患者死亡，其中 7 例尸检发现肺重量明显增加，而且变硬，肺切面类似肝脏。光镜检查显示肺毛细血管充血、扩张，广泛肺泡萎陷，并有大量中性粒细胞浸润，肺泡内有透明膜形成。部分尸检标本有明显地间质纤维化。患者的低氧血症不能被吸氧等传统治疗手段纠正，但呼气末正压能够部分纠正低氧血症。

1994 年欧美联席会议将 ARDS 定义为多种病因引起的急性呼吸功能衰竭综合征，其病理生理特点为非心源性肺水肿、低氧血症和弥漫性肺实质实变。ARDS 的诊断标准包括：①急性起病；②氧合指数（PaO_2/FiO_2）≤ 200（不管呼气末正压水平）；③正位 X 线胸片显示双肺均有斑片状阴影；④肺动脉嵌顿压 ≤ 18mmHg 或无左心房压力增高的临床证据。如 PaO_2/FiO_2 ≤ 300 且满足上述其他标准，则诊断为急性肺损伤。该标准的主要优点为简单方便，在临床及科学研究中得到广泛采用。但北美呼吸病 – 欧洲危重病学会专家联席评审会议未能考虑机械通气及呼气末正压水平对氧合的影响，未明确定义急性起病及提出危险因素，胸片上双肺浸润影的存在对 ARDS 的特异性不够，需要有经验的医生来判定。因此，北美呼吸病 – 欧洲危重病学会专家联席评审会议诊断标准仍需进一步改进。

2005 年的 Delphi 诊断标准包括：①低氧血症：PaO_2/FiO_2 < 200 且 PEEP ≥ 10cmH$_2$O；②急性起病：发病时间 < 72 小时；③胸部影像学异常：双肺浸润影大于 2 个区间；④无心源性因素没有充血性心力衰竭的临床证据（可通过肺动脉导管或超声判断）。⑤肺顺应性下降：呼吸系统静态顺应性 < 50mL/cmH$_2$O（镇静状态，Vt8mL/kg，PEEP ≥ 10cmH$_2$O）；⑥高危因素：导致肺损伤的直接或间接因素。Delphi

诊断标准的优点是强调了危险因素，界定了急性起病的时间，考虑到 PEEP 的影响，以及排除了心源性低氧的可能，较之前具有一定的进步。但其仅针对氧合指数低于 200mmHg 的 ARDS 患者，不利于早期发现 ARDS。

2011 年柏林欧洲年会中，ARDS 定义工作组提出了新的柏林诊断标准，从起病时间、氧合指数、肺水肿的来源和胸片的表现四个方面对 ARDS 进行诊断。

柏林标准的改进点在于：

（1）将 ARDS 依据氧合指数分为三个病程连续发展的过程，去除了急性肺损伤的诊断标准。

（2）对于 ARDS 起病时机进行了规定。

（3）加入了 PEEP 对氧合指数的影响。

（4）剔除了 PAWP 对心功能不全的诊断。

（5）临床可以借鉴胸片，协助对 ARDS 严重程度的分层。

（6）诊断提出了导致 ARDS 的一些危险因素，但主要还是为了排除心源性肺水肿。

（7）柏林诊断标准的有效性较 AECC 标准更高，其预计病死率的受试者工作曲线（ROC）下面积分别为 0.577（95%CI，0.561～0.593）vs0.536（95%CI，0.520～0.553；P < 0.001）。

柏林标准中 ARDS 严重程度与血管外肺水指数、肺血管通透性指数明显相关，对 ARDS 患者的预后有一定的预测价值。但柏林标准去除了平台压、无效腔测定等一些非临床常规评价指标，对胸片的评价标准依然不清楚，未考虑肺血管病变和不同机械通气条件对氧合指数的影响，仍存在一定缺陷。而且 ARDS 柏林诊断标准主要来源于一些研究的临床数据和专家意见，能否符合临床诊断并且广泛推广，也还需要进一步的临床研究验证。

三、治疗

（一）病因治疗

全身性感染、创伤、休克、烧伤、急性重症胰腺炎等是导致 ARDS 的常见病因。积极控制原发病，遏制其诱导的全身失控性炎症反应，是预防和治疗 ARDS 的必要措施。

（二）呼吸支持治疗

及时采用适当的方法进行呼吸支持治疗是 ARDS 患者救治的关键。

1. 氧疗

ARDS 患者氧疗的目的是改善低氧血症，使动脉血氧分压（PaO2）达到 60~80mmHg，可根据低氧血症改善的程度和治疗反应调整氧疗方式。ARDS 患者往往低氧血症严重，大多数患者一旦诊断明确，常规的氧疗常常难以奏效，机械通气仍然是最主要的呼吸支持手段。

2. 无创正压通气（Non-invasive positive pressure ventilation，NPPV）

NPPV 治疗急性低氧性呼吸衰竭的主要目的是改善氧合、缓解呼吸肌疲劳和纠正呼吸窘迫，最终达到降低气管插管率和病死率的目的。尽管 NPPV 已被证明能够有效用于治疗慢性阻塞性肺疾病和心源性肺水肿导致的急性呼吸衰竭，但在 ARDS 中的应用仍未得到认可。

多数研究提示，NPPV 治疗 ARDS 有较高的失败率（气管插管率 50%~70%）。治疗失败的危险因素与年龄（>40 岁）、氧合指数（<146）、SAPS Ⅱ 评分（>34）相关。此外，肺炎导致的 ARDS 也是 NPPV 治疗失败的独危险因素。2012 年，中国一项研究比较了 NPPV 和高浓度吸氧对急性肺损伤的治疗作用，结果表明，NPPV 组的气管插管率显著低于高浓度吸氧组，NPPV 组出现器官衰竭的数量显著低于高浓度吸氧组，两组间住院病死率和住院时间、住 ICU 时间均无显著差异。该研究提示对于 ALI 患者应用 NPPV 是安全的，有可能避免气管插管和器官功能衰竭。但该研究纳入病例太少，不具有普遍性，且没有对器官功能衰竭的原因进行分析，其结论可能是由于样本量过少所导致的，从而使得该研究结论受到质疑。

ARDS 柏林标准根据 PEEP 水平和氧合指数将 ARDS 分为轻、中、重三种程度。对于轻、中度的 ARDS 可谨慎试用 NPPV，但应尽可能满足以下条件。①具备 ICU 严密的监测条件，一旦出现病情恶化时可立即进行气管插管和有创正压通气。② NPPV 应选择在原发病已得到有效控制，处于低氧血症恢复期、氧合状态恶化可能性不大的患者。③患者不合并其他器官功能衰竭。④ SAPS Ⅱ 评分 ≤ 34。具备上述条件的 ARDS 患者可试用 NPPV，如 1~2 小时后氧合指数仍不能维持在 200mmHg 以上，或呼吸频率超过 35 次 / 分或 pH < 7.30 应立即转为有创正压通气。

ARDS 患者在以下情况时不适宜应用 NPPV 治疗：①神志不清；②血流动力学不稳定；③气道分泌物明显增加而且气道自洁能力不足；④因脸部畸形、创伤或手术等不能佩戴鼻面罩；⑤上消化道出血、剧烈呕吐、肠梗阻和近期食管及上腹部手术；⑥危及生命的低氧血症。

3. 常规有创机械通气

ARDS 患者经高浓度吸氧仍不能改善低氧血症时，应气管插管进行有创机械通气。ARDS 患者呼吸功明显增加，表现为严重的呼吸困难，早期气管插管和有创机械通气能更有效地改善低氧血症，降低呼吸功，缓解呼吸窘迫，并能够更有效地改善全身缺氧，防止肺外器官功能损害。

以往的观念认为，对 ARDS 患者进行机械通气的目的主要是增加动脉血氧合。因此，通常采用较高的吸氧浓度和较大的分钟通气量，使得潮气量通常维持在 10～15mL/kg。由于肺水肿和肺泡陷闭使得 ARDS 患者能够进行有效气体交换的肺泡面积减少，大潮气量通气会使得通气功能相对正常的肺泡过度充气，而实变肺泡的顺应性降低，大潮气量和高跨肺压就会造成呼吸机相关肺损伤的发生。而在正常通气肺泡与实变肺泡之间的临界区域，由于剪切力的作用，及时较低水平的压力也会造成呼吸机相关肺损伤的发生。呼吸机相关肺损伤除了可以造成物理性损伤包括肺泡上皮和血管内皮的断裂之外，还可以诱导局部炎症反应的发生，促进炎症介质和细胞因子的释放。

1993 年，美国胸科医师协会推荐对于平台压超过 35cmH$_2$O 的 ARDS 患者应采用小潮气量的机械通气策略。

1998 年首次提出"肺保护性通气"的概念，并应用小潮气量（6mL/kg）机械通气治疗 ARDS 患者，结果发现，与常规潮气量（12mL/kg）通气方式相比较，小潮气量通气能够明显降低 ARDS 患者 28 天病死率。

在实施小潮气量通气时，呼吸机各参数的设置需要进行相应调整。

（1）潮气量：初始潮气量的设置为 6mL/kg（预计体重）。

（2）呼吸频率：初始呼吸频率设置为 18～22 次 / 分，略高于常规机械通气时呼吸频率的设置，其目的在于维持足够的分钟通气量，以尽可能避免高碳酸血症的发生。小潮气量通气时不可避免会造成一定程度的高碳酸血症的发生。通常情况下，动脉血 CO$_2$ 水平应不超过 80mmHg，pH 不低于 7.20。如超出上述范围，可适当应用碱性药物纠正。

（3）平台压力：气道平台压力能够客观反映肺泡内压，过度升高则可导致急性肺损伤的发生。多项研究表明，随着气道平台压力升高，ARDS 患者的病死率显著增加，说明在实施肺保护性通气策略时，限制气道平台压力可能比限制潮气量更为重要。因此，平台压力水平是评价小潮气量通气效果的基础。目标平台压力为不超过 30cmH$_2$O，如此目标无法达到，则应进一步降低潮气量至 4mL/kg 以尽可能使平台压力达标。

（4）吸入氧浓度：适宜吸入氧浓度的设定应综合考虑其他通气参数以及患者的需求等因素。长时间高浓度氧摄入会增加氧中毒以及肺实质损伤的风险。在降低吸入氧浓度时，可联合调整其他通气参数如呼气终末正压的设置，以维持较理想的氧合水平。

（5）呼气终末正压（PEEP）：呼气终末正压能够防止呼气末肺泡塌陷，增加功能残气量水平，改善低氧血症，并避免剪切力，防治呼吸机相关性肺损伤。Meta 分析结果表明，ARDS 早期采用 PEEP $> 12cmH_2O$，尤其是 $> 16cmH_2O$ 时明显改善存活率，提示对于 ARDS 早期患者应采用较高水平的 PEEP。有学者建议可参照肺静态压力 - 容积（P-V）曲线低位转折点压力来选择 PEEP。在小潮气量通气的同时，以静态 P-V 曲线低位转折点压力＋$2cmH_2O$ 作为 PEEP，结果与常规通气相比，ARDS 患者的病死率明显降低。若有条件，应根据静态 P-V 曲线低位转折点压力＋$2cmH_2O$ 来确定 PEEP。除此之外，还有多种 PEEP 选择方法，如氧合法、最大顺应性法、肺牵张指数法、氧输送法等。

尽管小潮气量、限制平台压的通气策略能够使 ARDS 患者获益，但如何选择最佳 PEEP 依然不明确。对于胸腔内压高的患者提高 PEEP 以维持适当的跨肺压可能改善肺通气，提高氧合而不导致肺过度膨胀。与之相反，对胸腔内压低的患者，维持较低的 PEEP 可能使得跨肺压维持在较低水平，从而避免肺的过度膨胀以及随之而来的气压伤。近年来，食管内压测量技术的成熟使得跨肺压的常规监测成为可能。应用食管内压来评估跨肺压的机械通气策略能够显著改善 ARDS 患者的氧合及顺应性。Soroksky（索洛克斯基）等提出了一种新的机械通气策略，以食管内压为指导，以最小的跨肺压获得肺的最佳顺应性，以此作为机械通气的目标。这种策略主要用于严重的呼吸衰竭、机械通气时吸气峰压高的患者，至少需要满足以下四个条件之一。

（1）低呼吸系统顺应性（Ct），定义为 $< 49mL/cmH_2O$。

（2）P/F < 300。

（3）需要 PEEP $> 10cmH_2O$ 以维持 $SaO2 > 90\%$。

（4）$PCO_2 > 60mmHg$ 或呼吸性酸中毒引起 pH < 7.2。但这种治疗策略也存在局限性。首先，目前根据食管内压调整 PEEP 的研究对象均为弥漫性病变的患者，对于单肺病变的效果如何尚不清楚。其次，当应用高水平 PEEP，更需要注意 PEEP 对于血流动力学的影响，尤其是对于低血容量的患者。

小潮气量通气策略的不良反应主要是高碳酸血症所引起的肺血管收缩、肺动脉高压以及脑血管扩张和颅内压升高。因此，对于合并心脏疾病或颅内高压的患者，小潮气量通气应慎重。另外，清醒患者在接受小潮气量通气时常会有呼吸困难的感觉，往往需要应用镇静甚至肌松剂以促进人机同步性。

4.ARDS 挽救性治疗措施

挽救性治疗措施是在 ARDS 患者经基本治疗策略无法维持时才开始采用。

（1）肺复张：肺复张手法是在可接受的气道峰压范围内，间歇性的给予较高的复张压，以期促使塌陷的肺泡复张进而改善氧合。给予复张压力的水平以及复张作用时间是肺复张实施过程中两个重要因素。传统的肺复张模式可分为四类。

①持续 CPAP 模式：通常采用 $35 \sim 50cmH_2O$ 压力，持续时间 $20 \sim 40$ 秒，最常用的组合为 $40cmH_2O$ 压力持续 40 秒，在肺复张期间压力支持水平必须设置为 0，以避免气压伤的发生。

②叹气模式：在一个或几个呼吸周期内增加潮气量或 PEEP 水平，以达到设定的目标平台压力。

③延长叹气模式：此模式考虑到压力与作用时间之间的相互作用，在较长的时间内逐渐增加 PEEP 水平，同时逐渐降低潮气水平。

④压力控制模式：在压力控制通气模式下，首先设定气道压上限，逐渐增加 PEEP 水平，维持合适的压力差（通常为 $15cmH_2O$）以保证潮气水平，达到良好的复张作用之后再逐渐降低 PEEP 水平，以需求适宜的维持肺泡开放压力。如果 ARDS 患者在吸氧浓度 100% 时，$PaO_2 + PaCO_2 = 400mmHg$ 或 $PaO_2/FiO_2 > 350$，肺泡塌陷重量低于肺组织重量 5%，预示肺复张会发挥较好的复张作用。对于气体交换严重受损，顺应性降低，无效腔通气增加或弥漫性病变的 ARDS 患者，肺复张能有助于改善氧合水平及呼吸力学参数，但尚无明确证据表明，肺复张对 ARDS 患者病死率及机械通气时间和住院时间具有明显改善作用。

肺复张的效果受多种因素的影响，包括患者自身的因素以及 ARDS 的病变特点。

① ARDS 来源：肺复张对肺外源性 ARDS 的改善作用优于肺源性 ARDS，原因可能归于肺间质水肿是肺外源性 ARDS 早期的主要病变，相比肺源性 ARDS 早期的肺泡实质受累具有更大的复张能力。

② ARDS 病期：多项研究证明，肺复张对早期 ARDS 效果显著，对于晚期 ARDS，优于肺纤维化的形成影响了肺泡弹性，使得肺复张无法发挥复张作用，反而容易造成气压伤的发生。

③患者体位：ARDS 患者俯卧位时肺复张效果更为显著。由于俯卧位通气也增加了 ARDS 患者的跨肺压。因此，俯卧位通气也被认为是一种肺复张手段。

④血管活性药物使用：血管活性药物的应用能够影响心排血量以及肺血管血流分布和气体交换，因此在一定程度上也能影响肺复张的效果。

⑤胸腔扩张能力：研究显示，对于存在胸腔扩张受限的 ARDS 患者，肺复张无法发挥有效作用。

⑥肺复张之前机械通气参数设置：肺复张对于已经接受大潮气量和高 PEEP 通气模式的 ARDS 患者可能无法发挥良好的复张作用。

⑦肺复张之后通气参数的设置：肺复张之后通气策略的选择，尤其是 PEEP 水平的设置，是决定能否维持肺开放，避免肺泡再度塌陷的关键因素。

临床上实施肺复张需注意的并发症主要有血流动力学波动及气压伤等。因此，对于基础血流动力学不稳定的患者实施肺复张时应格外慎重，必须首先保证充足容量状态。在实施肺复张过程中，如动脉收缩压降低到 90mmHg 或比复张前下降 30mmHg，心率增加到 140 次／分，或比复张前增加 20 次／分，经皮动脉血氧饱和度（SpO2）降低到 90％或比复张前降低 5％以上，以及出现新发生心律失常时，应及时终止肺复张。

（2）俯卧位通气：俯卧位通气应用于临床已有 40 余年，是重症 ARDS 患者挽救性治疗手段之一。俯卧位通气改善 ARDS 患者预后的机制包括：

①改善 ARDS 肺顺应性：ARDS 患者肺水肿所致重力依赖区肺组织叠加压力高于正常肺组织 4～5 倍，加之纵隔器官及腹内压对背侧肺组织的压迫等原因，使得非重力依赖区和重力依赖区肺组织顺应性存在较大差异，后者塌陷肺组织复张需要更高的压力。俯卧位通气可以复张背侧塌陷肺组织，增加背侧胸壁顺应性，降低跨肺压，从而使整体肺组织顺应性得到改善。

②改善肺损伤的不均一性：ARDS 肺组织损伤不均一性是呼吸机相关性肺损伤产生的重要因素。俯卧位通气下原重力依赖区肺组织转位非重力依赖区，跨肺压的腹背方向压力梯度明显减少，跨肺压沿腹侧至背侧的分布更均一。

③降低肺应力和应变：由于重力依赖区肺泡塌陷，受到腹背侧组织叠加压等因素影响，仰卧位通气时非重力依赖区应力和应变明显高于重力依赖区。俯卧位通气时非重力依赖区胸壁顺应性增加，相同气道压力下背侧胸腔内压明显下降，跨肺压降低，从而降低损伤性肺应力和应变。

④改善氧合：俯卧位通气可通过改善通气血流比例失调、促进分泌物排出以及肺复张等机制改善 ARDS 患者的氧合。

⑤减轻呼吸机相关性肺损伤：肺泡反复复张和塌陷造成的剪切力损伤主要发生在重力依赖区，俯卧位可使原重力依赖区肺泡复张，从而减轻由于剪切力造成的肺损伤。

ARDS 患者行俯卧位通气治疗并不需要高新技术设备，但是临床操作相对烦琐，并发症多，需要医护团队协作进行根据 ARDS 柏林标准，在基本治疗 12～24 小时后再次评估仍符合重度 ARDS 标准的患者推荐进行俯卧位通气。存在低氧血症（P/F＜150mmHg，FiO2 ≥ 0.6，PEEP ≥ 5cmH2O）的 ARDS 患者，尽早开始俯卧位通气可改善预后。俯卧位通气每日 1 次，每次持续 16～18 小时。肺内源性 ARDS 患者氧合改善需要时间长于肺外源性 ARDS 患者。不稳定的脊髓损伤和颅内高压是俯卧位通气的绝对禁忌证。相对禁忌证包括开放性腹部损伤、不稳定骨折、孕妇、严重血流动力学不稳定、困难气道以及高度依赖血管活性药物者。一过性低氧和低血压、体内导管包括人工气道、血管内导管、体腔引流管、喂养管等打折或脱出、面部受压、吸痰困难等是俯卧位通气的并发症。有经验的团队和良好的护理管理可有效减少俯卧位通气相关并发症的发生。

（3）液体通气：以液体作为携氧介质输入肺内进行机械通气即为液体通气。液体通气治疗ARDS的主要原理为：

①改善气体交换：携氧液全氟碳化合物具有较高的携氧和二氧化碳的能力，可起到"液态PEEP"效应，使萎陷的肺泡得以重新开放，降低肺泡表面张力，减少无效腔。此外，携氧液全氟碳化合物比重较高，在重力作用下，使肺内上下区域的血流得到重新分布，尤其是使肺下垂部位的血流相对减少，改善肺内通气/血流比例，进而改善氧合。

②改善肺顺应性：携氧液全氟碳化合物能是原来的气-液界面改变成液-液界面，从而降低了表面张力，加上携氧液全氟碳化合物本身就具有较低的表面张力，有类似表面活性物质作用，可以使肺泡复张并降低肺泡表面张力，改善顺应性。

③抗炎作用：携氧液全氟碳化合物有直接抗炎作用。研究发现，暴露在携氧液全氟碳化合物中的巨噬细胞产生的过氧化氢和氧自由基减少。携氧液全氟碳化合物也有间接抗炎作用。携氧液全氟碳化合物因其密度高且不与亲水性物质相溶，沉积于肺泡内炎性渗出物与肺泡上皮之间，可形成一层保护屏障，有利于炎性渗出物排出。

部分液体通气是在常规机械通气的基础上经气管插管向肺内注入，相当于功能残气量的全氟碳化合物，以降低肺泡表面张力，促进肺重力依赖区塌陷肺泡复张。研究显示，部分液体通气72小时后，ARDS患者肺顺应性可以得到改善，并且改善气体交换，对循环无明显影响，但患者预后均无明显改善，病死率仍高达50%左右。对于年龄＜55岁的患者，部分液体通气有缩短机械通气时间的趋势。部分液体通气能改善急性肺损伤、急性呼吸窘迫综合证患者气体交换，增加肺顺应性，可作为严重ARDS患者常规机械通气无效时的一种选择。

（4）其他挽救性治疗措施：高频振荡通气（HFOV）通过使用高平均气道压，保持肺泡持续处于膨胀状态，避免了常规通气模式呼气时的肺泡塌陷以及肺泡反复塌陷复张导致的肺损伤，同时也避免了由于部分肺泡塌陷所致的肺内分流，有助于改善急性呼吸窘迫综合证患者氧合。体外膜氧合经导管将静脉血引到体外，经过膜式氧合器氧合，再输回患者体内，从而改善重度呼吸衰竭患者的氧合状态，并让肺脏得以充分休息。

5.自主呼吸

自主呼吸过程中膈肌主动收缩可增加ARDS患者重力依赖区的通气，促进重力依赖区塌陷的肺泡复张，改善通气血流比例失调，进而改善氧合。与控制通气相比，保留自主呼吸的患者镇静剂使用量、机械通气时间和 ICU 住院时间均明显减少。因此，在循环功能稳定、人机协调性较好的情况下，急性呼吸窘迫综合症患者机械通气时有必要保留自主呼吸。

（三）非机械通气治疗措施

对急性呼吸窘迫综合征患者的治疗机械通气策略之外，非机械通气治疗手段包括液体管理、药物治疗、体外生命支持治疗等也显示出不同的临床疗效，需要临床医生力给予关注。

1. 液体管理

ARDS 的特征性表现是肺毛细血管通透性增高所引发的肺水肿。因此，理论上讲，通过限制液体输入以降低肺毛细血管压力，有助于减轻肺水肿的严重程度，并促进水肿液的引流。2006 年，一项全球多中心、前瞻性的 RCT 研究对于不伴有休克及肾功能障碍的 ARDS 患者分别采用开放性及限制性液体输注策略，结果发现，限制性液体输注组患者较开放性液体输注组患者氧合改善，无机械通气时间延长，但 60 天病死率方面两组患者无明显差别。对于存在血流动力学不稳定的 ARDS 患者，早期积极的液体复苏能够改善预后。只有当血流动力学稳定后，采用限制性液体策略以争取达到出入量零平衡，才能缩短机械通气时间以及住 ICU 时间。这种"双相的"液体管理策略对于 ARDS 患者的治疗是十分重要的。

低蛋白血症引起的血浆胶体渗透压降低时，由于血浆和组织之间胶体渗透压梯度降低，在静水压较低的情况下，也可发生肺水肿。但针对 ARDS 患者单独给予白蛋白或白蛋白联合呋塞米治疗的相关研究显示，除了能够轻微及短暂的改善 ARDS 患者的氧合指数之外，未见到其他益处。选择白蛋白和生理盐水进行液体复苏对于 ICU 患者作用相当。因此，白蛋白并不推荐应用于 ARDS 患者的治疗。

虽然高渗液体在肺泡毛细血管屏障功能障碍时能够在一定程度上限制肺水肿的形成，但对于 ARDS 患者也未见到明显优势。

2. 糖皮质激素

炎症反应是 ARDS 病理生理机制中的关键因素。糖皮质激素具有强效的抗炎症反应、抗纤维化以及免疫调节作用，对于炎症级联反应的多个阶段均发挥抑制作用。因此，理论上讲，糖皮质激素可能是 ARDS 治疗的一个合理选择。

对于易于发生 ARDS 的高危患者预防性应用糖皮质激素是无效的。对于已经诊断为 ARDS 的患者，其病期的不同使得糖皮质激素的作用效果存在很大差别。在 ARDS 早期持续使用糖皮质激素可改善 ARDS 患者肺内肺外器官损伤评分，缩短机械通气时间以及住 ICU 时间，并明显降低病死率。但对于 H1N1 所致 ARDS 患者早期给予糖皮质激素治疗，其病死率可能高于对照组，因此，不建议在此类患者中应用。

晚期 ARDS 的特征是更多的纤维化形成，因此，糖皮质激素所能发挥的作用存在争议。针对晚期 ARDS（发病 13 天以后）应用糖皮质激素治疗发现反而增加患者的病死率以及神经肌肉无力并发症的发生。因此，糖皮质激素对于晚期 ARDS 患者的最终结局可能没有明显改善作用。

多项研究结果显示，低剂量 0.5～2.5mg/（kg·d）持续使用糖皮质激素治疗 ARDS 有利于改善患者的预后，并未见到糖皮质激素所引发的继发感染、高血糖、神经肌肉无力、消化道出血以及威胁生命的严重器官功能衰竭（心、肝、肾）等不良反应的增加。

3. 肺泡表面活性物质

在 ARDS 的发病过程中，炎症因子和趋化因子可以损伤肺泡 II 型上皮细胞，从而使得肺泡表面活性物质的生成减少。同时，氧自由基、蛋白酶、磷脂酶等多种因素可以灭活肺泡表面活性物质，造成肺泡表面活性物质功能障碍。对于 ARDS 动物模型以及早产儿发生的新生儿呼吸窘迫综合征应用外源性肺泡表面活性物质具有良好疗效。但对于 ARDS 患者给予外源性肺泡表面活性物质虽可在给药后 24 小时内改善患者的氧合状态，但对病死率无明显作用，尚不推荐常规应用肺泡表面活性物质治疗 ARDS 患者。

4. 一氧化氮

吸入一氧化氮（NO）能够扩张通气区域的肺血管，使得血流从非通气区域再分布，从而改善氧合状态。NO 也可减弱中性粒细胞激活和血小板聚集。目前研究结果显示，吸入 NO 仅能够有限的改善 ARDS 患者的氧合状态，但是对病死率无明显影响，同时却能够增加患者发生肾功能障碍的风险。因此，不推荐常规用于 ARDS 患者的治疗。

5. 抗凝治疗

ARDS 的本质是炎症反应失衡在肺部的表现，而炎症与凝血两者之间存在错综复杂的联系。纤维蛋白沉积是 ARDS 的重要特征，提示抗凝治疗可能是 ARDS 治疗的一个新靶点。对 ARDS 患者进行不同剂量的肝素吸入治疗，虽未见到对于氧合及顺应性的明显改善作用，但也未见到严重并发症的发生，提示对 ARDS 患者吸入肝素治疗是安全可行的。ARDS 患者内源性 APC 水平是降低的，外源性给予 APC 能够降低内毒素诱导的 ARDS 患者凝血与炎症系统的激活。Meta 分析显示，对于脓毒症引发的具有高死亡风险的 ARDS 患者，在没有明显出血倾向时，可考虑应用 APC 治疗。另外，研究显示炎症与凝血途径的基因多态性与 ARDS 患者的病死率密切相关。因此，APC 可能使那些具有炎症和凝血基因异常改变的 ARDS 患者受益。未来的生化和基因分析可能会帮助我们找出那些高危和可能受益于 APC 的 ARDS 患者，这方面的研究仍需进一步深入。

6. β2- 肾上腺素受体激动剂

β2- 肾上腺素受体激动剂可抑制中性粒细胞活化及促炎因子的释放，降低内皮细胞通透性，促进肺泡内液体的清除，调控炎症与凝血的级联反应。因此，对 ARDS 患者可发挥治疗作用。早期研究显示，β2- 肾上腺素受体激动剂可迅速降低气道峰压、平台压力及气道阻力，对 ARDS 有益。但多中心 RCT 研究并未证明雾化吸入或静脉应用 β2- 肾上腺素受体激动剂对 ARDS 患者有益，尚有待进行深入的研究。

7. 他汀类药物

辛伐他汀能够抑制 LPS 诱导的肺毛细血管渗漏及炎症反应，提示他汀类药物对 ARDS 可能具有保护作用。其机制可能与他汀类药物改变内皮细胞蛋白表达，从而影响内皮屏障的完整性及微血管内凝血活化有关。正在进行的他汀类药物对脓毒症急性肺损伤作用的研究将会为我们提供他汀类治疗 ARDS 的相关指导性意见。

8. 鱼油

鱼油富含 ω-3 脂肪酸，具有免疫调节作用，可抑制促炎因子释放，并促进 PGE1（前列腺素 E1）生成。研究显示，通过肠道给 ARDS 患者补充鱼油可使患者肺泡灌洗液内中性粒细胞减少，IL-8 释放受到抑制，显著改善氧合和肺顺应性，明显缩短机械通气时间及住 ICU 时间，减少新发的器官功能衰竭。肠外补充鱼油也可缩短严重感染患者 ICU 住院时间，并有降低病死率的趋势。因此，对于急性呼吸窘迫综合征患者，特别是严重感染导致的 ARDS 患者，可补充鱼油以改善氧合，缩短机械通气时间。

9. 镇静镇痛与肌松

机械通气患者应考虑使用镇静镇痛剂，以缓解焦虑、躁动、疼痛，减少过度的氧耗。合适的镇静状态、适当的镇痛是保证患者安全和舒适的基本环节。对机械通气的 ARDS 患者应用镇静剂时应先定镇静方案，并实施每日唤醒，以判断患者的意识状态。

近年研究显示，神经肌肉阻滞剂（肌松药）的应用能够使 ARDS 患者获益。其可能的机制包括促进人机协调、改善氧合、拮抗肺部和全身炎症反应、减少氧消耗、预防或减轻机械通气所致肺损伤等。因此，对严重 ARDS 患者，早期短时间应用肌松药有助于肺保护性通气策略的贯彻，对患者是有益的。

重症患者应用肌松药后，可能导致肺泡塌陷、增加呼吸机相关性肺炎和膈肌功能不全的发生率，并可能延长住院时间。因此，对 ARDS 患者使用肌松药物时应监测肌松水平以指导用药剂量，以预防膈肌功能不全和呼吸机相关性肺炎的发生。

10. 其他药物

前列腺素 E1、N- 乙酰半胱氨酸和丙半胱氨酸、环加氧酶抑制剂、细胞因子单克隆抗体或拮抗剂、己酮可可碱及其衍化物利索茶碱、酮康唑等药物也被用于 ARDS 患者的治疗，但其疗效尚有待商榷。

（四）ARDS 治疗措施六步法

将上述对严重 ARDS 患者有益的治疗措施按顺序总结为六个步骤（六步法），应综合考虑患者的具体情况，根据需要选择适当的挽救治疗措施。

步骤 1：测量气道平台压力，如果 $< 30cmH_2O$，进入步骤 2a；如果 $> 30cmH_2O$，进入步骤 2b。

步骤 2a：实施肺复张和（或）单独使用高 PEEP。

步骤 2b：实施俯卧位通气或高频振荡通气。

步骤 3：评价氧合改善效果、静态顺应性和无效腔通气，如果改善明显则继续治疗；如果改善不明显，则进入下一步。

步骤 4：给予吸入 NO 治疗；如果几小时内没有反应，则进入下一步。

步骤 5：给予糖皮质激素治疗，个体化评价患者的风险与收益。

步骤 6：考虑实施体外生命支持，入选者高压通气时间需小于 7 天。

第三章 消化系统疾病

第一节 慢性胃炎

慢性胃炎是指不同病因引起的胃黏膜的慢性炎症或萎缩性病变。

一、病因与发病机制

（一）幽门螺杆菌感染

幽门螺杆菌感染是慢性胃炎的主要病因，90% 以上的慢性胃炎有幽门螺杆菌感染。幽门螺杆菌为革兰阴性微需氧菌，其对胃黏膜表层尿素和重碳酸氢钠有趋化性，细菌外壁有黏附素，可紧贴胃上皮细胞，使得在胃蠕动和胃细胞更新的时候不被排出。

（二）自身免疫机制

这是引起 A 型萎缩性胃炎的病因。这类患者血清中有壁细胞抗体，并常有内因子抗体，多伴有恶性贫血，其血清抗体能和宿主的胃黏膜上皮细胞以及黏液起交叉反应。近年来发现，幽门螺杆菌感染者中也存在着自身免疫反应。

（三）胃黏膜损伤因子持续存在

吸烟、饮酒、药物损伤、不良饮食习惯等是慢性胃炎的病因。十二指肠液反流可减弱胃黏膜的屏障功能，若长期存在，可使炎症持续。

（四）年龄因素和胃黏膜营养因子缺乏

慢性胃炎发病率随年龄而增加，衰老可引起胃黏膜小血管扭曲，玻璃样变和管腔狭窄，供血不足和生理性退行性变可使黏膜营养不良，分泌功能下降和胃黏膜屏障功能低下。

（五）遗传因素

在恶性贫血家庭成员萎缩性胃炎患病率高，但遗传因素的作用尚未被确定。

二、诊断

（一）临床表现

1. 症状

慢性胃炎的症状无特异性。约50%有中、上腹部不适、饱胀、隐痛、烧灼痛，疼痛无明显节律性，一般进食后加重。也常见食欲缺乏、嗳气、反酸、恶心等消失不良症状，部分患者无临床症状。伴有胃黏膜糜烂者可出现少量上消化道出血，长期少量出血可引起缺铁性贫血。少数患者可伴有乏力及体重减轻等全身症状。萎缩性胃炎伴恶性贫血者常有全身衰弱、疲惫，一般消化道症状较少。

2. 体征

体征多不明显，且与病变程度不尽一致。有时仅有上腹部轻度压痛或按之不适感。胃体胃炎严重时可有舌炎和贫血。

（二）实验室检查

1. 胃镜检查

胃炎内镜诊断的命名很不统一，而且分歧很大。慢性非萎缩性胃炎和萎缩性胃炎的内镜下常见表现如下。

（1）慢性非萎缩性胃炎：可见红斑（点状、片状和条状）、黏膜粗糙不平、出血点（斑）、黏膜水肿、出血等基本表现，尚可糜烂及胆汁反流。

（2）萎缩性胃炎：可见黏膜红白相间，以白为主，不同程度的皱襞变平甚至消失，黏膜血管显露。黏膜颗粒或结节状等基本表现，后者系伴增生性病变所致。

2. 内镜下取材活检

根据病变情况和需要，建议取2~5块活检组织，多点证实。

3. 其他检查

（1）幽门螺杆菌的检测：尿素酶呼气试验检测为幽门螺杆菌金标准。另包括病理、血液及粪便检测。

（2）X线钡剂检查：主要是以很好地显示胃的黏膜像的气钡双重对比造影为主，对于萎缩性胃炎常可见胃皱襞相对平坦和减少。但不少慢性胃炎X线钡剂检查可无异常表现。

（3）胃酸分泌功能检测：非萎缩性胃炎胃酸分泌正常，但有时可以增高。萎缩性胃炎病变局限于胃窦时，胃酸可正常或减低。自身免疫性萎缩性胃炎时胃酸可明显降低，甚至无胃酸分泌，胃液分泌量也少，往往在给以酸分泌刺激剂后，也不见胃液和胃酸分泌。

（4）胃蛋白酶原（PG）测定：由主细胞分泌，在血液、胃液、尿液中均可测得。胃蛋白酶原 I 和 II 的检测可能有助于胃黏膜萎缩的有无和萎缩部位的判断，胃体黏膜萎缩时，血清 PGI 水平及 PGI/PGD 比例下降。

（5）血清胃泌素测定：萎缩性胃炎时常中度升高，伴有恶性贫血的萎缩患者明显增高。幽门螺杆菌感染性胃炎 35% ~ 45% 空腹血清胃泌素含量可轻度增高，胃窦黏膜严重萎缩时，空腹血清胃泌素正常或降低。

三、治疗

（一）一般治疗

应戒烟、忌酒，避免使用损害胃黏膜药物以及对胃黏膜有刺激的食物，如过酸、过甜、辛辣及油炸食品，饮食宜规律、富营养。保证蛋白质、维生素及新鲜蔬菜水果的摄入。消除患者疑虑，调整精神情绪，保持心情乐观、舒畅、平和，确立积极健康的生活态度。

（二）抑酸或抑酸剂

适用于黏膜糜烂和以胃灼热、反酸、上腹痛等症状为主者。可根据病情或症状严重程度选用 H2 受体阻断药（西咪替丁、雷尼替丁、法莫替丁、罗沙替丁等），质子泵抑制药（奥美拉唑、兰索拉唑、泮托拉唑、雷贝拉唑、埃索美拉唑等），抗酸药（复方氢氧化铝、碳酸氢钠、氢氧化铝等）。

（三）胆汁结合剂

适用于各类胃炎伴胆汁反流者，有考来烯胺、铝碳酸镁（达喜）等，后者兼有抗酸、保护黏膜作用。

（四）黏膜保护药

适用于胃黏膜损害症状明显者。常用的药物有硫糖铝、米索前列醇、替普瑞酮、依卡倍特钠、吉法酯、康复新液、复方谷氨酰胺等。

（五）促动力药

适用于上腹饱胀、早饱、嗳气、呕吐等症状为主者，常用药物有多潘立酮、莫沙比利、盐酸伊托必利、马来酸曲美布汀等。

（六）助消化药

对于伴有腹胀、食欲缺乏等消化不良症状而无反酸、上腹部灼热及饥饿痛者可选用药物有稀盐酸、胃蛋白酶、得每通等。

（七）其他抗抑郁药和镇静药

适用于睡眠差、有明显精神因素者。常用药物有三环类抗抑郁药（阿米替林、多塞平等）、选择性 5-HT 再摄取抑制药（帕罗西汀、盐酸氟西汀、西酞普兰、氟伏沙明、舍曲林）、选择性 5-HT 及 NE 再摄取抑制药（文拉法辛）等。

（八）手术治疗

一定要慎重，严格掌握手术指征，尤其是年轻患者。胃窦部重度萎缩性胃炎和肠化并不是手术的绝对指征。对病灶局限、范围明确的胃癌前病变可行内镜下黏膜切除术，也可酌情分别采用微波、激光、射频、氩气刀或高频电切治疗。

第二节 十二指肠炎

十二指肠炎是一种常见病，是由各种原因所致的急性或慢性十二指肠黏膜的炎症变化。本病可单独存在，也可与其他疾病如胃炎、消化性溃疡、胆道结石、胆囊炎、慢性胰腺炎、寄生虫感染等合并存在，临床上并无特征性症状。

一、病因与发病机制

十二指肠炎可分原发性和继发性两种。原发性也称非特异性十二指肠炎，属一种独立疾病。一般所指的十二指肠炎乃属此型。原发性十二指肠炎的病因和发病机制尚不十分清楚。刺激性食物、药物、饮酒、放射线照射、应激及微血管改变等均可引起此病。有人认为胃酸过多是本病的原因，但有人观察十二指肠炎患者胃酸正常，因而反对这种看法。十二指肠炎常伴有慢性浅表性胃炎、萎缩性胃炎，可能与某些慢性胃炎病因相同。近年来，随着人们对幽门螺杆菌研究的深入，发现幽门螺杆菌与十二指肠炎关系极为密切。国内有学者发现组织学正常的十二指肠黏膜、胃窦及十二指肠均未发现幽门螺杆菌感染。重度十二指肠炎十二指肠幽门螺杆菌检出率为 78%，明显高于中度和轻度十二指肠炎患者，证明十二指肠幽门螺杆菌感染与十二指肠炎的程度密切相关。同时还发现十二指肠幽门螺杆菌阳性的患者，均有不同程度的胃上皮化生。幽门螺杆菌致十二指肠炎的机制可能是十二指肠黏膜出现胃上皮化生，而幽门螺杆菌即寄居于化生的胃上皮上，继而直接或间接释放毒素破坏胃上皮，导致炎症发生。

继发性十二指肠炎也称特异性十二指肠炎，是一组由各种特异性病因引起的十二指肠炎，包括刺激性食物、饮酒、药物、放射性照射、应激和微血管改变，以及黏膜对正常胃酸抵抗力下降，均可能诱发十二指肠炎，如感染、脑血管疾病及心肌梗死引起的出血性十二指肠炎、门静脉高压、心力衰竭等，其他如肝炎、胰腺及胆道疾病，由于局部压迫或蔓延，引起十二指肠供血障碍等，进而导致十二指肠炎症。

二、病理

十二指肠炎可引起绒毛、黏膜肌层以至全层的病理损害，依据十二指肠黏膜炎症程度、浸润深度，组织学上可将本病分为三型。

（一）浅表型

浅表型最常见，占 50% ~ 80%，炎症仅限于绒毛，呈圆钝、变短或畸形，上皮细胞常有退化现象，细胞趋于扁平，胞质出现空泡，核染色质稀疏或固缩，刷状缘变薄以至消失。绒毛间区充满炎症细胞并有充血及小出血灶。极少有糜烂，黏膜肌层与十二指肠腺一般正常。

（二）间质型

间质型炎症细胞浸润主要见于接近黏膜肌层的肠腺隐窝，有时涉及整个黏膜固有层，伴有淋巴滤泡及嗜银细胞增生。

（三）萎缩型

黏膜层变薄，绒毛显示不同程度的萎缩、变平和间隙消失。常有重度的上皮细胞退行性变，并见大片脱落，从而呈现糜烂。肠腺减少甚至消失。杯状细胞、黏液细胞及嗜银纤维增生，黏膜肌层断裂、增生，肌纤维有退行性变。固有层有广泛细胞浸润，主要为淋巴细胞、浆细胞，并有淋巴滤泡增生。有时被覆上皮可被胃上皮化生部分或全部取代。

三、临床表现

本病症状缺乏特异性，可有上腹疼痛、反酸、嗳气、恶心、呕吐等消化不良症状。糜烂性十二指肠炎时也可出现上消化道出血，有时是唯一临床表现，部分患者甚至反复发生黑粪和（或）呕血而需输血治疗。症状规律性可与十二指肠溃疡相似：空腹痛、夜间痛、进食或服用制酸药可缓解。也有无任何症状者。因其症状和体征无特异性，与其他胃病如消化性溃疡、慢性胃炎等不易鉴别。

四、诊断

十二指肠炎的诊断主要依靠内镜检查。X线钡剂造影对本病诊断阳性率不高，一般呈现十二指肠部激惹现象，排空加速，黏膜皱襞增粗而不规则，有时可呈小息肉样充盈缺损。这些征象可能系黏膜炎症引起的反射性黏膜肌层张力与运动失常所致。气钡双重造影能显示较明显的糜烂性病灶，对十二指肠炎的诊断有一定价值。十二指肠炎多发生于球部，内镜下的表现可有：黏膜粗糙、颗粒或有增生的小结节或息肉样隆起；绒毛模糊不清；充血、水肿、糜烂，霜斑样糜烂比较多见；有出血点或片状出血；皱襞粗大，黏膜下有血管显露，球部变形等。因病变程度轻重不同，其表现常有很大差别。目前十二指肠炎尚无统一的内镜分类法，目前有如下分类方法。

（一）Faivre（费夫雷）等将其分为5型

1. 红斑型

黏膜呈亮桔红色。

2. 糜烂型

黏膜脆，有浅表溃疡形成。

3. 粗大皱襞型

注气后粗大皱襞不消失。

4. 多发假息肉型

黏膜有多发红色，中心凹陷的疣状物。

5. 萎缩型

黏膜苍白，无皱襞。

（二）十二指肠炎的分级

Joffe等根据十二指肠炎的严重程度将其分为5级。0级：正常十二指肠黏膜；1级：黏膜水肿，皱襞增厚；2级：黏膜发红（包括接触出血）；3级：点状出血；4级：糜烂，常伴点状出血，即"椒盐征"或"香肠样"十二指肠，也有人描述为"霜斑样"糜烂。有时内镜发现异常而组织学检查为正常黏膜，这可能是检查操作及吸引对十二指肠黏膜引起的损伤，也有内镜发现正常而组织学所见异常者。因此，应结合内镜与活组织检查两方面的资料方可确定诊断。该病需与消化性溃疡、慢性胃炎、十二指肠腺增生及结核和克罗恩病等引起的十二指肠病变相鉴别，尤其是十二指肠溃疡等。因症状无特异性，主要靠内镜检查和直视下取黏膜活检进行鉴别。胃液分析和十二指肠引流液分析对鉴别诊断也有一定帮助。

五、治疗

十二指肠炎的治疗主要包括应用降低胃内酸度的药物、增强黏膜抵抗力的药物和根除幽门螺杆菌的药物。

（一）抑酸治疗

目前临床上常用的抑酸剂有 H2 受体拮抗剂和质子泵抑制剂两大类。目前常用的 H$_2$ 受体拮抗剂有 5 种，分别为西咪替丁、雷尼替丁、法莫替丁、尼扎替丁或罗沙替丁。西咪替丁 800mg/d、雷尼替丁 300mg/d、法莫替丁 40mg/d，尼扎替丁 300mg/d，罗沙替丁 150mg/d，分 2 次口服；用于维持治疗时剂量减半，晚睡前顿服质子泵抑制剂作用于壁细胞胃酸分泌终末步骤中的关键酶——H$^+$，K$^+$-ATP，使其不可逆地失去活性，导致壁细胞内的 H$^+$ 不能转移至胃腔中而抑制胃酸分泌。待新的 H$^+$，K$^+$-ATP 酶生成时，壁细胞才恢复泌酸功能。因此质子泵抑制剂抑制胃酸分泌作用比 H$_2$ 受体拮抗剂更强，而且作用持久。目前临床常用质子泵抑制剂分别为奥美拉唑、兰索拉唑、泮托拉唑和雷贝拉唑、埃索美拉唑，一般为每天 1 次口服，剂量为奥美拉唑 20mg、兰索拉唑 30mg、泮托拉唑 40mg、雷贝拉唑 10mg、埃索美拉唑 40mg。

（二）保护胃十二指肠黏膜治疗

胃十二指肠黏膜除了经常接触高浓度胃酸外，还受到胃蛋白酶、微生物、胆盐、乙醇、药物和其他有害物质的侵袭。但在正常情况下，胃十二指肠黏膜能够抵御这些侵袭因素的损害作用，维护黏膜的完整性。这是因为胃十二指肠黏膜具有一系列防御和修复机制，包括重碳酸盐屏障、黏膜屏障、黏膜血流量、细胞更新、损伤的急性愈合、前列腺素等。

目前常用的胃黏膜保护剂主要有三种，即硫糖铝、枸橼酸铋钾和前列腺素类药物米索前列醇。

1. 硫糖铝

硫糖铝的作用机制主要与其黏附覆盖在糜烂溃疡面上阻止胃酸、胃蛋白酶继续侵袭、促进内源性前列腺素合成和刺激表皮生长因子分泌等有关。硫糖铝不良反应小，便秘是其主要不良反应。

2. 枸橼酸铋钾

枸橼酸铋钾除了具有硫糖铝类似的作用机制外，尚有较强的抗幽门螺杆菌作用。短期服用枸橼酸铋钾者除了舌发黑外，很少出现不良反应。为避免铋在体内过量积蓄，不宜连续长期服用。

3. 米索前列醇

商品名为喜克溃，具有抑制胃酸分泌、增加胃十二指肠黏膜黏液碳酸氢盐分泌和增加黏膜血流的作用。腹泻是其主要不良反应，前列腺素可引起子宫收缩，孕妇忌服。

（三）根除幽门螺杆菌治疗

幽门螺杆菌感染是十二指肠炎的主要病因，要消除十二指肠炎，就必须根除幽门螺杆菌。幽门螺杆菌感染改变了黏膜侵袭因素与防御因素之间的平衡。幽门螺杆菌凭借其毒力因子的作用，在胃黏膜（胃和有胃化生的十二指肠）定植，诱发局部炎症和免疫反应，损害局部黏膜的防御修复机制；另一方面，幽门螺杆菌感染可增加促胃液素和胃酸的分泌，增强了侵袭因素。这两方面的协同作用造成了胃十二指肠黏膜损害。根除幽门螺杆菌的治疗方案大体上可分为质子泵抑制剂为基础的方案和铋剂为基础的方案两大类。在质子泵抑制剂（PPI）或铋剂的基础上加上克拉霉素、阿莫西林、甲硝唑（或替硝唑）3 种抗生素中的 2 种，组成三联疗法，可用呋喃唑酮替代甲硝唑。具体方案如下。

1.PPI 为基础的方案

方案 1：标准剂量 PPI，阿莫西林 1500 ～ 2000mg/d，甲硝唑 800mg/d 或呋喃唑酮 200mg/d，分 2 次口服，疗程 7 ～ 14 天。

方案 2：标准剂量 PPI，克拉霉素 500 ～ 1000mg/d，阿莫西林 2000mg 或甲硝唑 800mg 或呋喃唑酮 200mg/d，分 2 次口服，疗程 7 天。

标准剂量 PPI 指奥美拉唑 40mg/d、兰索拉唑 60mg/d、泮托拉唑 80mg/d 或雷贝拉唑 20mg/d、埃索美拉唑 40mg/d。

2. 铋剂为基础的方案

方案 1：枸橼酸铋钾 480mg/d，四环素（或阿莫西林）1000 ～ 2000mg/d，甲硝唑 800mg/d 或替硝唑 1000mg/d，分 2 次或 4 次口服，疗程 14 天。

方案 2：枸橼酸铋钾 480mg/d，克拉霉素 500mg/d，甲硝唑 800mg/d 或呋喃唑酮 200mg/d，分 2 次口服，疗程 7 天。

3. 其他方案

（1）上述包含 PPI 的方案中，可用 H2RA 替代 PPI。

（2）PPI 或 H2 受体拮抗剂＋铋剂为基础的方案组成四联疗法。

（3）雷尼替丁枸橼酸铋＋两种抗生素。

第三节 上消化道大出血

来自食管、胃、十二指肠、空肠上段、胰腺、胆道和胃肠吻合术后吻合口的出血，一次出血超过全身血容量 20%～25%（1000～1200mL），并引起休克症状和体征，称为上消化道大出血。临床所见出血几乎都发生在 Treitz 韧带的近端，很少来自空肠上段。上消化道大出血是常见危重急症之一，发病率大约为 25/10 万，近 10 年来上消化道出血总的检出率呈下降趋势，可能与 H2 受体拮抗剂和质子泵抑制剂的广泛应用以及幽门螺杆菌的根治降低了出血的发生率有关。尽管过去的几十年里，药物治疗、内镜治疗、ICU 监护以及外科治疗等都有了长足的发展，但上消化道大出血的病死率仍维持在 10%左右。病死率居高不下的原因可能在于老年消化道出血患者的比例增加，他们常是因其他疾病的恶化而死亡，而非死于出血。

一、病因

上消化道大出血约 90%的病例可找到病因，临床上最常见的病因是消化性溃疡、食管胃底静脉曲张破裂、急性糜烂出血性胃炎和胃癌，但在不同的国家，甚至同一国家的不同地区报道都有差异。根据是否静脉曲张可将上消化道出血分为两类：静脉曲张性出血和非静脉曲张性出血。

（一）非静脉曲张性出血

众多消化道疾病及全身疾病均可引起非静脉曲张性上消化道出血，根据国内资料最常见的是下列四种病因。

1. 消化性溃疡

消化性溃疡是临床最常见的病因，占 40%～50%，其中 3/4 是十二指肠溃疡。其出血机制主要因为溃疡边缘与基底血管受到胃酸侵袭破裂引起。高胃酸分泌不仅可直接损伤胃黏膜，同时又可激活胃蛋白酶加重对胃黏膜的侵袭，而且高胃酸还可以影响血小板的聚集和凝血因子的活性导致出血及再出血。大出血的溃疡多为慢性溃疡，致命性出血多属十二指肠球部后壁或胃小弯穿透溃疡腐蚀黏膜下小动脉或静脉所致。

2. 应激相关胃黏膜损伤

各种严重疾病引起的应激状态下产生的急性糜烂出血性胃炎乃至溃疡形成统称为应激相关胃黏膜损伤，约占 5%。患者多有酗酒，服用非甾体抗炎药物如吲哚美辛、阿司匹林等，或肾上腺皮质激素药物史；也可以发生在休克、脓毒症、烧伤、大手术和中枢神经系统的损伤以后，这些因素导致胃黏膜出现急性糜烂、出血甚至溃疡形成，一般在应激情况发生 24～48 小时后，胃黏膜出现 1～2mm 直径的糜烂，病情继续发展，糜烂灶相互融合扩大，全层黏膜脱落，形成溃疡，深达黏膜肌层及黏膜下层，血管也可糜烂破裂，即引起出血。

3. 胃癌

胃癌占 2%～4%。癌组织缺血坏死，表面发生糜烂或溃疡，侵蚀血管引起大出血。胃癌引起的上消化道大出血，黑便比呕血更常见。

4. 胆道出血

各种原因导致血管与胆道沟通，引起血液涌入胆道，再进入十二指肠，统称胆道出血。最常见的病因是肝外伤，其他原因有肝血管瘤、肝肿瘤、肝脓肿，以及胆管结石、胆道蛔虫症等引起胆道感染等。胆道出血三联征是胆绞痛、梗阻性黄疸和消化道出血。

（二）静脉曲张性出血

绝大多数为肝硬化门静脉高压所致的食管胃静脉曲张出血，约占 25%，是危及生命的上消化道大出血最常见的病因。食管静脉曲张的程度与门脉压力呈正相关，门脉压力越高，食管内静脉曲张程度越重，曲张静脉内的压力也就越高，曲张静脉的管壁也越薄，肝静脉压力阶差＞12mmHg 是食管曲张静脉发生和出血的必需条件。但是在门静脉高压严重程度与出血危险性之间无线性关系。门脉压力持续增高，曲张静脉内压力不断增加，管壁变薄，曲张静脉内径增加。在此基础上，一旦有诱发因素如情绪激动、呕吐或进烫食及硬食物等，进一步增高曲张静脉的压力或损伤曲张静脉，就会发生曲张静脉破裂而大出血。出血常很突然，多表现为大量呕吐鲜血。

二、临床表现

（一）呕血和黑便

呕血和黑便是上消化道出血的临床特征。具体表现取决于出血的速度和出血量的多少，而出血的部位高低则是次要的。上消化道大出血出血很急、量很多，一般既有呕血，也有便血；由于血液在胃肠内停滞的时间很短，呕的血多为鲜血；由于肠蠕动过速，便出的血也相当鲜红。

（二）失血性周围循环衰竭

脉搏和血压的改变是失血程度的重要指标。早期，心率代偿性增快，心排血量增加，小血管反射性痉挛，使肝、脾、皮肤血窦内储血进入循环，增加回心血量，这时收缩压可正常或稍高，脉压缩小。如出血持续存在，有效循环血量得不到纠正，则很快出现血压下降甚至测不到、脉搏细数、四肢湿冷、烦躁不安或神志不清、呼吸困难，若处理不当，可导致死亡。

（三）发热

上消化道大出血后多在 24 小时内出现发热，一般不超过 38.5℃，持续数天至一周不等。发热原因可能与周围循环衰竭等因素导致体温调节中枢功能障碍有关，注意排除合并感染所致的发热。

（四）多脏器功能障碍综合征

肠道是体内最大的"储菌库"和"内毒素库"，休克造成胃肠黏膜屏障损伤，继而造成肠道细菌、内毒素不断移位于外周循环及远隔脏器，除直接造成器官功能损伤外，更重要的是激活白细胞系统，激活纤溶、凝血和激肽系统，启动细胞因子级联反应，导致一系列细胞因子和炎症介质大量释放，形成全身炎症反应综合征，而全身炎症反应综合征的发生更加重了肠道损伤，形成恶性循环，最终导致多器官功能障碍综合征。

（五）血常规改变

大出血早期血细胞比容和血红蛋白可无明显变化，3～4 小时后可有急性失血性贫血。出血 24 小时内网织红细胞即见升高，出血后 4～7 天可达 5%～15%，以后逐渐降至正常。大出血后 2～5 小时，白细胞计数可增加达（10～20）×10^9/L，血小板也可增加，血止后 2～3 天恢复正常。

（六）氮质血症

上消化道大出血患者可出现不同程度氮质血症，可分为肠源性、肾前性和肾性。肠源性氮质血症是由于大量血液蛋白质的消化产物在肠道吸收，导致血中尿素氮升高。肾前性氮质血症是由于循环衰竭造成肾灌注不足，肾小球滤过率降低导致氮质潴留。肾性氮质血症是由于严重而持久的休克引起肾小管坏死所致。一般出血后数小时血尿素氮开始上升，24～48 小时达高峰，大多不超过 14.3mmol/L，3～4 日后降至正常。如持续升高，提示出血未停止。如出血停止 4 天以上，血容量补足，尿素氮仍持续升高，提示肾性氮质血症。

三、诊断

尽管现代诊断技术有了很大的进步，消化道出血的部位和病因诊断仍然是一个难题。

（一）重视病史与体征在病因诊断中的作用

慢性、周期性、节律性上腹痛病史多提示出血来自消化性溃疡。有服用非甾体抗炎药等损伤胃黏膜药物或应激状态者，可能为急性糜烂出血性胃炎。恶性肿瘤多有乏力、食欲缺乏、消瘦等表现。对急性非静脉曲张性上消化道大出血的诊断，通过病史、查体和实验室检查即能作出初步诊断。如果发现有蜘蛛痣、肝掌、腹壁皮下静脉曲张、肝脾大、腹水、巩膜黄染等，多可诊断为食管、胃底曲张静脉破裂的出血。但在没有腹水、肝脾大也不很明显的患者，尤其在大出血后，门静脉系统内血量减少，脾可能暂时缩小、不易扪及，常能增加诊断上的困难。肝内胆道出血多有类似胆绞痛的剧烈上腹痛为前驱症状，右上腹多有不同程度的压痛，甚至可扪及肿大的胆囊，感染性胆道出血，同时伴有寒战、高热，并出现黄疸，这些症状综合在一起，就能明确诊断。

经过以上的临床分析，如果仍不能确定大出血的病因，再考虑一些少见的外科疾病，如贲门黏膜撕裂综合征、食管裂孔疝、胃息肉、胃壁动脉瘤等的同时，仍应在上述的常见的病因中多予探讨。临床经验证明，在这种情况下，尤以下列四种病因存在的可能最大。

（1）临床上没有症状的溃疡，大多是十二指肠溃疡。

（2）门静脉高压症，食管静脉曲张不明显，也没有肝硬变的明显体征。

（3）出血性胃炎。

（4）无症状的早期胃癌，大多由小弯溃疡转变而来。在这四种病因中，最需要鉴别的仍然是食管、胃底曲张静脉的破裂出血与胃或十二指肠溃疡的出血。

（二）实验室检查

肝功能试验结果异常、血氨升高、血常规白细胞及血小板减少等有助于肝硬化诊断。

（三）内镜检查

内镜检查是消化道出血病因诊断中的关键检查，对食管、胃、十二指肠病变的定性、定位诊断率达90％以上。其优点是：易发现病灶，尤其是急性胃黏膜病变，并可观察病变形态和范围；判断是否存在活动性出血及判断再出血的风险性；活组织检查可得到病理诊断；内镜止血治疗。急诊内镜检查的时机越早，发现病变阳性率越高，多主张在出血后24～48小时内进行。在急诊内镜检查前需先纠正休克，应将血红蛋白提升至70g/L以上水平。但对动脉性出血，药物治疗不能止血，休克状态无法纠正时，也可在快速输血、吸氧和严密监护下内镜检查。应仔细检查贲门、胃底部、胃体垂直部、胃角小弯、十二指肠球部后壁及球后处等易遗漏病变的区域。

（四）X线钡餐检查

上消化道急性出血期内进行 X 线钡餐检查可以促使休克的发生，目前多为内镜检查所替代，对于存在胃镜检查禁忌证、没有内镜条件、内镜检查未发现或不能确定病变时，应在出血停止后 36~48 小时进行 X 线钡餐检查。

（五）选择性腹腔动脉或肠系膜上动脉造影

内镜检查如未能发现出血病因，尤其是急性出血、胃内有大量血块，而出血速度每分钟大于 0.5mL 者，经选择性腹腔动脉或肠系膜上动脉造影，可以发现造影剂溢出的部位、血管畸形或肿瘤血管影像，作为急诊手术定位诊断很有意义。

（六）放射性核素扫描

对上消化道出血部位及原因未明，虽经各种非手术检查不能确定者，可用放射性核素 99mTc 标记红细胞静脉注射后，在腹部进行扫描以观察核素从血管溢出的大致部位，对进一步进行腹腔内动脉造影有定位的帮助。

（七）手术探查

手术探查是出血诊断不明病例的最后步骤，对出血不止者，兼有止血的意义。

四、治疗

上消化道大出血的治疗原则应针对出血性休克采取必要的抢救措施，积极补充血容量，迅速止血。一般先采用药物止血，后考虑手术治疗。基础性治疗包括卧床休息、禁食、加强护理、密切观察等。在止血、补血的同时还应加强原发病的治疗。

（一）非静脉曲张上消化道大出血的治疗

1. 药物治疗

药物治疗主要包括抑酸药物和止血药物。抑酸药物的使用主要是基于在酸性环境下血凝块的稳定性下降。当 pH 为 6.4 时，血小板凝集可减少 50%；若 pH 值降至 5.4 时几乎不能凝血。临床常用的抑酸剂主要包括 H2 受体拮抗剂（H2RA）和质子泵抑制剂（PPI）。PPI 抑酸作用持久、递增，3~5 天达稳态，胃内 pH 维持平稳。H2RA 不能可靠和恒定增加胃内 pH 至 6，不能减少再出血率及病死率，不提倡用 H2RA 止血。mstsc 止血药物包括维生素 K_1、巴曲酶、酚磺乙胺、氨甲苯酸、云南白药等。也可用冷盐水反复洗胃，将血块和胃液洗净，再用去甲肾上腺素 8mg 加冰生理盐水 100~200mL 灌洗。止血药物的确切疗效未能证实，不作为一线药物使用。

2. 内镜治疗

应根据出血的部位、性质选用不同的内镜下止血方法，包括药物喷洒和注射、热凝治疗及止血夹等治疗。稀释的肾上腺素注射已成为非静脉曲张上消化道出血的标准治疗方法。消化性溃疡出血内镜止血为首选方法，镜下注射和热凝固止血率为85%～90%。

3. 介入治疗

内镜治疗失败可考虑采用选择性胃左动脉、胃十二指肠动脉、脾动脉或胰十二指肠动脉血管造影，针对造影剂外溢或病变部分经血管导管滴注血管升压素或去甲肾上腺素止血，无效者可用吸收性明胶海绵栓塞。

4. 手术治疗

对经过积极的非手术处理后急性出血仍不能得到有效控制，血压、脉率仍不稳定，应早期进行腹部探查。急诊手术的首要目标是止血，若条件允许，可对原发病作治愈性手术。

（二）静脉曲张性上消化道大出血的治疗

1. 药物治疗

目前认为有效地药物主要有血管升压素及其类似物和生长抑素及其类似物。止血药物如维生素 K1、巴曲酶、凝血酶等尚无循证医学证据。

生长抑素及其类似物可收缩内脏血管，减少门脉血流，从而降低门脉压力，减少胃管胃底静脉曲张血流量。其与内镜下静脉曲张结扎术或硬化剂注射治疗联合应用，效果优于单一药物或内镜治疗。

血管升压素及其类似物可减少门脉血流量、门体侧支循环血流量和曲张静脉压力，但有明显的增加外周阻力、减少心排量和冠脉血流量等不良反应，止血率为60%～80%，不降低再出血率和死亡率。

2. 内镜治疗

尽管各种药物治疗效果显著，但作用均较短暂，故应尽快使用内镜实施治疗。目前国际上推荐的内镜治疗方法主要有两种：内镜下食管胃底静脉曲张结扎术（EVL）、经胃镜食管静脉曲张硬化剂注射治疗（EVS）和组织黏合剂栓塞。EVL 可反复施行，目前认为是预防食管静脉破裂出血的首选方法。EVS 和组织黏合剂栓塞术在胃底静脉曲张破裂出血的治疗中优于 EVL，尤其是组织黏合剂栓塞术在急性出血止血，再出血和并发症方面有明显优势，可获即时止血效果，目前已被推荐作为胃底静脉曲张破裂出血的首选方法。

3. 介入治疗

对于常规方法不能控制的活动性曲张出血可选择放射介入治疗。急诊经皮经肝栓塞术止血率在 70% 以上。治疗晚期肝硬化伴食管静脉曲张出血，经颈静脉肝内门体分流术（TIPPS）是有效方法，适用于门静脉高压复发曲张出血伴有大量胸腹腔积液者，但明显增加肝性脑病的危险。

4. 手术治疗

急诊外科手术控制曲张静脉出血和控制再出血效果确实，但围手术期病死率高，术后肝性脑病发生率高。仅在药物和内镜治疗无效、无法施行 TIPPS 的情况下可使用。手术方法可采用贲门周围血管离断术，能够完全阻断食管、胃底曲张静脉的反常血流，达到立即而确切的止血。

总之，目前来看，内镜治疗上消化道出血是首选方案。一些更为安全有效地内镜止血技术，如用来控制非静脉曲张出血的热凝探针和氩等离子体凝固技术等大大降低了上消化道大出血的死亡率，降低了住院费用。但尽管诊疗水平不断提高，急性上消化道出血死亡率仍无明显降低，可能与诊断治疗多个因素影响有关，此外与老年消化道出血患者增加有关。因此，如何早期诊断与处理，加强消化道患者的监护，迅速血液处理等是今后研究的方向。

第四节 缺血性肠病

缺血性肠病指由于各种原因引起的肠道的急性或慢性血流灌注不良所致的肠壁缺血性疾病。临床将缺血性肠病分为急性和慢性两大类。以急性缺血性肠病为主，慢性缺血性肠病占缺血性肠病不足 5%，与肠系膜血管硬化狭窄有关。

一、病理与病理生理

（一）病理

缺血的结果是引起维持细胞完整性和存活所必须的氧和营养成分的缺乏。生理状态下，只有 1/5 肠系膜毛细血管持续开放，其血流量的减少，继发反应性氧耗减少，血流量减少不超过 75% 时，12 小时内尚不能发现肠壁缺血性损害。基于缺血时组织缺氧是引起肠道损伤的主要原因，并且损害作用更严重。

临床上按缺血情况不同引起的病理改变不同分为非坏疽型和坏疽型两型。

1. 非坏疽型

临床病理经过又可分为三期，但病变的发生、发展难以绝对分开，呈现不同时期、不同程度的各种改变相互交错重叠现象。

（1）急性期：肠黏膜及黏膜下层水肿、出血及滤泡变性，表层上皮细胞脱落，伴有轻、中度炎性细胞浸润，黏膜固有层出血。黏膜下水肿是放射学检查"指印征"的病理基础。黏膜全层坏死是此期最严重损害，虽缺乏特异性，但有助于判断隐窝形态轮廓，黏膜固有层嗜酸性变异或炎性细胞浸润，有助于判断病因，仔细检查血管病变有助于病因诊断。

（2）亚急性期（修复期）：病理上除有急性病变外，常有较明显间质及上皮修复性及反应性增生，隐窝细胞增生后可使黏膜修复如初。若损伤严重，隐窝数量减少伴形态扭曲。发生肉芽组织增生及纤维化，系修复期特征性改变。

（3）慢性期（狭窄期）：病变持久迁延，纤维化是缺血性损害逐渐恢复的标志，同时也是肠管狭窄的基础。肉芽组织及瘢痕形成，肠壁常有较明显增生增厚、肠腔狭窄，上段肠管有扩张，少数病变有多核巨细胞反应，患者黏膜组织中可见吞噬红细胞的巨噬细胞。

2. 坏疽型

病变早期肠黏膜及黏膜下层出现出血及水肿，黏膜呈暗红色。伴随病程的进展及病变的加重，表层黏膜坏死、溃疡形成。病变严重者，出现肠壁全层坏死（透壁性梗死），甚至引起肠壁破坏、腹膜炎、休克致死。梗死面积小者可不穿透肠壁，局部发生纤维化。病变自愈后可因瘢痕形成引起肠狭窄。

（二）病理生理

胃肠道的血供来自腹主动脉三大分支：腹腔动脉、肠系膜上动脉和肠系膜下动脉。腹腔动脉管径较大，从腹主动脉以锐角发出，体循环血栓易引起此处栓塞；横结肠的余部、降结肠和直肠则由肠系膜下动脉供应，该动脉最细，供应的左半结肠血流量远不及小肠血供，最易发生血栓。结肠脾曲和乙状结肠由于侧支循环较少，故最常发生缺血性病变，损伤以结肠脾曲为中心呈节段性。

引起肠道缺血的主要病理基础是肠道血管病变和血流灌注不足。缺血再灌注，超氧阴离子自由基产生过氧化损伤加重微循环障碍，在肠腔内多种肠酶、微生物及毒素的共同作用下，导致缺血性肠病。

肠道缺血也可见于没有解剖性血流梗阻的缺氧或低心排血量状态，即非梗阻性肠梗死，可能病因包括：超氧阴离子自由基损伤、对抗细菌毒素或肠腔内胰蛋白酶的保护因子 -- 小肠黏膜刷状缘细胞糖蛋白的丢失、肠黏膜绒毛末端微小血管交通而造成氧分流等。

二、临床表现

存在引起缺血性肠病的基础疾病，随血管病变部位和程度、血流灌注不足而发生，并依据肠道缺血发生时间的缓急、病变闭塞或非闭塞、动脉性或静脉性而出现不同的临床表现。最常见症状为突发下腹部绞痛。临床表现常为腹痛症状重而体征轻。小肠缺血性腹痛常定位不确切，结肠缺血性腹痛多位于左侧腹部或左下腹。急性者突发，重症发生剧烈腹痛，伴腹胀，甚至肠穿孔等。轻者仅表现为程度不等的腹痛。慢性者呈现间断、程度不一的腹痛、餐后加重，伴恶心、呕吐、腹胀及腹泻等肠道功能紊乱表现。急性静脉栓塞则发病缓慢，腹痛不典型，无明显压痛，但有便血。

（一）急性肠系膜缺血

由于腹腔动脉、肠系膜上动脉或肠系膜下动脉的急性供血不足引起，最常见的原因是血栓栓塞或血管痉挛。患者突然出现下腹痉挛性疼痛、里急后重、黑粪或鲜血便，病变多位于左半结肠（脾曲），所以发病时左侧腹肌紧张而有明显压痛。早期剧烈的腹痛与较轻的腹部体征不相符。直肠指诊时指套可发现血迹，直肠周围有压痛。严重患者甚至出现休克。

（二）慢性肠系膜缺血

由于腹腔动脉、肠系膜上动脉及肠系膜下动脉的慢性供血不足引起，最常见的原因是动脉硬化。慢性肠系膜缺血的患者表现为阵发性上腹部或脐周疼痛，进食 15 分钟或 30 分钟后开始疼痛，每次持续 1～2 小时，患者因而出现畏食，体重明显下降，常易误诊为胃溃疡或胃癌。部分患者还可发生腹胀、嗳气、恶心、呕吐等症状，或因长期慢性缺血，致肠黏膜营养障碍，变性萎缩，吸收功能不良而产生脂肪泻。

（三）缺血性结肠炎

最常见的原因是肠道血管功能紊乱，最易受累的为脾曲，此处系肠系膜上、下动脉交汇处。患者突发下腹绞痛，可伴恶心、呕吐、低热、腹泻，胃肠道少量出血。症状常于 24～48 小时开始加重，2 周后缓解，便血和腹泻可有长达 10～14 天未改善者，发生肠穿孔的危险性增加。

病程早期，腹部查体时多无明显腹部压痛，腹部听诊肠鸣音活跃，但在大多数老年患者中，腹部听诊可能表现为正常或者轻微柔和的肠鸣音。若患者已经出现肠梗阻，可有腹膜刺激征的表现：肌紧张、压痛、反跳痛和肠鸣音减弱、消失等。

三、实验室检查

（一）血液检查

急性期外周血白细胞总数及中性粒细胞数增高，红细胞沉降率增快。约半数急性期患者血清乳酸脱氢酶、尿淀粉酶轻度升高（＜2倍正常值），勿误诊为急性胰腺炎。急性缺血时细胞内 ATP 释放其有机磷，并可以无机磷形式进入肠道，继之再进入体循环，约 95% 的患者血清磷水平增高。磷酸肌酸激酶及其同工酶，缺氧 9 小时后检测值达高峰。CO_2CP 不断降低可作为急性肠缺血早期诊断的指标，是判断腹腔内肠缺血状态有效和敏感的指标之一。回顾性研究评估血浆 D- 二聚体水平，对于诊断早期肠系膜缺血有较大意义。

（二）粪便检查

在肠黏膜坏死前，血样便不明显，但早期约 75% 的患者大便潜血阳性。

四、治疗

应纠正缺血性肠病发生的病理生理机制，如针对体液丢失、细菌入侵、毒素吸收等过程施治。首要的治疗是减轻患者胃肠道负担，急性发作期的患者应禁食，通过静脉补充营养、水和电解质，防止休克，纠正低血容量。尚需注意心力衰竭、心律失常等基础疾病的治疗，合理使用抗菌药物。

1. 原发病治疗

积极治疗原发病，包括纠正心力衰竭和心律失常、补充血容量等。此外，治疗中还要避免使用血管收缩药、洋地黄以及糖皮质激素类药物，以免加重肠缺血，诱发穿孔。肾上腺皮质激素也应慎用，它有使坏死后的毒素扩散和促发肠穿孔的危险。

2. 扩血管治疗

必须在充分扩容，补充血容量的基础上，应用扩血管药物。主要扩张肠系膜血管，改善肠壁血供，以缓解和消除症状，促使肠壁恢复正常。急性肠系膜缺血一经诊断应立即将罂粟碱用生理盐水稀释至 1.0mg/mL，以 30～60mg/h 用输液泵经肠系膜上动脉插管输入。对于非闭塞性肠系膜缺血，罂粟碱输注持续 24 小时，根据血管痉挛缓解情况决定是否停药。也有人提出非闭塞性肠缺血用硝酸甘油以降低动脉血管阻力。

3. 溶栓治疗

血栓形成是急性肠系膜动脉闭塞的主要原因之一。溶栓治疗的指征必须严格控制，只有无腹膜刺激征的患者才可考虑溶栓，发病 12 小时内可经动脉灌注溶栓，药物如尿激酶、链激酶或重组组织纤溶酶原活化因子等，溶栓治疗后还应继续观察腹部症状和体征。

4. 抗凝治疗

对于急性肠系膜血管血栓形成患者，在积极治疗原发病的基础上，在排除腹膜炎等并发症后，24 小时后在进行血管造影检查，如肠管血供已建立，则可以去除导管，继续使用抗凝药和溶纤药治疗 7~10 天，再改为阿司匹林等药物口服，持续 3 个月。使用抗凝药的过程中要注意出血倾向，检测出血功能、凝血功能以便随时调整剂量。

5. 降低血黏度

低分子右旋糖酐能扩充血容量，降低血细胞比容，稀释血液，使红细胞解聚，降低血黏度，改善微循环和防止血栓形成。

6. 促进肠屏障恢复

可应用谷氨酰胺，早期足量广谱抗生素，有利于减轻肠缺血和内毒素血症。

7. 介入治疗

介入治疗已经在临床上广泛应用，主要包括经导管灌注血管扩张药如罂粟碱、经导管溶栓治疗、介入性血栓切除术及血管成形术，可尽早开通血管，恢复血流，防治肠坏死。肠道缺血时间过长（超过 10 小时），即使介入治疗后，动脉开放，腹痛缓解，也应密切观察病情，当怀疑腹膜刺激症状时，应立即开腹探查。

第五节 重症急性胰腺炎

重症急性胰腺炎（Severe acute pancreatitis，SAP）是多种病因引起的胰腺局部炎症、坏死和感染，并伴全身炎症反应综合征和多个器官功能损害的疾病。急性胰腺炎（acute pancreatitis，AP）在世界范围内是最常见的需要紧急收治入院的消化系统疾病之一，年发病率每 10 万人口 13~45 例。在美国每年因急性胰腺炎入院的患者达 27 万人次，总花费超 25 亿美元。急性胰腺炎中大多数患者，病程呈自限性，预后较好，20% 左右为重症患者临床经过凶险，病死率高达 30%。

一、诊断标准与分类

关于急性胰腺炎的分类及管理最为经典的是 1992 年的亚特兰大标准，将急性胰腺炎分为轻重两型，随着对急性胰腺炎病理生理认识的进一步深入，这一标准已不能满足于临床。遂于 2013 年初在 GUT 上发表了《2012 版急性胰腺炎分类：亚特兰大国际共识的急性胰腺炎分类和定义的修订》，对亚特兰大标准中的相关概念及管理做了修订（表 3-1）。此外，2013 年 7 月，美国胃肠病学会（ACG）发表了急性膜腺炎的管理指南，国际胰腺协会（IAP）与美国胰腺协会（APA）也同时推出了最新版急性胰腺炎处理循证医学指南（IAP/APA 指南），三个文件内容代表了当前对急性胰腺炎定义、诊断和处理的最新共识。

（一）AP 的诊断标准

临床上符合以下 3 项特征中的 2 项，即可诊断为 AP。

（1）与 AP 符合的腹痛（急性、突发、持续、剧烈的上腹部疼痛，常向背部放射）。

（2）血清淀粉酶和（或）脂肪酶活性至少高于正常上限值 3 倍。

（3）增强 CT、MRI 或腹部 B 超发现 AP 征象。

（二）AP 的分类

分为三类，即轻度急性胰腺炎、中度重症急性胰腺炎和重度急性胰腺炎。

1. 轻度急性胰腺炎

轻度急性胰腺炎特点是不伴有器官功能障碍及局或全身并发症，不需特殊干预可自行缓解，死亡非常罕见（＜3％），占 AP 的大多数（80％左右）。

2. 中度重症急性胰腺炎

中度重症急性胰腺炎伴有一过性的器官功能障碍（48 小时内可自行恢复），或伴有局部或全身并发症而不存在持续性的器官功能障碍（48 小时内不能自行恢复）。

3. 重度急性胰腺炎

重度急性胰腺炎必须伴有持续的器官功能障碍。持续的器官功能障碍定义为超过 48 小时以上的、不能自行恢复的器官功能障碍，涉及的器官仅限于呼吸系统、心血管系统和肾脏。

表 3-1 1992 年亚特兰大标准和 2013 年修订版中急性胰腺炎定义的比较

亚特兰大标准（1992）	亚特兰大修订版（2013）
轻型急性胰腺炎	轻型急性胰腺炎
没有器官功能衰竭	没有器官功能衰竭
没有局部并发症	没有局部并发
重症急性胰腺炎	中型重症急性胰腺炎
1. 局部并发症和（或）	1. 局部并发症和（或）
2. 器官功能衰竭	2. 暂时性器官功能衰竭（＜48 小时）
消化道出血（＞500mL/24 小时）	重症急性胰腺炎
休克 - 收缩压≤90mmHg	持续性的器官功能衰竭
PaCO2≤60mmHg	＞48 小时
肌酐≥2mg/dL	

注：a 持续的器官功能衰竭现在是以修订的 Marshall 评分来定义的。

（三）局部并发症的定义

急性胰腺炎的局部并发症主要有 4 个。急性胰周液体集聚、胰腺假性囊肿、急性坏死集聚、包裹性坏死，其他局部并发症还可能有胃排空功能不全（胃输出道梗阻）、脾静脉及门静脉栓塞、结肠坏死。

1. 急性胰周液体集聚

急性胰周液体集聚发生在急性间质水肿性胰腺炎早期阶段，在 CT 图像上可见均质的、无包膜的液体，大多数急性胰周液体集聚可以被自发吸收，不需特殊处理，少数会发展为胰腺假性囊肿。

2. 胰腺假性囊肿

胰腺假性囊肿是由急性胰周液体集聚演变而来的，有完整的包膜，内容物无坏死组织等实体组织，如果有胰腺或胰周坏死组织，则称为包裹性坏死。从起病到假性囊肿形成一般至少需要 4 周时间。

3. 急性坏死集聚

在急性坏死性胰腺炎起病的前 4 周，胰腺或胰周坏死组织以及周围的液体，统称为急性坏死集聚，以区别于急性胰周液体集聚。在急性胰腺炎起病的第 1 周，急性坏死集聚很难与急性胰周液体集聚鉴别，因为很难判断有无胰腺或胰周组织坏死，但 1 周后一旦确定有胰腺或胰周组织坏死，则应称为急性坏死集聚，而不是急性胰周液体集聚。急性坏死集聚可能会继发感染。

4. 包裹性坏死

急性坏死集聚经过炎症包裹形成完整有包膜的包裹性坏死大约需要 4 周时间，包裹性坏死也可能会继发感染。

与亚特兰大标准（1992）相比，新的标准对急性胰腺炎局部并发症和全身并发症的定义、病情严重度的判断和分类做了较多修订，更加科学、实用、可行，对指导急性胰腺炎的治疗及其他外科重症疾病的治疗都起重要作用。

二、SAP 病情严重度评估与危险度分层的进步

SAP 病情的变化迅速，病情凶险，单凭临床经验难以估计，严重度的评估有利于判断病情，指导是否入住 ICU 或转诊等临床治疗，也是国内和国际间学术交流的必备临床资料。20 多年来，急性胰腺炎的严重度评估有了很大的发展。经历了 3 个阶段，全身评分、局部评估、炎症反应和多器官功能评分。

（一）全身评分系统

包括 Ranson 评分，纳入了入院时的 5 项临床指标和入院 48 小时的 6 项临床指标，合计 11 分。当评分在 3 分以上时，即为重症胰腺炎。但由于 Ramon 评分都是根据患者入院 24 小时或 48 小时内的病情，不能动态估计严重度，而且评分未包括患者以往的身体状况。急性生理学和慢性健康状况评分系统（APACHE）Ⅱ评估重症急性膜腺炎严重度评估的优点是，不但有急性指标和年龄参数，还有慢性健康评分，其次是不受入院后的时间限制，可反复评估，达到动态观察、监测疾病过程的目的，1992年亚特兰大标准规定，将 APACHE Ⅱ评分在 8 分或 8 分以上规定为重症急性胰腺炎，并且可在病程的任何时间内应用。

（二）局部严重度评估

最初有人采用胰腺坏死组织评估方法和腹腔渗液的量和颜色评估方法。80 年代开始，动态增强 CT 扫描成为判断胰腺坏死的金标准，在众多给予 CT 的评分中，Balthazar 评分被最广泛接受，包括了胰腺和胰外的病变，定量较为准确，评分方法简单易掌握，因而具有代表性。

（三）多器官功能不全与炎症反应评分系统

近年来的研究发现，过度炎症反应和多脏器功能障碍是影响患者预后的最重要因素之一，全身评分系统和局部评估系统无法准确反映多器官功能障碍的 SAP 患者的病死率。APACHE Ⅱ评分中包括部分脏器功能指标，如血肌酐、心率、Glasgow 评分等，但也未能代表完整的器官功能，需要针对多脏器不全的 SAP 患者进行全面器官功能评估。器官功能衰竭的评分系统非常多（如 AOSF 评分、MOF 评分、OSF 评分等），但这些评分都是针对终末期患者，不适合早期重症胰腺炎的器官功能评估。当前较广泛应用的是 Marshall 的 MODS 评分和系统性炎症反应综合征（Systemic inflammatory response syndrome，SIRS）标准。MODS 评分系统用 6 个器官系统的简单生理指标来反映器官功能，这些器官包括肺、肾、肝、心血管系统、血液系统和神经系统。

SIRS 定义曾被批评过于宽泛，但近年的研究显示，对于 SAP 早期患者而言，是较好的预后指标。SIRS 状态持续 48 小时以上与急性胰腺炎多器官功能衰竭和死亡率相关。持续 48 小时以上的器官功能衰竭是急性胰腺炎患者死亡的关键因素。急性胰腺炎持续 SIRS 的死亡率（25%）明显高于一过性 SIRS（8%）。持续 SIRS 状态对于急性胰腺炎死亡的判断灵敏度为 77%~89%，特异度为 79%~86%；而入院 SIRS 状态对死亡的判断灵敏度为 100%，特异度为 31%。

最新指南推荐 SIRS 或持续性 SIRS 状态作为判断急性胰腺炎严重程度的指标（而非其他评分预测系统），是由于其高度的实用性，简便及可以重复检测。

临床预后判断策略，既考虑了病情严重度、患者个体化情况和初始治疗的反应，也强调了对病情的再评估以指导后续治疗，更科学、更符合临床实践。

三、重症急性胰腺炎的 ICU 初始管理

（一）ICU 收治指征

2013 年 IAP/APA 指南推荐 ICU 收治指征包括：当患者入院后确诊急性胰腺炎，参照"重症医学学会（SCCM）"指南定义，出现如下 1 个或以上指标阳性，应立即转入 ICU 治疗。

（1）脉率＜ 40 次 / 分或＞ 150 次 / 分。

（2）动脉收缩压＜ 80mmHg（＜ 10.7kPa）或平均动脉压＜ 60mmHg（＜ 8.0kPa）或动脉舒张压＞ 120mmHg（＞ 16kPa）。

（3）呼吸频率＞ 35 次 / 分。

（4）血清钠＜ 110mmol/L 或＞ 170mmol/L。

（5）血清钾＜ 2.0mmol/L 或＞ 7.0mmol/L。

（6）PaO2 ＜ 50mmHg（＜ 6.7kPa）。

（7）PH ＜ 7.1 或＞ 7.7。

（8）血糖＞ 800mg/dL（＞ 44.04mmol/L）。

（9）血钙＞ 15mg/dL（＞ 3.75mmol/L）。

（10）无尿；昏迷状态。

此外，符合修订版亚特兰大标准定义的重症急性胰腺炎患者（如：持续存在器官功能衰竭）也应收住 ICU 治疗。

当前不建议依据单一指标常规检查来决定患者是否收住 ICU。如果患者存在病情恶化的高度风险，如持续 SIRS 状态、老年患者、肥胖患者、需持续性液体复苏，以及新亚特兰大标准的中度重症急性胰腺炎患者均应当收住 ICU 过渡。

（二）液体复苏

液体复苏是急性胰腺炎早期重要治疗措施之一，有研究表明，SAP 早期液体复苏能显著降低过度炎症反应和器官功能衰竭的发生率，并能降低在院死亡率。因此，IAP/APA 指南指出：急性胰腺炎患者行早期液体复苏（入院后首个 24 小时内）与持续 SIRS 状态、器官功能衰竭发生率下降相关。当前指南的基本共识推荐如下。

1. 积极液体复苏

提供给每个患者 250～500mL/h[或者 5～10mL/（kg·h）的速度] 等张晶体液，或者除非有心血管、肾脏或其他相关并存疾病因素存在。早期积极的液体复苏通常是指在最初的 12～24 小时内，超出这个时间窗液体治疗需要另外评估。

2. 液体丢失严重的患者

表现为低血压、心动过速，可能需要更加快速（弹丸式）补液，并反复评估患者的液体需求。

3. 判断患者对于首次液体复苏的反应基于如下指标中的 1 项或 1 项以上

（1）非侵袭性指标：心率＜ 120 次 / 分，平均动脉压 65～85mmHg（8.7～11.3kPa）及尿量＞ 0.5～1mL/（kg·h）。

（2）侵袭性指标：每搏输出量的变化和胸腔内血容量测定。

（3）生化指标：红细胞比容 35%～44%。

（三）腹腔室隔综合征的处理

腹腔高压是急性胰腺炎的常见病理生理变化和并发症，腹腔室隔综合征（Abdominal compartment syndrome，ACS）是指持续性的腹腔内压力＞ 20mmHg（伴或不伴腹主动脉灌注压＜ 60mmHg），与新发器官功能衰竭相关。

腹内压是指稳定状态下的腹腔内压力，需要进行客观的测定。目前推荐方法是在膀胱内灌注最大量 25mL 的生理盐水。行机械通气的重症急性胰腺炎患者尤其在当临床病情恶化时，应考虑行腹腔内压力测定。腹腔高压（intra-abdominal hypertensi，IAH）定义为持续或反复出现的腹腔内压力升高，压力值＞ 12mmHg。据报道，有 60%～80% 的重症急性胰腺炎患者会出现 IAH，但只有一部分会演变为 ACS。IAH 分级如下：Ⅰ级，腹腔内压力 12～15mmHg；Ⅱ级，16～20mmHg；Ⅲ级，21～25mmHg；Ⅳ级，＞ 25mmHg。

1. 急性胰腺炎伴 ACS 的内科治疗

降低腹腔内压力的措施应针对导致 IAH 的最主要因素来处理。

（1）空腔脏器容量：鼻胃管引流，促进胃肠道动力，放置肛管，必要时行内镜减压。

（2）血管内 / 外液：按需行容量复苏，若容量过负荷可行血液超滤或利尿。

（3）腹壁扩张：充分镇静镇痛以降低腹壁肌肉张力，必要时行神经肌肉阻滞。

2. 急性胰腺炎伴 ACS 的外科治疗

当患者存在持续性腹腔内高压（＞ 25mmHg）伴有新发器官功能衰竭，应用药物治疗、鼻胃管减压、肛管减压等措施无效，经过多学科讨论后可行侵袭性减压操作。

尽管重症急性胰腺炎时行减压以治疗 ACS 的情况少见，但其可能是挽救生命的措施。2013 年国际 IAH/ACS 指南探讨了含急性胰腺炎在内的不同条件下 ACS 的流行病学及病因，提供了以循证医学为基础的诊断及治疗措施。指南指出，由于剖腹手术明显存在弊端，针对 ACS 及 CT 发现大量腹腔积液的患者应当考虑行经皮穿刺置管引流。经皮穿刺置管引流能即刻并持续地改善病情，如无效再行开放手术减压。

第四章 内分泌系统疾病

第一节 糖尿病

糖尿病是一种复杂的慢性疾病，涉及遗传、环境等多种因素。目前国际上采用 WHO（1999 年）的糖尿病病因学分型体系，将其主要分为：1 型糖尿病（T1 天 M）、2 型糖尿病（T2DM）、妊娠糖尿病（GDM）和其他特殊类型糖尿病。不同类型的糖尿病病因不大相同，如 1 型糖尿病及 2 型糖尿病之间存在异质性，其病因、临床表现及诊治措施有很大差异。因此，糖尿病的分类对于治疗十分重要。有大量证据表明，通过一系列有效地早期干预措施，良好地控制血糖，可以明显改善糖尿病患者的预后。

在我国，随着人口老龄化形势日益加剧，人们生活方式急剧变化，糖尿病逐渐从 20 世纪的少见病变成如今的一种常见病，其患病率也从 0.67% 飙升至 10.4%。但是相应地，日新月异的科学技术也在逐步扩充我们对糖尿病的认识，促进了诊疗方式及手段的进一步发展。现在，持续血糖监测、无创血糖监测等新技术的出现使血糖监测手段更为丰富，以更为人性化的方式服务患者。

在治疗药物方面，经典降糖药如磺脲类、双胍类和人胰岛素等降糖药仍占主导地位，新的降糖药如胰高血糖素样肽 -1（GLP-1）受体激动剂、二肽基肽酶 4（DPP-4）抑制剂、钠 - 葡萄糖共转运蛋白 2（SGLT2）抑制剂、多种胰岛素类似物等不良反应较少的药物也陆续进入临床应用，胰岛素注射方式也从以前单一的胰岛素笔注射发展到胰岛素泵长期治疗，更是出现了胰岛移植术，希望能从根本上治愈糖尿病。

一、糖尿病的基本分类

由于病因及发病机制的差异，糖尿病可简单分为以下 4 个大类。

（一）1 型糖尿病（T1 天 M）

由于自身免疫性导致 β 细胞破坏，通常的结局是胰岛素绝对缺乏。

（二）2 型糖尿病（T2DM）

由于持续的胰岛素抵抗导致 β 细胞分泌的胰岛素逐渐减少，常发生于肥胖患者。

（三）妊娠糖尿病（GDM）

在第二阶段或第三阶段妊娠期内诊断为糖尿病并且不能明确糖尿病早发生于妊娠。

（四）其他原因引起的特定类型糖尿病

包括单基因糖尿病综合征，如新生儿糖尿病和青年人的成年发病型糖尿病（MODY）、胰腺外分泌腺性疾病（如囊性纤维化）、药物或化学物品所致的糖尿病（如糖皮质激素类药物，在 HIV/AIDS 或器官移植后治疗中的应用）。

二、糖尿病的诊断

糖尿病可根据血浆葡萄糖标准诊断，即空腹血浆葡萄糖（FPG）或 75g 口服葡萄糖耐量试验（OGTT）后的 2 小时血浆葡萄糖（2HPG）值。本书采用 2020 年中国 2 型糖尿病防治指南的诊断标准（表 4-1）。空腹血浆葡萄糖或 75g OGIT 后的 2 小时血糖值可单独用于流行病学调查或人群筛查。但中国资料显示仅查空腹血糖，糖尿病的漏诊率较高，理想的调查是同时检查空腹血糖及 OGTT 后 2 小时血糖值，OGTT 其他时间点的血糖不作为诊断标准。建议已达到糖调节受损的人群应行 OGTT 检查，以降低糖尿病的漏诊率。

表 4-1 糖尿病的诊断标准

诊断标准	静脉血浆葡萄糖或 HbA1c 水平
典型糖尿病症状（多饮、多尿、多食、体重下降）加上随机血糖检测	≥ 11.1mmol/L
或加上空腹血糖检测	≥ 7.0mmol/L
或加上葡萄糖负荷后 2 小时血糖检测	≥ 11.1mmol/L
或加上 HbA1c	≥ 6.5%
无糖尿病典型症状者，需改日复查确认	

注：HbA1c 为糖化血红蛋白。空腹状态指至少 8 小时没有进食热量；随机血糖指不考虑上次用餐时间，一天中任意时间的血糖，不能用来诊断空腹血糖受损或糖耐量异常。

三、T1天M的治疗

糖尿病是一种长期的慢性疾病，将会导致许多主要的并发症，是终末期肾脏病、下肢截肢的常见病因，并且在心血管系统内也将导致一系列的恶性事件，如缺血性心脏病、卒中、外周血管疾病等。由糖尿病导致的视力下降甚至失明常常出现在长病程患者中，极大地影响患者的生活质量及寿命。如若血糖控制不好，患者往往会发生微血管病变（视网膜病变、肾病、神经病变）和大血管病变（冠状动脉、脑血管和外周血管疾病）等并发症。因此，糖尿病的治疗应该以防止出现急性代谢并发症为近期目标。更为重要的是，应该以通过良好的代谢控制来预防慢性并发症、提高患者生活质量和延长寿命为远期目标。为了达到这一长远目标，应建立规范并且完善的糖尿病教育和管理体系。

T1天M占全球糖尿病病例的5%～10%，且发病率在未断增加，但是目前尚无完全治愈T1天M的有效措施。T1天M患者在发病初期就需要胰岛素治疗，且需终生注射胰岛素替代体内缺乏的胰岛素来控制血糖。大多数的T1天M患者应接受多剂量胰岛素注射或持续皮下胰岛素注射治疗。患者应接受与其碳水化合物摄入、餐前血糖水平和预期的社会活动水平相匹配的个性化的胰岛素注射剂量。

（一）胰岛素的输送

1.胰岛素笔注射

在相当长的时间段内，常规胰岛素治疗包括每日一次或两次注射胰岛素，每日检测尿液或毛细血管血糖。在"糖尿病控制与合并症试验"发布之后，T1天M的治疗模式转变为基于频繁血糖监测的强化胰岛素治疗和使用胰岛素笔或胰岛素泵灵活地每日多次给药。

胰岛素笔的药筒中含有胰岛素，并包含一个可更换的精细针头。胰岛素笔作为一种方便、易用的注射装置于1981年投入使用，并被广泛地用作多日注射治疗的一部分。随着科学的进步，胰岛素笔也在不断地发展，如具有记忆功能的笔或跟踪既往剂量的笔帽。在2016年，内置蓝牙连接的智能笔在美国得到了监管批准。这些智能笔使用户能够跟踪剂量并自动通过蓝牙将数据传输到智能手机上的糖尿病管理应用程序，并自动上传云数据，从而与医疗保健专业人员共享数据。然而，关于智能笔是否优于传统笔的研究还未见报道。

2.胰岛素泵

胰岛素泵以预先编程的速率，通常每一小时或半小时（这个速率是可调节的），将短效或快速作用的胰岛素输送到皮下组织，而用户进餐时可将丸剂自主放入钢质导管提高胰岛素水平。胰岛素泵的出现可追溯到19世纪70年代，20年后，得益于胰岛素泵技术的改进和可靠性的提高，胰岛素泵的治疗才被广泛应用。私人保险和公共医疗保健系统的覆盖，进一步扩大了胰岛素泵的利用范围。

在传统泵或系留泵中，胰岛素储存器和经皮放置的套管通过18英寸（1英寸＝0.025m）至42英寸长的管连接。贴片泵采用模块化设计，包含一个非常短的胰岛素输液器，通常嵌入泵外壳内或泵的底部。不同于系留泵通常塞入口袋或携带在泵袋中，贴片泵直接连接到用户的皮肤。2017年发表的一项回顾性观察性研究显示，使用贴片泵的患者与使用传统系留泵的患者相比，HbA1c水平没有任何差异。

（二）血糖的监测

1. 毛细血管血糖测量

最广泛使用的血糖监测方法是使用手持式便携式血糖仪与血糖测试条和刺血针结合测量毛细血管血糖水平。毛细血管测试应该以优化糖尿病控制所需的频率进行，通常每天6~10次，尽管实际数量应该个体化。毛细血管血液检查的频率与改善HbA1c水平和降低急性血糖异常率成正相关。类似于胰岛素泵上的推注计算器，毛细血管血糖监测用集成专用的测量工具及复合试剂来计算胰岛素剂量。过去10年内的随机对照试验显示，与对照组相比，使用推注计算器的患者达到HbA1c正常目标的人数显著增加，低血糖发生率明显降低。

毛细血管血糖监测也有其缺点，因为血液是间歇性采样的，即使经常进行，也只能提供血糖浓度的瞬时值。因此，一段时间内的高血糖和低血糖可能会被忽略，而不被纳入治疗决策。

2. 连续血糖监测

连续血糖监测（CGM）的出现是血糖监测领域的重要标志。目前使用的CGM装置应用酶尖端电极或荧光技术，以1~5分钟的时间间隔测量皮下间质血糖浓度。无论是独立设备还是集成至胰岛素泵或手机中的阅读器，都可实时显示传输间质血糖读数（实时CGM）或按需扫描（瞬时监测血糖）或简单收集数据进行回顾性读数和分析。

在过去的10年里，CGM已经成为T1天M的护理标准。2017年德国奥地利糖尿病患者调查（DPV）登记处和T1天MExchange登记处的数据显示，所有注册参与者的总CGM使用率（DPV：n = 20938；T1天MExchange：n = 8186）分别为18.4%（DPV）和21.7%（T1天MExchange），然而，在低血糖范围内测量时以及当血糖水平迅速变化时，该方式准确度较低。该技术已达到建议的参考值（MARD < 10%），足以使患者可自我调节胰岛素剂量而不需要毛细血管血糖测量的验证。CGM系统已被批准在美国和欧盟用于非辅助医疗。当Libre系统测出低血糖或临床症状不匹配Ubre传感器读数时，建议使用CGM系统。

CGM系统提供的数据克服了传统血糖指标如HbA1c（缺乏关于低血糖或高血糖频率和模式的信息）和毛细血管血糖测量的局限性（血液仅间歇采样，因此只能提供血糖水平的快照）。

早期使用的 CGM 系统对 T1 天 M 的儿童和年轻人的效果并不理想，但近 10 年发表的数据表明，CGM 的使用与 HbA1c 水平的改善、轻度至中度低血糖发生率的降低和血糖水平变异性的降低密切相关，强烈支持 CGM 应作为糖尿病自我管理的一部分。

3.Flash 血糖监测

传统的 CGM 需由用户自行将传感器插入皮下，或由医疗保健专业人员植入皮下，通过传感器监测皮下间质的血糖浓度。2014 年雅培开发了无须刺破皮肤的 Free Style Libre Flash 血糖监测系统，该系统的传感器有 2 周的寿命，工厂校准，具有令人满意的精度，整体 MARD 为 11%～14%。因其具有体积小、重量轻的特点，能够方便地评估血糖水平。随机临床研究（KCT）显示，在血糖控制良好的成人 T1 天 M 患者中，与平均每天进行 15 次扫描的血糖自我监测相比较，Flash 监测降低了低血糖的发生率，降低了血糖水平的变异性，改善了目标范围内的血糖水平。

胰岛素泵系统和 MDI 治疗的使用者使用 Libre 系统的益处是相同的。如果在低血糖控制方面进行严格的比较，CGM 系统比 Hash 血糖监测系统更有效地缩短了低血糖所持续的时间。在儿科人群中，目前尚无证据显示 Flash 血糖监测的有效性。将观测数据与 Flash 血糖监测装置结合起来进行频繁的扫描可以改善血糖监测结果。尽管来自 RCT 的证据有限，Flash 血糖监测依然是一种比 CGM 更为实惠的选择，可被认为是糖尿病管理的进步。

（三）血糖响应性胰岛素输送

在低血糖水平下或者预期低血糖将要发生时，自动暂停胰岛素输送的技术代表着血糖响应性胰岛素输送系统的诞生。闭环胰岛素输送系统更复杂，可以同时解决低血糖和高血糖的问题。

1. 基于阈值的胰岛素暂停

最早于 2009 年，美敦力公司发布基于阈值的胰岛素暂停技术。修订版于 2013 年在美国获得批准。当血糖传感器达到预定义的阈值时，胰岛素暂停系统中断胰岛素输送。在多中心随机对照和非随机研究（包括儿童和青少年）已证明，与单独使用胰岛素泵治疗或传感器增强泵治疗相比，自动胰岛素暂停系统是安全的，并且减少了总体和夜间低血糖发作的频率和持续时间。此外，基于阈值的暂停系统可以降低意识受损的患者发生中度或严重低血糖的风险。

2. 预测性低血糖胰岛素暂停

当通过计算预测到低血糖时，使用预测性低血糖胰岛素暂停技术的泵将停止胰岛素输送，该功能于 2015 年在欧洲和澳大利亚推出。这种泵的改进版在美国被批准用于 16 岁及以上的患者。在包括成人、儿童和青少年在内的随机对照试验中，使用预测性低血糖胰岛素暂停技术可减少夜间和总体低血糖的发生，包括昼夜发作频率降低以及夜间事件发生率降低。这些益处的实现是以空腹过夜而早晨血糖水平轻度升高或增加中度高血糖症的时间为代价的。

3. 闭环胰岛素输送

闭环系统，也称为"人造胰腺"或"自动胰岛素输送系统"。该系统使用实时血液葡萄糖传感器，通过加载有更加精细的预测控制算法的微型计算机，自动且持续地控制胰岛素输送的速率，在皮肤下释放速效胰岛素。

用于学术和商业闭环系统的控制算法包括比例积分导数（PID）控制器、模型预测控制器（MPC）、基于模糊逻辑的控制器，或用于胰岛素和胰高血糖素共同输送的 MPC 和 PID 的组合控制器。

目前最新的系统包括双激素给药系统，可以提供胰岛素之外的第 2 种激素，常包括胰高血糖素样肽（GLP-1）或肠促胰素等。系统控制算法也多采用混合方法，可通过信息输入，以精确预测使用者的血糖水平，精确控制激素输注的时间及速率。

根据两项 RCT 的荟萃分析比较，人造胰腺系统与对照疗法（无论是传统的泵疗法还是传感器增强泵疗法），在门诊患者中，闭环疗法与传感器报告的血糖水平在接近正常范围内的时间百分比增加相关，并降低高血糖，同时适度降低糖化血红蛋白（HbA1c）水平。这些研究结果支持这项技术从研究进展到应用于主流临床实践。

血糖监测设备已经从不精确的笨重设备发展到与智能手机相连且由工厂校准的连续血糖传感设备。胰岛素制剂和胰岛素输送装置（包括胰岛素泵和血糖响应性胰岛素输送装置）的进展，提供了更有效地胰岛素给药途径。此外，软件工具现在可以系统地追踪和管理复杂的葡萄糖和胰岛素传递数据。连续血糖监测系统最近已被证明能显著降低 T1 天 M 患者的严重低血糖风险，给 T1 天 M 患者带来福音。该系统可显著减少低血糖症状的出现，同时不提升 HbA1c 水平。

现今的科学技术对 T1 天 M 患者的护理和管理引发了巨大的变革，葡萄糖传感和胰岛素输送等技术的出现减轻了糖尿病患者的自我护理及家庭护理的负担。在研究领域里，以混合人造胰腺系统形式的算法来驱动血糖响应性胰岛素输送的临床应用已经取得里程碑式的成功。

美敦力公司开发的人造胰腺系统 Mini Med 670G 于 2016 年 7 月获得 FDA 批准，成为世界上第一个获得监管当局上市许可的混合闭环胰岛素输注系统。

在未来的十年中，具有附加数据管理功能的先进闭环系统将成为所有年龄组 T1 天 M 患者的护理标准，而生物人工胰腺和智能胰岛素策略还需要相当长的时间才能证明其安全性和有效性。

四、T2DM 的药物治疗

（一）治疗基础

糖尿病的医学营养治疗和运动治疗是控制 T2DM 高血糖的基本措施，是糖尿病患者综合管理中的重要一环。最佳的糖尿病治疗应该涉及日常行为、饮食、生活方式和药物干预。临床上鼓励所有患者参与糖尿病自我管理教育和支持，进行自我血糖监测。根据不同患者的情况个性化地设计医疗营养治疗方案，合理、均衡地分配各类营养物质，最好由注册营养师提供体育活动计划，成年患者建议每周至少要进行 150 分钟适度强度的有氧运动，减少久坐，并进行每周不少于两次的抗阻力训练。

T2DM 是一种慢性进展性的疾病，血糖会随着病程的进展而呈现逐渐升高的趋势。因此，控制高血糖的治疗强度也应该根据病情的实时进展而随之加强，可根据需要实施口服降糖药及注射胰岛素等多种手段的联合治疗。

（二）药物治疗

药物的选择应该遵循以患者为中心的原则。所选方案应该综合考虑疗效、费用、潜在的不良反应（包括对于体重、并发症和低血糖的风险），并将患者的偏好纳入考虑范围内。

糖尿病的药物治疗应在饮食和运动不能纠正过高的血糖后运用，其机制大多与促使血糖升高的两个主要病理生理改变相关——胰岛素抵抗（IR）和胰岛素分泌不足。为了多联用药的科学性，基于各类药物作用效果的不同，降糖药分为口服降糖药及其他类型药物。而口服降糖药物中，根据其作用机制不同主要为两类：促泌剂和其他类型。促泌剂是以促进胰岛素分泌为主要作用的药物，常见药物有磺脲类、格列奈类。而其他类型的机制则更为复杂多样，通过作用于不同的靶位点来达到降低血糖的目的，其中主要有双胍类、噻唑烷二酮类等。

各类口服降糖药的主要特点概括如下。

（1）磺脲类和格列奈类直接刺激胰岛 β 细胞分泌胰岛素。

（2）双胍类的主要药理作用是减少肝脏葡萄糖的输出。

（3）噻唑烷二酮类（TZD）的主要药理作用为改善胰岛素抵抗。

（4）α - 葡萄糖苷酶抑制剂的主要药理作用为延缓碳水化合物在肠道内的消化吸收。

新诊断的超重或肥胖患者应该从饮食及生活方式的改变开始，并建议至少减掉 5% 的体重。如果生活方式的改变不足以维持或达到正常的血糖目标，首选二甲双胍纳入治疗方案。二甲双胍作为首选的初始药理剂，具备长期建立的有效性和安全性的证据基础并具有最佳性价比，在降低心血管事件和死亡风险方面有独特的优点。大量数据表明，二甲双胍可以继续用于肾功能下降及肾小球滤过率（GFR）为 30～45mL/min 的糖尿病患者的治疗，但是剂量应该减少。

当采用单一的非胰岛素类药物的最大耐受剂量治疗 3 个月后，如若 HbA1c 仍不能达到或维持正常的目标，此时应该及时添加第二种药剂。联合用药应考虑二甲双胍和以下 6 种治疗方案中的 1 种：磺脲类药物、噻唑烷二酮类（TZD）、DPP-4 抑制剂、钠 - 葡萄糖共转运蛋白 2（SGLT2）抑制剂、胰高血糖素样肽 -1（GLP-1）受体激动剂或基础胰岛素。用药原则以遵循患者疾病、药物特点以及患者的喜好为重点。饮食不规律或者服用双胍类药物后发现晚餐后低血糖患者可以换用快速作用的促泌剂（格列奈类）。在某些特殊情况下，可以使用一些其他药物，如 α - 葡萄糖苷酶抑制剂、溴隐亭、考来雄仑等。当 HbA1c 水平 ≥ 9% 时，可以采用初始双方案联合治疗来实现血糖控制。如果患者无禁忌证且能够耐受，二甲双胍是 T2DM 患者起始治疗的首选药物。研究显示，长期使用二甲双胍可能会导致维生素 B_{12} 缺乏。因此，在采用二甲双胍治疗的患者中，尤其是伴有贫血或周围神经病变的患者，应该考虑定期监测维生素 B_{12} 的水平。如有维生素 B_{12} 缺乏的现象，应及时进行补充。但是，对于新诊断的 T2DM 患者，如有明显高血糖症状或 HbA1c 水平 ≥ 10% 或血糖 ≥ 16.7mmol/L，应立即考虑开始胰岛素注射治疗（用或不用其他药物）。而对于 HbA1c ≥ 9% 的初诊 T2DM 患者，可以考虑起始两药联合治疗。对于不合并动脉粥样硬化性心血管疾病的患者，如果单药治疗或两药联合治疗在 3 个月内没有达到或维持 HbA1c 目标，可以根据药物特性和患者自身因素加用另外一种降糖药物。T2DM 是长期进展性疾病，临床上面对不同的患者应不断重新评估药物治疗方案，并根据需要进行调整，同时考虑患者因素和方案的复杂性。对于没有达到血糖目标的 T2DM 患者，不应推迟药物强化治疗。如果患者无禁忌证，且可以耐受，应继续联合使用二甲双胍与其他药物（包括胰岛素）。

新发病的 T2DM 患者如有明显的高血糖症状、发生酮症或酮症酸中毒而就医，可首选胰岛素治疗。待其血糖得到良好控制、症状得到显著缓解后，再根据病情确定后续的治疗方案。针对那些新诊断为糖尿病且分型困难的患者，特别是与 T1 天 M 难以鉴别时，也可首选胰岛素治疗。待血糖得到良好控制、症状得到显著缓解并确定分型后，再根据分型和具体病情制订后续的治疗方案。T2DM 患者在控制饮食和生活方式加上口服降糖药治疗的基础上，若血糖仍未达到控制目标，即可开始口服降糖药和起始胰岛素的联合治疗。在任何糖尿病的病程中（包括新诊断的 T2DM），一旦出现无明显诱因的体重显著下降时，应该尽早使用胰岛素治疗。根据患者具体情况，可选用基础胰岛素或预混胰岛素作为起始胰岛素治疗。

五、胰岛素治疗

胰岛素作为调控血糖浓度的最重要激素，在糖尿病的治疗中具有重要作用。不论T1天M，还是T2DM，正确使用胰岛素治疗，可有效地控制高血糖病情，降低糖尿病并发症的发生率。

（一）胰岛素治疗的基本原则

1.T1天M

患者一经诊断就应开始胰岛素治疗并需终生替代治疗。由于患者残余 β 细胞数量和功能可能有差异，胰岛素治疗方案要注意个体化。

（1）某些 T1天M 患者在"蜜月期"，可短期使用预混胰岛素注射，每日 2 次，但预混胰岛素不宜用于 T1天M 患者的长期治疗。

（2）多数患者需应用强化胰岛素治疗方案，尤其是 β 细胞功能已衰竭或妊娠时。采用多次皮下注射胰岛素或持续皮下输注胰岛素（CSD，俗称胰岛素泵）方案。初始剂量为 0.5 ~ 1.0U/（kg·d）；其中全天剂量的 40% ~ 50% 用于提供基础胰岛素，剩余部分分别用于每餐前，CSD 可提供更接近生理性胰岛素分泌模式的胰岛素治疗方法，低血糖发生风险较小。

2.T2DM

在如下情况下应考虑起始胰岛素治疗。

（1）经生活方式干预和较大剂量口服多种降糖药联合治疗，血糖仍未达到控制目标。

（2）在糖尿病病程中，出现无明显诱因的体重显著下降时。

（3）对症状显著、血糖明显的新诊断 T2DM 患者，诊断时即可考虑胰岛素治疗，可以联用或不联用其他药物。

可根据患者的具体情况，选择基础胰岛素（通常白天继续服用口服降糖药，睡前注射中效胰岛素或长效胰岛素类似物）或预混胰岛素，根据患者的血糖水平，选择每日 1 ~ 2 次的注射方案；当使用每日 2 次注射方案时，应停用促泌剂。胰岛素替代治疗的适应证包括 T2DM 患者 β 细胞功能明显减退、口服降糖药治疗反应差伴体重减轻或持续性高血压、难以分型的消瘦糖尿病等。

当患者需要注射胰岛素时，胰岛素类似物是首选，因为它们起效更快，反应时间更短。吸入性胰岛素可用于餐前，但其给药范围比较局限，并且有给药禁忌证，如慢性肺部疾病，使用此类胰岛素前后都必须进行肺功能检测，这给吸入性胰岛素的临床应用带来许多不便。当胰岛素治疗开始时，是否继续口服和注射药物成为医疗工作者的一个难题。有以下几种情况时可供参考。

（1）当患者的胰岛素注射方案更为复杂时，除了基础胰岛素的使用外，磺脲类、DPP-4抑制剂和GLP-1受体激动剂通常可以停用。

（2）噻唑烷二酮类（吡格列酮）和SGLT2抑制剂可以联合使用，达到改善血糖控制的目的，从而降低每日胰岛素用量。

（3）治疗充血性心力衰竭或伴有充血性心力衰竭的患者，应慎用噻唑烷二酮类药物。

总的原则是，根据患者的病情，先为患者制订初步试用方案，逐渐调整，直至血糖控制良好。

（二）胰岛素治疗的方案

1. 胰岛素的起始治疗中基础胰岛素的使用

（1）基础胰岛素包括中效人胰岛素和长效胰岛素类似物。当仅使用基础胰岛素治疗时，保留原有各种口服降糖药物，不必停用促泌剂。

（2）使用方法：继续口服降糖药治疗，联合中效人胰岛素或长效胰岛素类似物睡前注射。根据患者空腹血糖水平调整胰岛素用量，通常每3~5天调整1次，根据血糖水平每次调整1~4U直至空腹血糖达标。

（3）如3个月后空腹血糖控制理想但HbA1c不达标，应考虑调整胰岛素治疗方案。

基础胰岛素的起始用量为10U或0.1~0.2U/kg（体重）。基础胰岛素通常是与二甲双胍一起使用。当基础胰岛素确定到适当的水平使空腹血糖水平降至正常，但HbA1c水平仍然高于靶点时，应考虑联合注射疗法来降低餐后血糖。应立即在餐前使用GLP-1受体激动剂或胰岛素，如1~3次注射短效胰岛素。每日2次预混胰岛素类似物（70/30份混合物或75/25份混合物或50/50份混合物）具有不同的药效特点，成为控制餐后血糖的第二选择。

2. 预混胰岛素的使用

（1）预混胰岛素包括预混入胰岛素和预混胰岛素类似物。根据患者的血糖水平，可选择每日1~2次的注射方案。当HbA1c较高时，使用每日2次的注射方案。

（2）每日1次预混胰岛素：起始的胰岛素剂量一般为0.2U/（kg·d），晚餐前注射。根据患者空腹血糖水平调整胰岛素用量，通常每3~5天调整1次，根据血糖水平每次调整1~4U直至空腹血糖达标。

（3）每日2次预混胰岛素：起始的胰岛素剂量一般为0.2~0.4U/（kg·d），按1:1的比例分配到早餐前和晚餐前。根据空腹血糖和晚餐前血糖分别调整早餐前和晚餐前的胰岛素用量，每3~5天调整1次，根据血糖水平每次调整的剂量为1~4U，直到血糖达标。

（4）T1天M在蜜月期阶段，可短期使用预混胰岛素注射，每日2~3次。预混胰岛素不宜用于T1天M的长期血糖控制。

3. 大剂量胰岛素

在胰岛素起始治疗的基础上，经过充分的剂量调整，如患者的血糖水平仍未达标或出现反复的低血糖，需进一步优化治疗方案。可以采用餐时＋基础胰岛素（2~4次/日）或每日2~3次预混胰岛素进行胰岛素强化治疗。使用方法如下。

（1）餐时大剂量＋基础胰岛素：根据睡前和餐前血糖的水平分别调整睡前和餐前胰岛素用量，每3~5天调整1次，根据血糖水平每次调整的剂量为1~4U，直至血糖达标。开始使用餐时大剂量＋基础胰岛素方案时，可在基础胰岛素的基础上采用仅在一餐前（如主餐）加用餐时胰岛素的方案。之后根据血糖的控制情况决定是否在其他餐前加用餐时胰岛素。

（2）每日2~3次预混胰岛素（预混入胰岛素每日2次，预混胰岛素类似物每日2~3次）：根据睡前和三餐前血糖水平进行胰岛素剂量调整，每3~5天调整1次，直到血糖达标。研究证明，在T2DM患者采用餐时大剂量＋基础胰岛素（4次/日）与每日3次预混胰岛素类似物进行治疗时，降低HbA1c的效能、低血糖发生率、胰岛素总剂量和对体重的影响在两组间无明显差别。

六、胰岛移植

糖尿病患者需要充分利用治疗，达到降低血糖时的风险和收益的平衡。因此，我们必须着眼于人体自身这一完整的自动化系统，借助机体维护生理性血糖的动态调节，可通过胰岛移植技术来实现这一目标。

部分T1天M患者到了病程后期，发展为脆性糖尿病，即使严格进行饮食控制和强化胰岛素治疗也不能理想地控制血糖，也不能完全阻止糖尿病并发症的发生以及使用胰岛素期间可能产生的不良反应，尤其是糖尿病肾病、视网膜病变、神经病变及心血管疾病等并发症和日常低血糖的产生。医生与研究者都希望能有更有效地治疗方式，像自身分泌的胰岛素那样严格按照自身血糖的高低来调节血糖浓度，胰岛移植是目前认为最接近这一目标的治疗方式，很可能从根本上治愈T1天M。

1972年，胰岛移植技术首次应用于糖尿病大鼠并逆转其高血糖，这开启了现代胰岛移植之路。两年后，人类第一例同种异体胰岛移植得以开展，但因技术及认识原因，疗效甚微。

2000年，移植医生James Shapiro在《The New England Journal of Medicine》上报道了其建立的"埃德蒙顿方案"。在他的研究中，该方案成功应用于7例异体胰岛移植，移植后患者均获得胰岛素不依赖并维持超过 1 年，大大提高了胰岛移植的成功率。该研究在胰岛移植发展历史上具有里程碑式的意义。

第二节 甲状腺功能减退症

下丘脑 - 垂体 - 甲状腺轴通过典型的内分泌负反馈系统控制甲状腺分泌甲状腺激素。这个系统中的任何一环出现问题都可能引起甲状腺功能减退，包括甲状腺（原发性甲状腺功能减退）、垂体（继发性甲状腺功能减退）或者下丘脑（三发性甲状腺功能减退）。甲状腺激素缺乏最常见的原因是原发性甲状腺功能减退，通常由自身免疫性甲状腺炎（桥本甲状腺炎）引起。有报告指出，原发性甲状腺功能减退的发生率为 5% ～ 10%，常表现为较高水平的促甲状腺激素（TSH）。原发性甲状腺功能减退在女性以及年长者中更为常见。中枢性甲状腺功能减退由垂体或下丘脑功能紊乱引起，其发病率较低，为 1 : (8~12) 万。仅通过临床症状及体征无法诊断甲状腺功能减退的病因，一般通过实验室检查以及合理的临床表现来鉴别诊断原发性甲状腺功能减退和中枢性甲状腺功能减退。成人中枢性甲状腺功能减退一般是由于下丘脑 - 垂体部位结构异常导致的 TSH 缺乏引起。甲状腺素治疗旨在恢复中枢性甲状腺功能减退患者的正常甲状腺功能。

一、病因

与其他下丘脑和垂体激素缺乏一样，中枢性甲状腺功能减退可能是先天性的或者后天获得的。在中枢性甲状腺功能减退的鉴别诊断中，应充分考虑到与垂体功能减退相关的功能障碍或者结构异常。垂体功能减退可能与一种或者多种激素缺乏有关，其中就包含 TSH。引起中枢性甲状腺功能减退的病因有可能是先前章节中概述的任何一种，其中包括垂体结构异常，比如垂体占位（以垂体腺瘤为典型）、浸润性疾病、血管病变或者创伤。在成人中，有垂体结构异常的患者更易出现中枢性甲状腺功能减退。在这些病例中，TSH 缺乏可能是由于肿瘤本身引起，或者是手术或放疗的结果。在儿童患者中，先天因素是一项常见病因，尤其是在那些通过新生儿早期筛查项目很早就明确诊断的病例。先天性甲状腺功能减退有可能与其他激素缺乏有关。现在已经发现许多先天性甲状腺功能减退的遗传因素，包括 TSH 和促甲状腺激素释放激素（TRH）受体基因的突变，以及垂体转录因子的突变，这可以从根本上影响垂体细胞系的发育并导致多种垂体激素的缺乏，比如 POUIF1（PIT1）、PROP1，HESX1、LHX3 及 LHX4 基因的突变。

除遗传因素外，儿童患中枢性甲状腺功能减退还可能因为颅内肿瘤（比如颅咽管瘤、生殖细胞瘤），或针对原发性脑肿瘤或全身系统恶性肿瘤（如白血病）的放疗。最后，许多药物已经被发现可以抑制 TSH 的分泌。幸运的是，只有少数药物与临床症状明显的中枢性甲状腺功能减退有关。可以抑制 TSH 分泌的药物包括有糖皮质激素、多巴胺激动剂、生长抑素类似物、维生素 A 酸类。

糖皮质激素，尤其是大剂量静脉用药，被证实可以抑制人体的 TSH 水平。其机制主要是阻断下丘脑产生和释放 TRH，抑制促甲状腺素细胞分泌 TSH。有趣的是，大剂量或长期地使用糖皮质激素与临床症状明显的中枢性甲状腺功能减退关系并不密切。

常用于病危抢救的多巴胺注射液，以及多巴胺激动剂比如溴隐亭，也已被证实可以抑制 TSH 的分泌，但是并不会引起中枢性甲状腺功能减退的临床症状。生长抑素类似物，比如奥曲肽和兰瑞肽，也具有抑制垂体分泌 TSH 的作用。这些类似物与促甲状腺素细胞上的生长抑素受体结合，抑制 TSH 的产生和分泌，最终导致临床甲状腺功能减退。事实上，生长抑素类似物已经被用于治疗 TSH 腺瘤，并且被证实可以缩小肿瘤体积和抑制 TSH 分泌。

维 A 酸类是另一类被证实可抑制 TSH 和引起明显临床症状的中枢性甲状腺功能减退的药物。维 A 酸类是类维生素 A 的子类（来源于维生素 A），可以与核激素受体 RXR 相互作用，并且在细胞的增殖和分化过程中发挥重要作用。因此，维 A 酸被认为是抗肿瘤药物。其中，第一种被用于临床治疗的维 A 酸类就是贝沙罗汀，用于皮肤 T 细胞淋巴瘤的治疗。贝沙罗汀是一种强效的 TSH 分泌抑制剂，即使单次剂量使用也能引起并维持至少 48 小时的 TSH 抑制。

总的来说，引起中枢性甲状腺功能减退的原因有许多种，包括垂体结构破坏、遗传缺陷及药物治疗。因为成人中枢性甲状腺功能减退大多是由垂体病变引起，所以评估这些患者的脑结构性损伤和垂体激素缺乏的程度非常重要。

二、临床表现

甲状腺功能减退的临床表现通常不取决于其病因。此外，中枢性甲状腺功能减退患者与原发性甲状腺功能减退患者的症状并无显著区别。由于甲状腺功能减退的病因多种多样，因此中枢性甲状腺功能减退的症状往往不具有特异性。甲状腺功能减退的典型症状包括疲劳、体重增加或无法减重、畏寒、毛发皮肤干燥、脆甲症、声音嘶哑、便秘、皮肤感觉异常，女性可能有月经紊乱，无论男性还是女性都可能有性功能障碍和不孕不育。尽管对于抑郁症状和认知障碍是否会随着甲状腺功能减退的治愈而改善存在争议，但是经常可以听到患者抱怨生活质量受到影响。

甲状腺功能减退同样与较低的能量消耗、心功能不全、血脂异常有关。甲状腺疾病一般表现出一些个体化的症状和体征，主要是实验室检查方面的异常和轻微的临床症状。虽然甲状腺功能减退症状通常可与疾病严重程度一一对应，但症状的严重程度也存在明显的个体差异。甲状腺功能减退的体征包括语速动作迟缓、声音嘶哑、心动过缓、非凹陷性水肿、皮肤干燥、深部腱反射迟缓或减弱。虽然不同类型甲状腺功能减退的大部分症状体征是相同的，但是仍有一些关键的临床线索可以帮助鉴别中枢性甲状腺功能减退和原发性甲状腺功能减退。

若甲状腺功能减退患者有关于垂体或者下丘脑疾病的症状主诉，那么应该考虑中枢性甲状腺功能减退的可能性。举例来说，头痛或者视力障碍这些症状提示有颅内肿瘤或炎性病变可能。此外，除了 TSH 之外的垂体激素异常也提示患者的甲状腺功能减退可能是由垂体或下丘脑病变引起。最后，甲状腺肿以及甲状腺抗体阳性在原发性甲状腺功能减退患者中更为常见。需要注意的一点是自身免疫性原发性甲状腺功能减退相当常见，并且部分垂体瘤患者可能同时患有原发性甲状腺功能减退和其他垂体激素缺乏。

三、诊断

中枢性甲状腺功能减退的诊断通常是基于甲状腺功能减退的临床表现与外周较低的甲状腺激素（T_4、T_3）低水平以及升高或降低的 TSH 水平。偶尔有部分中枢性甲状腺功能减退患者因为下丘脑损伤可能会存在较高的 TSH 水平，这种情况下就很难与原发性甲状腺功能减退相鉴别。已经有研究证实这些患者的 TSH 生物活性低于正常水平。只要新生儿筛查项目包含 TSH 和 T_4 的检测，先天性中枢性甲状腺功能减退可以很容易被诊断。新生儿的早期诊断和治疗可以有效防治甲状腺功能减退引起的神经损伤。

中枢性甲状腺功能减退的诊断应该考虑到患者有下丘脑或者垂体疾病，且这些患者都进行过 TSH 缺乏的筛查。大部分患者被确诊中枢性甲状腺功能减退是基于低水平的 T_4/FT_4，以及较低或正常的 TSH 水平。在这些患者中，FT_4 是反映甲状腺状态的最敏感的实验室指标。

早前，TRH 兴奋试验被用于中枢性甲状腺功能减退的诊断，以及下丘脑来源和垂体来源的鉴别诊断。测试方法是给患者注射 TRH 以此来刺激垂体的促甲状腺素细胞，并随着时间改变连续测定血液中 TSH、FT_4、FT_3 的水平变化。垂体源性的中枢性甲状腺功能减退患者不会因为 TRH 的刺激而表现出 TSH 兴奋，而在下丘脑源性的患者中会表现出 TSH 兴奋。如今，TRH 兴奋试验在临床上已经被弃置，一方面是因为 TRH 兴奋试验的试剂缺乏实用性，另一方面是因为鉴别下丘脑和垂体来源不具有临床意义。目前大多数情况下的诊断是因为发现甲状腺功能减退临床表现的患者具有低水平的 FT_4（或经甲状腺结合蛋白校正的总 T_3，即游离甲状腺素指数）伴正常或者异常偏低的 TSH 水平。

四、治疗

治疗中枢性甲状腺功能减退的目的是为了恢复患者正常的甲状腺功能状态。与原发性甲状腺功能减退类似，左甲状腺素替代治疗也是治疗选择之一，目的是为了使生化指标正常以及改善甲状腺功能减退的症状体征。一旦患者确诊，无论甲状腺功能减退病因如何都可以开始接受左甲状腺素替代治疗，一般每 4~6 周随访一次，直到充分替代。患者年龄越小，需要的左甲状腺素剂量越大，通常来说，老年或心脏病患者运用左甲状腺素治疗应使用较低初始剂量（$25 \sim 50 \mu g/d$）且缓慢加量。

治疗中枢性甲状腺功能减退患者所面临的挑战是，TSH 并不是甲状腺激素状态的一个可靠指标。对于原发性甲状腺功能减退患者，治疗目的是使循环中甲状腺激素（FT_4）和 TSH 水平都恢复正常，对于这些患者来说，TSH 是甲状腺状态的一个敏感指标，因为 T_4 和 TSH 之间有着密切的对数线性关系。T_4 水平的微小变化，即便是在实验室检测正常范围内，也能通过 TSH 水平的变化被检测出来。临床医生根据这个生理机制诊断轻度原发性甲状腺功能减退，也称为亚临床甲状腺功能减退。

亚临床甲状腺功能减退的患者一般 TSH 水平较高而甲状腺激素水平正常，没有或者表现出轻微的甲状腺功能减退临床症状。有大量的文献指出，亚临床甲状腺功能减退的诊断和治疗目的是使 TSH 水平正常化。不幸的是，在临床上隐匿性中枢性甲状腺功能减退诊断困难。对于中枢性甲状腺功能减退，临床医生应致力于调节甲状腺激素至正常水平以及改善甲状腺功能减退的临床症状。充分评估中枢性甲状腺功能减退的甲状腺替代治疗十分具有挑战性，迄今为止依然没有达成共识。最近的文献表明，中枢性甲状腺功能减退患者往往与原发性甲状腺功能减退患者相比，甲状腺激素替代治疗效果欠佳。有学者比较了垂体瘤患者与原发性甲状腺功能减退患者中左甲状腺素替代治疗的剂量和 FT_4 激素水平的关系。研究比较了接受足量甲状腺素替代治疗的原发性甲状腺功能减退患者（TSH 水平正常）和中枢性甲状腺功能减退患者。相比之下，接受甲状腺素替代治疗的垂体瘤患者中出现 FT_4 水平偏低的比例更高。

许多内科医生建议测定甲状腺激素作用于外周的指标，比如脂质成分、性激素结合蛋白、肌酸激酶或各类骨生化指标，作为甲状腺激素水平的标志物评估左甲状腺激素替代治疗的效果。这种方法操作烦琐且缺乏敏感性，也受其他的内分泌系统影响。中枢性甲状腺功能减退患者中其他垂体激素的评估测定和替代治疗也是非常重要的。由于甲状腺激素替代治疗可能诱发肾上腺功能不全患者发生肾上腺危象，因此，排除伴随肾上腺功能不全的可能性尤其重要。

中枢性甲状腺功能减退患者运用雌激素或者生长激素（GH）也可能会增加甲状腺激素的需求量。此外，治疗 GH 缺乏也可能"暴露出"中枢性甲状腺功能减退。几项研究已经证实，当开始进行 GH 替代治疗时，垂体功能减退患者会有新出现的中枢性甲状腺功能减退。因此，重要的是在治疗 GH 缺乏患者前需要评估和治疗中枢性甲状腺功能减退，并且在 GH 替代治疗过程中监测甲状腺激素的需求量。上述讨论说明中枢性甲状腺功能减退的治疗的确是一项挑战。由于很难评估左中状腺素的合理治疗剂量，大部分治疗中枢性甲状腺功能减退的临床医生联合使用临床和生化标评估治疗的有效性。许多临床医生的目标是使 FT_4 达到正常范围，改善甲状腺功能减退的症状，以及避免过度替代治疗的并发症。

中枢性甲状腺功能减退是甲状腺减退症中比较罕见的类型，但是在下丘脑或垂体病变患者中并不少见。其诊断过程复杂，但一般是基于患者所表现出的甲状腺功能减退的临床症状，并且发现有低水平的 FT_4 和低于正常或者正常的 TSH 水平。甲状腺功能减退的症状和体征不因其病因而不同，但患者表现出其他垂体激素缺乏的症状或者颅内占位效应则提示存在中枢性的病因。左甲状腺素替代是可选择的治疗方法之一，目的是调节 FT_4 至正常水平并改善甲状腺功能减退的临床症状。TSH 水平对于监测中枢性甲状腺功能减退中左甲状腺素替代的疗效并不适用。

第三节 催乳素瘤

催乳素瘤是最常见的分泌性垂体腺瘤，其年发病率在女性中约为 3.7/10 万、在男性中约为 0.76/10 万。其患病率约为 1/1600，其中 80% 为女性患者。发病率与患病率依年龄、性别及腺瘤的大小而不同。催乳素瘤的发病高峰期在女性中为 30~40 岁，而在男性中随年龄逐步增长。催乳素大腺瘤在男性和女性中平均分布。催乳素微腺瘤（即直径 < 1cm 的腺瘤）在女性患者较男性患者更为常见，这可以体现出性别之间实际的发病率差异，并且早期即可出现更为明显的月经周期和溢乳的临床表现。男性的早期症状如性欲降低、性功能障碍等特异性较差，因此，诊断常延误至颅内占位效应的出现。

一、病因

除了一些与多发性内分泌肿瘤综合征 1 型（MEN1）相关的罕见案例或芳香烃受体相互作用蛋白基因（AJP）异常的家族性病例外，催乳素瘤分子水平上的病因尚不清楚。环境因素可能在催乳素瘤的发展中有所作用。

二、临床表现和病理生理学

催乳素瘤临床表现为两种类型的症状：与高催乳素血症相关的症状及与颅内占位相关的症状。高催乳素血症抑制下丘脑脉冲式分泌的促性腺激素释放激素（GnRH），造成继发性腺功能减退。女性常表现为闭经、月经初潮延迟、月经过少、周期正常，但黄体期过短以及不育。溢乳可见于约半数患者，但由于其乳汁量少且不能自发流出，因此常常是在体检筛查时发现。在男性中，性欲降低、性功能减退、少精或无精症较为常见，但症状的特异性较差。在部分男性患者中也可见到溢乳症状。小部分可发展成一定程度的男子女性型乳房。在两种性别患者中，性腺功能减退都可能导致骨密度减低。

与颅内占位有关的症状有视力损害，如双侧偏盲或其他部分视野缺失，这取决于肿瘤向鞍上扩展的位置和与视束的关系。头痛也比较常见。一项有趣的发现是，高频率的头痛也发现于催乳素微腺瘤患者中，而肿瘤占位效应在该部分患者中起到的实际作用应该是较小的。其他神经症状——痛性发作、脑积水、单侧突眼、颅神经麻痹或三叉神经痛较为少见。有时，这些患者可因垂体卒中而急性发作。在这种情况下可出现急性头痛、视力丧失或其他少见的神经症状。

三、诊断

有三个关键问题需要考虑：①哪些患者需要进行血清催乳素（PRL）测定？②如何处理并进一步检查催乳素水平升高的患者？③当一位患者患有垂体瘤，如何诊断其为催乳素瘤？

对于第一个问题的解答是，催乳素检测是任何临床上出现月经过少或闭经，不伴有体重降低，且目前及近期未曾进行长效避孕的非妊娠绝经前妇女的实验室检查的一部分。溢乳是经产妇的常见症状，如果伴随规律的月经周期，则通常不需要进一步调查。然而，如果发生于未产妇或男性，则建议行催乳素检测。同样对于不孕合并短黄体期的患者建议行催乳素检测。虽然大多数病例中未见异常，但主诉性欲降低或非青春期的男子女性型乳房患者也需要行催乳素（或睾酮）检测。

高催乳素血症的鉴别诊断需除外服用以下几类药物的催乳素瘤或其他垂体瘤：抗多巴胺能活性药物，例如抗精神药物（如氟哌啶醇、利培酮、舒必利）和促胃肠动力药物或止吐剂，例如多潘立酮。催乳素水平在服用上述药物后有时可能会超过 200ng/mL，在使用其他一些药物时也可见到相对小幅的增高。通常患者不会提及非处方药物（无须处方或称为草本/天然药物）和慢性病治疗药物的使用。因此，临床医生询问病情时需要全面彻底并耐心细致。原发性甲状腺功能减退也可以引起高催乳素血症。因此，血清促甲状腺激素（TSH）检测也是实验室检查的一部分。在多达30%的病例中，多囊卵巢综合征会伴有轻度的高催乳素血症。肾功能衰竭可能会伴有中度的高催乳素血症，其主要是因为肾清除率降低，因此这一情况必须被排除。高催乳素血症的一个常见原因是巨催乳素血症，在大多数病例中是因催乳素与抗催乳素IgG形成复合物所致，这一现象可见于2.2%的人群，因此尤其是对于无症状患者，必须给予特别关注。

最后，对于已明确存在垂体瘤的患者需要确诊为催乳素瘤。首先，存在垂体瘤合并高催乳素血症提示肿瘤可能为催乳素瘤。肿瘤的大小与催乳素水平密切相关性。因此，在垂体巨大肿瘤存在的情况下发现高催乳素水平，临床医生可以比较自信地诊断其为大腺瘤。但是在建立诊断之前有些误区需要避免。下丘脑借由垂体柄门脉血管到达腺垂体，并通过多巴胺负反馈调控。当该循环被局灶性占位干扰时，高催乳素血症就可能出现。所以任何垂体占位都可能引起所谓的分离性高催乳素血症。通常，这种高催乳素血症是比较轻微的，与肿瘤的大小存在差异。在一项对226名组织学证实为无功能垂体大腺瘤患者的研究中，Karavitaki等发现其中98.7%的患者血清催乳素浓度低于68ng/mL，只有0.4%的患者超过100ng/mL。垂体大腺瘤伴有血清催乳素浓度大于100ng/mL者更倾向为催乳素瘤。当存在疑问时（巨大肿瘤仅伴有催乳素水平轻度高于100ng/dL；经药物治疗后肿瘤未见缩小），催乳素大腺瘤伴随分离性高催乳素血症的可能性需要加以考虑。另一个偶尔会出现的误区是在真正的催乳素瘤中发现正常或轻度升高的催乳素水平。这种现象是由所谓的"钩状效应"的假象所致。现今大多数催乳素检测是采用双位点化学发光法或免疫放射分析，这些方法是将血清样本加入已用抗催乳素抗体包被的试管中。血清被移除后，另一种带标记的催乳素抗体被加入试管中（该方法也被称为"夹心法"）。原始样本中催乳素量与带标记抗体在试管内能结合的催乳素量呈正相关。然而，当催乳素浓度非常高时，冲洗试管或移除血清后可能都不足以防止一部分游离催乳素的残留。残留的游离催乳素将与带标记的抗催乳素抗体结合，继而阻止后者与管壁上的催乳素分子相结合，最终导致"假阴性"结果或催乳素水平被低估。因此，当垂体大腺瘤高度怀疑是催乳素瘤却又伴有低催乳素水平时，比较明智的做法是将样本稀释成1/100~1/20的浓度后再次行催乳素检测。

四、治疗

催乳素瘤是一种特殊的垂体腺瘤，大多数都对多巴胺能药物有显著的反应，会出现催乳素的降低和肿瘤的缩小。因此，推荐的一线治疗方案是服用多巴胺激动剂，其中最早应用的药物为溴隐亭，于 1972 年开始应用于临床。如今，卡麦角林因其较低的不良反应发生率和更高的疗效而更受青睐。其他的药物还有非麦角碱类多巴胺激动剂—甲磺酸培高利特和奎高利特，均有很高的药效。所以，我们首先讨论对于上述所有药物都通用的有关催乳素瘤多巴胺能药物治疗的作用机制、药效及其他相关事件。随后，我们再详细展开讨论溴隐亭和卡麦角林的特点。

（一）起效

多巴胺激动剂可最短在几天内起效。这意味着不仅是血催乳素浓度的降低，还伴有腺瘤的缩小。头痛和视野缺损可在开始溴隐亭治疗后的 1~3 天内出现缓解。腺瘤可能在两周内就已在影像学上出现明显的缩小。研究证明，腺瘤的快速缩小是由于每个细胞的胞质和胞核的快速收缩，而没有任何细胞坏死或血管改变的证据。因其快速起效，即使遇到如急性视力损害或重度头痛的急诊情况，多巴胺激动剂也常常作为治疗的一线用药。也许并非在所有情况下均能及时进行高质量的神经外科手术，而通过单独的药物治疗是可以达到症状快速缓解或消失的，反之则不然。部分催乳素瘤可对多巴胺激动剂完全或部分抵抗；在其余部分患者中，腺瘤的缩小只见于长期治疗后。长期应用多巴胺激动剂治疗，除了可以使肿瘤细胞体积缩小，还可以诱导肿瘤细胞坏死。

（二）药效

在 80%~90% 的患者中，通过治疗可恢复正常月经并使催乳素瘤缩小。催乳素微腺瘤在催乳素水平正常化上的治疗效果好于催乳素大腺瘤，但治疗前的催乳素水平并不是肿瘤缩小的可靠预测因素，即使在大肿瘤中，也可能使催乳素水平恢复正常并使肿瘤明显缩小。只有当血清催乳素水平明显降低时，通常是在催乳素浓度下降至初始值的 10% 以下时，才能观察到超过 25% 的腺瘤体积的缩小。显著的低催乳素水平是肿瘤缩小的预测因子。

非常有效地治疗有时也会产生问题。少数情况下，侵蚀了鞍区骨质的肿瘤快速缩小会造成脑脊液鼻漏，继发感染性脑膜炎。侵犯蝶窦的催乳素大腺瘤患者在开始治疗时，就需要告知有脑脊液鼻漏的风险，且脑脊液鼻漏可能是严重并发症的预兆，一旦出现需立刻引起重视。脑脊液因其中含有葡萄糖成分，可通过葡萄糖试纸检测与鼻黏膜溢液鉴别。如证实存在脑脊液漏，必须行手术修补。或者，可以尝试"木塞"法，即停止用药，等到漏液消失，再根据实际情况使用较低剂量重新开始治疗。另一个问题是由于催乳素大腺瘤快速缩小而引起的并发症是视野缺损再发或加重。这一现象最可能的解释是视交叉发生扭转或疝入肿瘤皱缩造成的空蝶鞍内。对此，最好的方法可能仍然是让肿瘤的适度再生长并调节药物的用量。

（三）药物抵抗

目前尚无关于多巴胺激动剂（DA）药物抵抗的定义的共识。各类已提出的评判标准不尽相同：长期的大剂量用药而催乳素水平未恢复正常，或是催乳素水平未降低至初始水平的50%以下。

催乳素微腺瘤和催乳素大腺瘤中均可见药物抵抗。这类情况可能是由D2受体密度的降低引起，虽然受体下游的缺陷也可能对其存在有影响。完全的药物抵抗很少见，大多数病例都至少部分能对异常高催乳素水平有反应。多巴胺激动剂药物抵抗的发生率随评价标准和使用药物的不同而有所差异。超过80%的肿瘤对药物有很好的反应，但催乳素水平不一定恢复到正常。卡麦角林的效果明显好于溴隐亭。治疗后继发的药物抵抗较为罕见，但已有报道。

（四）不良反应

多巴胺激动剂最常见的不良反应是恶心，有时伴有呕吐、嗜睡、口干、便秘以及直立性低血压引起的晕眩甚至昏厥。在正常剂量下精神方面的不良反应如精神症状发作、缺乏自制、焦虑、抑郁以及失眠等较为少见，但也曾有报道。建议初始治疗使用小剂量，与晚餐同服。溴隐亭的日常剂量应分成每天2~3次口服，至少服用至预期效果初显。随后的剂量根据不良反应的程度和预期效果而逐步增加。患者和临床医生常常都会在治疗初期（主要是应用溴隐亭时）遇到部分困难，但大多数症状都会逐渐耐受。

（五）卡麦角林和溴隐亭比较

在一项大型多中心、历时24周、纳入459位高催乳素血症女性患者的随机试验中，发现卡麦角林较溴隐亭更为有效且耐受性更好。相比于经溴隐亭治疗的患者中52%可达到稳定的正常血催乳素水平，经卡麦角林治疗的患者中该比例为在随后的一项研究中也得到了相似的数据：244名催乳素微腺瘤或特发性高催乳素血症患者中92%的患者和181名催乳素大腺瘤患者中11%的患者在使用卡麦角林治疗后恢复了正常催乳素水平。比高疗效更为重要的是，卡麦角林治疗的不良反应发生率和程度更低，使患者的依从性更好，需要增加剂量时的耐受性也更好。然而，据估计4%的患者无法耐受卡麦角林，而数据对比显示多达12%的患者无法耐受溴隐亭。

因其半衰期较长，卡麦角林可按每周1次的剂量给药。因所有的多巴胺能药物都是通过同一机制起效，所以对溴隐亭完全抵抗的催乳素瘤患者，卡麦角林也可能无效，尽管其相对溴隐亭的疗效更好一些。但是，也有一病例报道显示，对溴隐亭长期大剂量治疗完全抵抗的催乳素大腺瘤患者，应用卡麦角林后催乳素恢复正常，且肿瘤明显缩小。

对帕金森病患者长期使用大剂量卡麦角林治疗可导致心脏结构纤维化，临床上主要表现为三尖瓣关闭不全和缩窄性心包炎。这些现象在使用培高利特时也可见，但在使用溴隐亭或其他用于帕金森病治疗的多巴胺能激动剂如麦角乙胺、普拉克索、罗匹尼罗时则很少见。这些类似于在类癌综合征和芬氟拉明治疗中可观察到的病变，是由于药物对心脏成纤维细胞的5HT2B受体的亲和性造成的溴隐亭和喹高利特对5HT2B受体的亲和性远弱于卡麦角林，所以从这个角度而言更为安全。只有极少数病例在使用很大剂量溴隐亭时出现心脏纤维化。关于催乳素瘤患者中使用卡麦角林发生瓣膜病变风险的数据与帕金森病中的数据部分不一致。需谨记在帕金森病的治疗中纤维化效应是剂量依赖性的（在催乳素瘤治疗中剂量依赖性的证据不甚明确），而用于帕金森病治疗的剂量是用于催乳素瘤治疗剂量的约10倍之高。另一方面，催乳素瘤患者需要服药的时间更久，另一个要列入考虑的因素是患者的年龄。瓣膜病变的发生率随年龄增长而增加，且催乳素瘤患者较帕金森病患者更为年轻。尽管卡麦角林对于催乳素瘤的治疗更为优选，但尤其是当所需剂量较高时，长期用药后的结果不能被忽视。另一个缺点是卡麦角林比溴隐亭更为昂贵。

（六）治疗应持续多长时间

多巴胺激动剂的治疗不一定要维持终身服用。经过4年的治疗后，催乳素水平恢复正常并且肿瘤体积缩小超过50%，则催乳素微腺瘤2~5年的复发率只有31%，催乳素大腺瘤只有36%。缓解的预测因子是MRI影像的正常化和治疗的时长。缓解与否与年龄、初始催乳素水平、妊娠、药物剂量以及使用的药物种类均无关。

（七）手术治疗和放疗

催乳素瘤手术治疗的指征也包含如下情况：垂体卒中，持续性视野缺损，尤其是肿瘤含大量囊性成分，以及不能耐受药物治疗。有些催乳素微腺瘤患者考虑到该类肿瘤手术成功率较高，故而可能更倾向于选择手术治疗，而非长期药物治疗。

（八）有关激素不足的治疗

催乳素瘤患者的性腺功能减退普遍可以随着高催乳素血症的成功纠正而缓解。如果症状持续，那么这些患者和伴有其他激素不足的催乳素大腺瘤患者就应该开始适当的替代治疗。一个有趣的发现是，尽管催乳素和睾酮水平正常，近半数男性患者仍有持续的性功能障碍。很多治疗成功的患者仍存在长期的性方面及其他情感方面的困难，这也向我们提出了一个理论与实际的难题。

（九）催乳素瘤与妊娠

高雌激素水平，例如妊娠期间，会刺激泌乳细胞的生长和活性，因此在妊娠期间会有肿瘤增大的风险。该风险在催乳素微腺瘤中小于 3%，但在催乳素大腺瘤中可高达30%。虽然在大样本病例中尚未观察到在妊娠期间暴露于溴隐亭或卡麦角林是否会增加出生缺陷的发生率，但妊娠期间使用多巴胺能药物的安全性问题仍须加以考虑。目前的指南推荐，在女性患者发现自己怀孕后应尽快暂停多巴胺激动剂的治疗。然而，对于考虑会有神经 - 视觉功能方面并发症风险的催乳素大腺瘤患者，治疗仍应贯穿整个妊娠周期。其他怀孕的患者也应每 3 个月进行一次视野缺损的检查。由于正常妊娠期也存在着高催乳素水平，因此不推荐对这些患者进行催乳素监测。

第四节 促甲状腺素腺瘤

中枢性甲状腺功能亢进（最初被称为 "TSH 异常分泌" 综合征）的特点是游离甲状腺素（FT_4）和游离三碘甲腺原氨酸（FT_3）升高以及明显升高的促甲状腺激素（TSH）浓度，这种情况与原发性甲状腺功能亢进中 TSH 浓度降低正好相反。这种罕见的疾病是由两种临床综合征引起的，分别是垂体 TSH 腺瘤和甲状腺激素抵抗综合征（RTH）。这两种综合征在甲状腺功能亢进的体征和症状上表现不同。事实上，垂体 TSH 腺瘤患者往往表现出临床症状上的甲状腺功能亢进，而 RTH 患者往往甲状腺功能正常（也被称作全身型甲状腺激素抵抗综合征，GRTH）。然而有少部分 RTH患者会表现出脏器功能受甲状腺功能亢进影响，比如心动过速、失眠、注意力难以集中及过度活跃。

有记载的第一例中枢性甲状腺功能亢进病例是 1960 年报道的垂体 TSH 腺瘤。从那时开始，TSH 超敏免疫测定就被常规用于直接测定外周循环中的游离甲状腺激素（FT_4、FT_3），这使得越来越多甲状腺激素水平增高的患者被发现存在正常或较高的TSH 激素水平。

这些罕见的病例使中枢性甲状腺功能亢进的诊断和治疗成为一项挑战。事实上，对这类不同疾病的误诊有可能导致严重的后果，如对中枢性甲状腺功能亢进患者不恰当的甲状腺切除，或者对 RTH 患者不必要的垂体手术。

一、病因与发病机制

目前，促甲状腺激素腺瘤的分子机制仍然未知。X 染色体失活分析表明，包括TSH 腺瘤在内大多数垂体腺瘤都是单克隆起源的。因此，垂体 TSH 腺瘤的发展可以解释为：二次突变或基因改变引起的转化事件使细胞获得增殖能力，最终诱导肿瘤进展。

目前已筛选出部分肿瘤相关的原癌基因和抑癌基因以及垂体特异基因，这些突变能促进垂体 TSH 腺瘤细胞的生长。至于其他垂体腺瘤，在一些人类癌症中常见激活的原癌基因，尤其是 Ras 并未被发现。此外，至今为止研究显示没有影响促甲状腺素释放激素（TRH）受体基因或者 G 蛋白基因（如 αs、αq、α11 或者 α12）的突变。虽然转录因子 Pit-1（参与促甲状腺素细胞分化和 TSH 基因表达）在垂体 TSH 腺瘤存在过表达，也同样并有发现该基因的突变。

就抑癌基因的缺失而言，与在其他垂体腺瘤中观察到的结果类似，在单个的垂体 TSH 腺瘤研究中未发现 p53 的缺失。此外，尚无研究数据表明，在垂体 TSH 腺瘤中发现视网膜母细胞瘤基因（Rb）的缺失，而这种抑癌基因已被证实在其他功能性腺瘤或者无功能腺瘤中不受影响。

另一个候选基因是表达 MEN1。已经证实 3% ~ 30% 的散发性垂体腺瘤中存在基因位点 11q13 上的杂合性缺失，即基因所在的位置，该染色体上的杂合性缺失可能与垂体腺瘤侵袭性增强的表型有关。曾有 1 例垂体 TSH 腺瘤报道发生于 5 例具有相同家族性 MEN1 中。相反的，针对一系列散发垂体 TSH 腺瘤的筛选研究表明，其中 3/13 存在杂合性缺失，但是测序分析并未发现肿瘤存在 menin 基因突变。

促甲状腺素细胞同时表达生长抑素和多巴胺受体，正常细胞和垂体腺瘤细胞中可发挥抗增殖和抑制分泌作用，但至今仍无相关基因突变的报道。相反，在生长抑素受体 5 基因位点上的杂合性缺失和特异的基因多态性与肿瘤的侵袭性表型和对生长抑素类似物治疗抵抗作用有关。最后，部分垂体 TSH 腺瘤中存在成纤维细胞生长因子过表达，也似乎与促甲状腺激素肿瘤细胞增殖有关。

促甲状腺素肿瘤细胞对于甲状腺激素负反馈调节的不应性提示其与促甲状腺细胞转化中甲状腺激素受体（TR）改变有关，这也促使了对于 TR 功能变化的研究。然而，据报道只有 1 例垂体 TSH 腺瘤患者中存在 TRaα、TRα2 及 TRβ1 的表达缺乏。有趣的是，TRβ 可变剪切体 TRβ2 的 mRNA 缺乏结合活性，其异常可变剪接与 TRβ 突变都被认为是导致肿瘤组织中 TSHβ 和 αGSU 的 T_3 相关性负反馈调节受损的机制。最近，有学者表示，TRβ4 亚型的异常表达可能与垂体 TSH 腺瘤患者中的 TSH 异常分泌有关。

针对一些存在 TRβ1 突变和 RTH 表型患者的垂体，MRI 证实了 TR 改变在垂体 TSH 腺瘤发病中具有重要作用。然而，这些患者 TSH 分泌动态检测的结果与 RTH 一致，而不是与垂体 TSH 腺瘤一致，这表明病变可能是垂体偶发瘤，而偶发瘤通过尸体解剖研究估测的发生率约为 20%。

二、病理学

垂体 TSH 腺瘤绝大多数都是良性肿瘤，迄今为止恶变伴多发转移的病例鲜有报道。TSH 腺瘤大部分为大腺瘤且呈侵袭性生长，肿瘤可能侵犯鞍旁的各种结构，包括海绵窦。有趣的是，接受过不必要的甲状腺切除患者的 TSH 腺瘤体积更大且更具侵袭性。因此，可以推测外周循环中甲状腺激素水平的降低会通过负反馈调节作用，明显刺激肿瘤促甲状腺素细胞的生长。这种情况类似 Nelson 综合征，即在肾上腺切除术后，垂体 ACTH 腺瘤变得具有侵袭性。

虽然垂体 TSH 可伴有不成比例的 GSU 高分泌，但 70%～80% 的患者仅分泌 TSH。有趣的是，垂体 TSH 腺瘤有两种细胞类型，其中一种只分泌 α-GSU，另一种分泌 α-GSU 和 TSH 分子（混合性 TSH/α-GSU 腺瘤），这已经通过双重金颗粒免疫染色证实混合性 TSH/α-GSU 腺瘤的生化特征是 TSH/α-GSU 摩尔比增高或者 TSH、α-GSU 对于 TRH 的反应无相关性。

TSH 腺瘤中有 20%～25% 是混合性腺瘤，伴随其他垂体激素的过度分泌，一般是 GH 和催乳素。临床上已证实有 16% 的患者 TSH 和 GH 同时分泌异常，而 TSH 和 PRL 同时分泌异常的患者约为 10%。这种关联性可能是由于生长激素细胞和催乳素细胞与促甲状腺素细胞共享相同的转录因子（比如 Pit-1 和 Prop-1）。

TSH 腺瘤一般具有纤维化的特点，有时因其质硬而被称为"垂体结石"。这种情形一般是由于外周循环中成纤维细胞生长因子增高引起。TSH 腺瘤细胞一般在光镜下表现出嫌色性。分化良好的腺瘤促甲状腺素细胞类似正常细胞，而低分化腺瘤促甲状腺素细胞是由不规则细胞核、不发达的粗面内质网，以及沿细胞膜稀疏分布的小分泌颗粒组成的梭形细胞。

三、临床表现

如前文所述，TSH 腺瘤患者外周循环中 FT_3 和 FT_4 水平较高，这将会导致甲状腺功能亢进的症状和体征。这些患者一般具有较长的甲状腺功能亢进病史，常被误诊为 Graves 病，其中 30% 接受了不必要的甲状腺切除术或者放射性碘剂治疗。

甲状腺功能亢进的临床特点一般比激素水平预计的相应症状更加轻微。因此，部分未经治疗的 TSH 腺瘤患者临床上无症状。肿瘤促甲状腺素细胞分泌的 TSH 分子生物活性降低可以解释这些 TSH 腺瘤无症状的原因。值得注意的是在部分肢端肥大症患者中，甲状腺功能亢进的症状和体征可能会被肢端肥大症状掩盖。

与原发性甲状腺病变的患者不同，在 TSH 腺瘤患者中甲状腺激素对于心脏的影响很少见，如房颤和或心力衰竭等。相反，大多数 TSH 腺瘤患者都因为外周 TSH 对于甲状腺细胞的刺激作用存在甲状腺肿。70%的患者有单结节或多结节性甲状腺肿，而分化型甲状腺癌比较罕见。但是，患者进展为毒性甲状腺肿非常罕见。

性腺轴也经常会受到影响。混合性TSH/PRL腺瘤和1/3的单纯性TSH腺瘤女性患者会出现月经紊乱，而单纯性TSH腺瘤和混合性TSH/PRL腺瘤男性患者会出现中枢性性腺功能减退、性发育延迟及性欲减退。

如前文所提，大多数TSH腺瘤体积较大且具有侵袭性。因此，许多患者的主要症状和体征，如视野缺损、视力下降、头痛及部分垂体功能减退或全垂体功能减退等是由肿瘤增大引起的。

四、诊断

TSH腺瘤的生化特征是外周FT_4和TSH水平增高。但是可能存在会影响甲状腺激素和TSH的潜在因素也应被纳入考虑。事实上，尤其在运用"一步法"测定时，抗碘甲腺原氨酸自身抗体（抗T_4和抗T_3）或者甲状腺素运载蛋白或白蛋白的异常形式也可能引起FT_4和FT_3的测定值偏高。此外，TSH异常的增高可能是来源于外周循环中的异嗜性抗体，如抗小鼠γ球蛋白抗体。

在TSH腺瘤中，已有研究报道血清中TSH水平和甲状腺激素测定值范围相当大，在接受过甲状腺切除的患者中TSH水平更高。促甲状腺素肿瘤细胞对于外周循环游离甲状腺素的降低十分敏感，通过抗甲状腺素药物引起的TSH快速升高可以得到证实。

多项外周甲状腺激素作用的指标被用于评估外周组织甲状腺功能亢进的程度。尤其是骨骼（Ⅰ型胶原交联羧基末端肽，ICTP）和肝脏（性激素结合蛋白，SHBG）的指标有助于鉴别甲状腺功能亢进患者中的TSH腺瘤和RTH。TSH腺瘤患者ICTP和SHBG水平增高，而RTH引起的甲状腺功能亢进患者这些指标都在正常范围。

诊断TSH腺瘤建议使用兴奋试验和抑制试验。临床上，T_3抑制试验用于诊断TSH腺瘤。在T_3抑制试验后TSH分泌若被完全抑制（80~100μg/d，持续8~10天），则排除TSH腺瘤。老年患者或有冠心病史者禁用此试验。TRH兴奋试验也被广泛用于诊断TSH腺瘤。TSH腺瘤患者在注射TRH后TSH和α-GSU不会升高。这两项试验都无明确的诊断标准，因此强烈建议T_3抑制试验和TRH刺激试验联合应用。

五、治疗

手术切除肿瘤是TSH腺瘤的一线治疗方案，经蝶窦或者经颅下入路都可以全切肿瘤并且恢复正常的垂体或甲状腺功能。不幸的是，由于肿瘤存在明显的纤维化并向鞍旁侵袭性生长，只有少部分患者可以做到肿瘤全切。抗甲状腺药物（甲巯咪唑，20～30mg/d；丙硫氧嘧啶，200～300mg/d）。或者生长抑素类似物，如奥曲肽或兰瑞肽，以及普萘洛尔（80～120mg/d 口服），可以在术前有效恢复甲状腺功能。

如果患者无法或者拒绝进行手术治疗，垂体立体定向放疗（分割放疗或者放射外科）也可作为治疗手段。但对于侵袭性 TSH 腺瘤，除了二期手术和伽马刀，放射治疗的成功率尚无可靠数据支撑。

即使通过上述治疗方法，仍然只有不到 1/3 的患者可以达到外周甲状腺激素水平的正常化和肉眼肿瘤全切。另外 1/3 的患者外周甲状腺激素达到正常，然而通过 T_3 抑制试验发现肿瘤存在残余。然而对于手术患者，术后 TSH 水平经常会持续数周甚至数月低至无法测得并长期维持较低的水平，因此需要合理的左甲状腺素替代治疗。值得注意的是，肿瘤压迫或手术损伤可导致正常促甲状腺素细胞受损，可能会造成永久性的甲状腺功能减退。

早期诊断使 TSH 腺瘤的手术治愈率日渐改善，但部分患者仍然需要长期药物治疗来控制甲状腺功能亢进。药物治疗的基本原理是基于：几乎所有的 TSH 腺瘤都存在大量的生长抑素受体和多巴胺 2 型受体。虽然一些研究表明部分 TSH 腺瘤对多巴胺激动剂也有反应，如溴隐亭或卡麦角林。但生长激素类似物已被证实对于降低促甲状腺素肿瘤细胞分泌 TSH 有显著效果。

长效生长抑素类似物（如长效奥曲肽或者兰瑞肽），可以减少 TSH 和 α-GSU 的分泌，并且在大多数情况下恢复甲状腺功能。96% 的患者外周甲状腺激素能回到正常水平，而 20% 的患者甲状腺肿大会明显改善。有趣的是，40% 的患者接受生长抑素类似物治疗后会出现肿瘤显著缩小，而其中 68% 的患者视野缺损得到改善。少数病例会出现对生长抑素类似物的耐药、药物不良反应引起的 TSH 分泌或者因为不良反应终止治疗。最近研究表明，sst5/sst2 的高比例可以预测长效生长抑素类似物，对于 TSH 腺瘤的良好治疗效果，与此相反，在肢端肥大症患者中 sst2 更能决定生长抑素类似物的治疗反应。

必须密切监测患者接受生长抑素类似物治疗后可能出现的不良反应，比如胆石症和糖耐量异常。每个患者的个体化治疗剂量，应该根据治疗反应和胃肠不良反应耐受程度调整。患者的耐受性一般较好，运用长效生长抑素类似物后的胃肠道不良反应通常是短期的。部分患者可能出现明显的生长抑素诱发的抑制 TSH 分泌，这时需要左甲状腺素替代治疗。最后，对于接受过甲状腺切除或者放射性碘剂治疗的 TSH 腺瘤患者，尚无生长抑素类似物治疗的具体研究数据。这部分患者中侵袭性大腺瘤更为常见，为了控制肿瘤进一步生长应尽快予以治疗。

第五章 妇科疾病

第一节 外阴及阴道炎症

外阴及阴道炎症是妇科最常见的疾病。外阴及阴道炎可单独存在，也可同时存在。

一、概述

（一）阴道自净作用

生理情况下，雌激素使阴道上皮增生变厚并富含糖原，增加对病原体的抵抗力，糖原在阴道乳杆菌作用下分解为乳酸，维持阴道正常的酸性环境（pH ≤ 4.5，多在 3.8 ~ 4.4），使适应弱碱性环境中的病原体受到抑制，称为阴道自净作用。

1. 阴道正常菌群

正常阴道内有病原体寄居形成阴道正常菌群。正常阴道中以产生 H_2O_2 的乳杆菌占优势，乳杆菌一方面分解糖原，使阴道处于酸性环境；另一方面，产生的 H_2O_2 及其他抗微生物因子可抑制或杀灭其他细菌包括厌氧菌，在维持阴道正常菌群中起关键作用。

2. 阴道生态系统及影响阴道生态平衡的因素

虽然正常阴道内有多种细菌存在，但由于阴道与这些菌群之间形成生态平衡故并不致病，阴道环境影响菌群，菌群也影响阴道环境。阴道生态平衡一旦被打破或外源病原体侵入，即可导致炎症发生。影响阴道生态平衡的因素主要为 pH，体内雌激素水平、频繁性交、阴道灌洗等均可改变阴道 pH，进而影响阴道生态平衡。雌激素水平低，阴道上皮糖原含量下降，阴道 pH 升高；性交后阴道 pH 可上升至 7.2 并维持 6 ~ 8 小时。阴道灌洗，尤其是中性或碱性灌洗液可中和阴道分泌物，使阴道 pH 上升，不利于乳杆菌生长。阴道菌群的变化也可影响阴道生态平衡，如长期应用抗生素抑制乳杆菌生长，从而使其他致病菌成为优势菌。其他因素如阴道异物也可改变阴道生态平衡，引起炎症。

（二）阴道分泌物

正常妇女有一定量的阴道分泌物，分泌物清亮，透明或乳白色，无味，不引起外阴刺激症状，除外阴阴道炎外，宫颈炎症、盆腔炎症等疾病也可导致阴道分泌物增多。因此，对阴道分泌物异常者应做全面的妇科检查。

外阴及阴道炎症的共同特点是阴道分泌物增加及外阴瘙痒，但因病原体不同，分泌物特点、性质及瘙痒轻重不同。在进行妇科检查时，应注意阴道分泌物的颜色、气味及 pH。应取阴道上、中 1/3 侧壁分泌物作 pH 测定及病原体检查。

二、非特异性外阴炎

（一）病因

外阴与尿道、肛门临近，经常受到经血、阴道分泌物、尿液、粪便的刺激，若不注意皮肤清洁易引起外阴炎。其次，糖尿病患者糖尿的刺激、粪瘘患者粪便的刺激以及尿瘘患者尿液的长期浸渍等也可引起外阴炎。此外，穿紧身化纤内裤导致局部通透性差、局部潮湿以及经期使用卫生巾的刺激，也可引起非特异性外阴炎。

（二）临床表现

外阴皮肤瘙痒、疼痛、烧灼感，于活动、性交、排尿及排便时加重。

检查见局部充血、肿胀、糜烂，常有抓痕，严重者形成溃疡或湿疹。慢性炎症可使皮肤增厚、粗糙、皲裂，甚至苔藓样变。

（三）治疗

1.病因治疗

积极寻找病因，去除可能的发病因素，若发现糖尿病应及时治疗糖尿病，若有尿瘘或粪瘘应及时行修补术。

2.局部治疗

可用 0.1% 聚维酮碘或 1∶5000 高锰酸钾液坐浴，每日 2 次，每次 15～30 分钟。坐浴后擦涂抗生素软膏等。此外，可选用中药水煎熏洗外阴部，每日 1～2 次。急性期还可选用微波或红外线局部物理治疗。

三、前庭大腺炎

病原体侵入前庭大腺引起炎症，称前庭大腺炎。因前庭大腺解剖部位的特点，其位于两侧大阴唇后 1/3 深部，腺管开口于处女膜与小阴唇之间，在性交、分娩等其他情况污染外阴部时，易发生炎症。此病以育龄妇女多见，幼女及绝经后妇女少见。

（一）病原体

主要病原体为葡萄球菌、大肠埃希菌、链球菌、肠球菌。随着性传播感染发病率的增加，淋病奈瑟菌及沙眼衣原体已成为常见病原体。急性炎症发作时，病原体首先侵犯腺管，腺管呈急性化脓性炎症，腺管开口往往因肿胀或渗出物凝聚而阻塞，脓液不能外流、积存而形成脓肿，称前庭大腺脓肿。

（二）临床表现

炎症多发生于一侧。初起时多为前庭大腺导管炎，表现为局部肿胀、疼痛、灼热感、行走不便，有时会导致大小便困难。检查见局部皮肤红肿、发热、压痛明显，有时患侧前庭大腺开口处可见白色小点。当脓肿形成时，疼痛加剧，脓肿直径可达3～6cm，局部可触及波动感。部分患者出现发热等全身症状，腹股沟淋巴结可呈不同程度增大。当脓肿内压力增大时，表面皮肤变薄，脓肿自行破溃，若破孔大，可自行引流，炎症较快消退而痊愈。若破孔小，引流不畅，则炎症持续不消退，并可反复急性发作。

（三）治疗

急性炎症发作时，需卧床休息，局部保持清洁。可取前庭大腺开口处分泌物作细菌培养，确定病原体。根据病原体选用口服抗生素或肌内注射抗生素。此外，可选用清热、解毒中药局部热敷或坐浴。脓肿形成后可切开引流并作造口术，因单纯切开引流只能暂时缓解症状，切口闭合后，仍可形成囊肿或反复感染。

四、前庭大腺囊肿

（一）病因

前庭大腺囊肿系因前庭大腺管开口部阻塞，分泌物积聚于腺腔而形成。

前庭大腺管阻塞的原因：①前庭大腺脓肿消退后，腺管阻塞，脓液吸收后由黏液分泌物所代替；②先天性腺管狭窄或腺腔内黏液浓稠，分泌物排出不畅，导致囊肿形成；③前庭大腺管损伤，如分娩时会阴与阴道裂伤后瘢痕阻塞腺管口，或会阴侧切开术损伤腺管。前庭大腺囊肿可继发感染形成脓肿反复发作。

（二）临床表现

前庭大腺囊肿多由小逐渐增大，有些可持续数年不变。若囊肿小且无感染，患者可无自觉症状，往往于妇科检查时方被发现。若囊肿大，患者可有外阴坠胀感或有性交不适。检查见囊肿多呈椭圆形，大小不等，囊肿多为单侧，也可为双侧。

（三）治疗

行前庭大腺囊肿造口术取代以前的囊肿剥出术，造口术方法简单，损伤小，术后还能保留腺体功能。近年来，采用 CO_2 激光或电刀作囊肿造口术效果良好，术中出血少，无须缝合，术后不用抗生素，局部无瘢痕形成，并可保留腺体功能。

（四）健康教育

1.卧床休息及半卧床的重要性

有利于脓液聚积于直肠子宫陷凹，使炎症局限。适当休息活动。

2.患者局部热敷及坐浴的方法和注意事项

用 1：5000 高锰酸钾坐浴，每天 1～2 次，注意浓度准确，温度 40℃左右，时间 20～30 分钟。

3.饮食指导

进高蛋白、高维生素、易消化食物。

五、滴虫阴道炎

滴虫阴道炎由阴道毛滴虫引起，是常见的阴道炎。阴道毛滴虫适宜在温度 25～40℃、pH5.2～6.6 的潮湿环境中生长，pH 在 5 以下或 7.5 以上的环境中不生长。月经前后阴道 pH 发生变化，经后接近中性，故隐藏在腺体及阴道皱襞中的滴虫于月经前、后常得以繁殖，引起炎症发作。滴虫能消耗或吞噬阴道上皮细胞内的糖原，阻碍乳酸生成，使阴道 pH 升高。滴虫阴道炎患者的阴道 pH 一般在 5～6.5，多数 > 6。滴虫不仅寄生于阴道，还常侵入尿道或尿道旁腺，甚至膀胱、肾盂以及男方的包皮皱褶、尿道或前列腺中。

滴虫性阴道炎属性传播感染，与沙眼衣原体感染、淋病奈瑟菌感染、盆腔炎性疾病、宫颈上皮内瘤样病变、人获得性免疫缺陷病毒感染，以及早产、胎膜早破、低出生体重儿存在相关性。

（一）传播方式

1.经性交直接传播

成人滴虫性阴道炎 90% 由性交传播。由于男性感染滴虫后常无症状，易成为感染源。

2.间接传播

较少见，主要是幼女滴虫感染的主要原因。经公共浴池、浴盆、浴巾、游泳池、坐式便器、衣物、污染的器械及敷料等传播。

（二）临床表现

潜伏期为 4~28 日。25%~50% 的患者感染初期无症状，症状有无及症状轻重取决于局部免疫因素、滴虫数量多少及毒力强弱。

主要症状是阴道分泌物的增多及外阴瘙痒，间或有灼热、疼痛、性交痛等。分泌物的典型特点为稀薄脓性、黄绿色、泡沫状、有臭味。分泌物特点因炎症轻重及有无合并感染而不同。分泌物呈脓性是因分泌物中含有白细胞，若合并其他感染则呈黄绿色；呈泡沫状、有臭味是因滴虫无氧糖酵解，产生腐臭气体。瘙痒部位主要为阴道口及外阴。若尿道口有感染，可有尿频、尿痛，有时可见血尿。阴道毛滴虫能吞噬精子，并能阻碍乳酸生成，影响精子在阴道内存活，可致不孕。

检查见阴道黏膜充血，严重者有散在出血点，甚至宫颈有出血斑点，形成"草莓样"宫颈，后穹窿有大量白带，呈灰黄色、黄白色稀薄液体或黄绿色脓性分泌物，常呈泡沫状。带虫者阴道黏膜无异常改变。

（三）诊断

典型病例容易诊断，若在阴道分泌物中找到滴虫即可确诊。最简便的方法是生理盐水悬滴法，显微镜下见到呈波状运动的滴虫及增多的白细胞。在有症状的患者中，其阳性率达 80%~90%。对可疑患者，若多次悬滴法未能发现滴虫时，可送培养，准确性达 98% 左右。取分泌物前 24~48 小时避免性交、阴道灌洗或局部用药，取分泌物时窥器不涂润滑剂，分泌物取出后应及时送检并注意保暖，否则滴虫活动力减弱，造成辨认困难。目前聚合酶链反应可用于滴虫的诊断，敏感性及特异性均与培养法相似，但较培养方法简单。

（四）治疗

硝基咪唑类药物是主要用于治疗滴虫性阴道炎的药物，滴虫性阴道炎经常合并其他部位的滴虫感染，故不推荐局部用药。主要治疗药物为甲硝唑。

1. 推荐方案

全身用药：甲硝唑，2g，单次口服；或替硝唑，2g，单次口服。

2. 替代方案

全身用药：甲硝唑，400mg，口服，2 次 / 天，共 7 天。

对于不能耐受口服药物或不适宜全身用药者，可选择阴道局部用药，但疗效低于口服用药。

3. 性伴侣的治疗

滴虫阴道炎主要经性行为传播，性伴侣应同时进行治疗，治疗期间避免无保护性交。

4. 治疗后随诊

治疗后无临床症状及初始无症状者不需随访。

5. 妊娠期滴虫性阴道炎的处理

对妊娠期滴虫性阴道炎进行治疗，可缓解阴道分泌物增多症状，防止新生儿呼吸道和生殖道感染，阻止阴道毛滴虫的进一步传播，但临床中应权衡利弊，知情选择。治疗可选择甲硝唑，400mg，口服，2 次 / 天，共 7 天。

六、外阴阴道假丝酵母菌病

外阴阴道假丝酵母菌病（vulva vaginal candidiasis，VVC）是一种由念珠菌引起的机会性真菌感染，是常见的妇产科感染性疾病，占微生物所致阴道炎的 1/4 ~ 1/3。

（一）病原体及诱发因素

80% ~ 90% 的 VVC 由白色念珠菌引起，少数由非白色念珠菌（如光滑念珠菌、近平滑念珠菌以及热带念珠菌等）引起。有研究认为，近年来非白色念珠菌引起的 VVC 有上升的趋势。酸性环境适宜假丝酵母菌的生长，有假丝酵母菌感染的阴道 pH 多在 4.0 ~ 4.7，通常 < 4.5。

白假丝酵母菌为双相菌，有酵母相及菌丝相，酵母相为芽生孢子，在无症状寄居及传播中起作用；菌丝相为芽生孢子伸长成假菌丝，侵袭组织能力加强。假丝酵母菌对热的抵抗力不强，加热至 60℃后 1 小时即死亡；但对干燥、日光、紫外线及化学制剂等抵抗力较强。

白假丝酵母菌为机会致病菌，10% ~ 20% 的非孕妇女及 30% 的孕妇阴道中有此菌寄生，但菌量极少，呈酵母相，并不引起症状。只有在全身及阴道局部细胞免疫力下降，假丝酵母菌大量繁殖，并转变为菌丝相，才出现症状。

VVC 是一种内源性疾病，念珠菌是人阴道内 20 多种微生物中的一种，在 10% 的正常女性阴道和 30% 的妊娠女性阴道内可以存在而不致病，我们称之为定殖。在女性阴道内，占优势的乳杆菌对维持阴道正常菌群及阴道的自净作用起关键作用，同时它分泌的一些物质（如硬脂酸）可以抑制念珠菌由孢子相转为菌丝相，从而减少其繁殖的机会。任何原因造成的乳杆菌减少或消失，都可以给念珠菌提供繁殖的能源和条件。

常见发病诱因主要有以下 5 种。

1. 妊娠

妊娠时机体免疫力下降，性激素水平高，阴道组织内糖原增加，酸度增高，有利于假丝酵母菌生长，雌激素还有促进假菌丝形成的作用。

2. 糖尿病

糖尿病患者机体免疫力下降，阴道内糖原增加，适合假丝酵母菌繁殖。

3. 大量应用免疫抑制剂

大量应用免疫抑制剂使机体抵抗力降低。

4. 长期应用广谱抗生素

长期应用广谱抗生素改变了阴道内病原体之间的相互制约关系。

5. 其他诱因

胃肠道假丝酵母菌、穿紧身化纤内裤及肥胖，后者可使会阴局部温度及湿度增加，假丝酵母菌易于繁殖引起感染。

（二）传染途径

主要为内源性传染，假丝酵母菌除作为机会致病菌寄生于阴道外，也可寄生于人的口腔、肠道，一旦条件适宜可引起感染。部分患者可通过性交直接传染或通过接触感染的衣物间接传染。

（三）临床表现

主要表现为外阴瘙痒、灼痛，严重时坐卧不宁，异常痛苦，还可伴有尿频、尿痛及性交痛。部分患者阴道分泌物增多，分泌物由脱落上皮细胞和菌丝体、酵母菌和假菌丝组成，其特征是白色稠厚呈凝乳或豆腐渣样。若为外阴炎，妇科检查外阴可见地图样红斑，即在界限清楚的大红斑周围有小的卫星病灶，另可见外阴水肿，常伴有抓痕。若为阴道炎，阴道黏膜可见水肿、红斑，小阴唇内侧及阴道黏膜上附有白色块状物，擦除后露出红肿黏膜面，急性期还可能见到糜烂及浅表溃疡。

（四）诊断

典型病例不难诊断。若在分泌物中观察到白假丝酵母菌即可确诊。

1. 悬滴法

取少许凝乳状分泌物，放于盛有 10% 氢氧化钾的玻片上，混匀后在显微镜下找到芽孢和假菌丝。由于 10% 氢氧化钾可溶解其他细胞成分，使假丝酵母菌检出率提高，阳性率为 70% ~ 80%，高于生理盐水的 30% ~ 50%。

2. 涂片法

取少许凝乳状分泌物，均匀涂在玻片上，革兰染色后在显微镜下找到芽孢和假菌丝。菌丝阳性率 70% ~ 80%。

3. 培养法

若有症状而多次涂片检查为阴性，或为顽固病例，为确诊是否为非白假丝酵母菌感染，可采用培养法，应同时进行药物敏感试验。

pH 值测定具有重要鉴别意义，若 pH < 4.5，可能为单纯假丝酵母菌感染，若 pH > 4.5，并且涂片中有多量白细胞，可能存在混合感染。

（五）治疗

消除诱因，根据患者情况选择局部或全身应用抗真菌药物。

1. 消除诱因

消除诱因是减少或防止复发的关键。若有糖尿病应积极治疗，及时停用广谱抗生素、雌激素及类固醇皮质激素。

2. 局部用药

可选用下列药物放于阴道内。

（1）咪康唑栓剂：每晚 200mg，连用 7 天；或每晚 400mg，连用 3 天；或 1200mg，单次应用。

（2）克霉唑栓剂：每晚 100mg，塞入阴道深部，连用 7 天；或 500mg，单次用药。

（3）制霉菌素栓剂：每晚 10 万 U，连用 10 ~ 14 天。

局部用药前，是否行阴道冲洗及用何种液体冲洗，目前观点尚不一致。多数国内学者认为，急性期阴道冲洗可减少分泌物并减轻瘙痒症状。临床多用 2% ~ 4% 的硼酸液冲洗阴道，帮助阴道恢复为弱酸性环境。

3. 全身用药

症状严重者、经局部治疗未愈者、不能耐受局部用药者、未婚妇女及不愿采用局部用药者均可选用口服药物。首选药物：氟康唑 150mg，顿服。也可选用伊曲康唑每次 200mg，每日 2 次，仅用 1 天。

4. 复发性外阴阴道假丝酵母菌病（recurrent vulvovaginal candidiasis，RVVC）的治疗

由于外阴阴道假丝酵母菌病容易在月经前后复发，故治疗后应在月经前后复查阴道分泌物。若患者经治疗临床症状及体征消失，真菌学检查阴性后又出现真菌学证实的症状称为复发，若 1 年内发作 4 次或以上称为复发性外阴阴道假丝酵母菌病。

外阴阴道假丝酵母菌病经治疗后 5% ~ 10% 的患者复发，部分 RVVC 病例有诱发因素，但大部分患者的复发机制不明。对复发病例应检查并消除诱因，并应检查是否合并其他感染性疾病，如艾滋病、滴虫阴道炎、细菌性阴道病等。

应根据药物敏感试验结果及患者个人情况选择抗真菌药物，原则是先采用长疗程的强化治疗后，复查有效者开始长达半年左右的低剂量巩固治疗。

5. 性伴侣治疗

约15%的男性与女性患者接触后患有龟头炎，对有症状男性应进行念珠菌检查及治疗，预防女性重复感染。

6. 妊娠期 VVC 的处理

感染率为 9.4% ～ 18.5%，可引起新生儿真菌感染。无症状者不需要治疗，如出现外阴瘙痒、白带增多时，应治疗。妊娠期 VVC 的治疗以阴道用药为主，可选用克霉唑或制霉菌素等。

七、细菌性阴道病

细菌性阴道病（bacterial vaginosis，BV）是以阴道乳杆菌减少或消失，相关微生物增多为特征的临床症候群。与盆腔炎、不孕、不育、流产、妇科和产科手术后感染、早产、胎膜早破、新生儿感染和产褥感染等发生有关。

（一）病因

与 BV 发病相关的微生物包括：阴道加德纳菌、普雷沃菌属、动弯杆菌、拟杆菌、消化链球菌、阴道阿托普菌和人型支原体等。

正常阴道内以产生 H_2O_2 的乳杆菌占优势。细菌性阴道病时，阴道内产生 H_2O_2 的乳杆菌减少而其他细菌大量繁殖，其中以厌氧菌居多，厌氧菌数量可增加 100 ～ 1000 倍。厌氧菌繁殖的同时可产生胺类物质（尸胺、腐胺、三甲胺），使阴道分泌物增多并有臭味。

促使阴道菌群发生变化的原因仍不清楚，推测可能与多个性伴侣、频繁性交或阴道灌洗使阴道碱化有关。

（二）临床表现

大约半数 BV 患者无临床症状，有症状者可表现为白带增多伴腥臭味，体检见外阴阴道黏膜无明显充血等炎性反应，阴道分泌物呈灰白色，均匀一致，稀薄，常黏附于阴道壁，但黏度很低，容易将分泌物从阴道壁拭去。

（三）诊断

下列4项中有3项阳性即可临床诊断为细菌性阴道病，其中线索细胞阳性必备。

（1）匀质、稀薄、白色的阴道分泌物。

（2）阴道 pH > 4.5（pH 通常为 4.7 ～ 5.7，多为 5.0 ～ 5.5）。

（3）氨试验（Whiff test）阳性：取阴道分泌物少许放在玻片上，加入 10% 氢氧化钾 1～2 滴，产生一种烂鱼肉样腥臭气味，这是由于胺遇碱释放氨所致。

（4）线索细胞：阳性：取少许分泌物放在玻片上，加一滴生理盐水混合，高倍显微镜下寻找线索细胞，在严重病例，线索细胞可达 20% 以上，但几乎无白细胞。线索细胞即阴道脱落的表层细胞，于细胞边缘贴附颗粒状物即各种厌氧菌，尤其是加德纳菌，细胞边缘不清。

此外，有条件者可采用阴道涂片 Nugent 评分诊断。

本病应与其他阴道炎相鉴别（表 5-1）。

表 5-1 细菌性阴道病与其他阴道炎的鉴别诊断

	细菌性阴道病	外阴阴道假丝酵母菌病	滴虫性阴道炎
症状	分泌物增多，无或轻度瘙痒	分泌物增多，重度瘙痒	烧灼感，轻度瘙痒
阴道分泌物特点	白色，匀质，腥臭味	白色，豆腐渣样	稀薄、脓性，泡沫状
阴道黏膜	正常	水肿、红斑	散在出血点
胺试验	阳性	阴性	阴性
显微镜检查	线索细胞，极少白细胞	芽孢及假菌丝，少量白细胞	阴道毛滴虫，多量白细胞
阴道 pH	> 4.5（4.7～5.7）	< 4.5	> 5（5～6.5）

（四）治疗

选用抗厌氧菌药物，主要有甲硝唑、克林霉素。

1. 治疗指征

有症状患者、妇科和产科手术前患者、无症状孕妇。

2. 具体方案

（1）首选方案：甲硝唑 400mg，口服，每日 2 次，共 7 天；或甲硝唑阴道栓（片）200mg，每日 1 次，共 5～7 天；或 2% 克林霉素膏（5g），阴道上药，每晚 1 次，共 7 天。

（2）替换方案：克林霉素 300mg，口服，每日 2 次，共 7 天。

可选用恢复阴道正常菌群的制剂。

应用甲硝唑期间及停药 24 小时之内禁止饮酒。

3. 性伴侣的治疗

本病虽与多个性伴侣有关，但对性伴侣给予治疗并未改善治疗效果及降低其复发，因此，性伴侣不需常规治疗。

4. 妊娠期细菌性阴道病的治疗

由于本病与不良妊娠结局有关，应在妊娠中期进行细菌性阴道病的筛查，任何有症状的细菌性阴道病孕妇及无症状的高危孕妇（有胎膜早破、早产史）均需治疗。妊娠期应用甲硝唑需采用知情选择原则。

（1）首选方案：甲硝唑 400mg，口服，每日 2 次，共 7 天。

（2）替换方案：克林霉素 300mg，口服，每日 2 次，共 7 天。

第二节 宫颈炎症

一、急性子宫颈炎

急性子宫颈炎多见于不洁性交后，产后、剖宫产后引起的宫颈损伤，人工流产术时，一些宫颈手术时扩张宫颈的损伤或穿孔，以及诊断性刮宫时宫颈或宫体的损伤等，病原体进入损伤部位而发生的感染、如产褥感染，感染性流产等。此外，医务人员不慎在产道内遗留纱布，以及不适当的使用高浓度的酸性或碱性药液冲洗阴道等均可引起急性子宫颈炎。

（一）病原体

最常见的病原体为淋球菌及沙眼衣原体，淋球菌感染时，45% ~60% 的患者常合并沙眼衣原体感染，其次为一般化脓菌，如葡萄球菌、链球菌、大肠杆菌以及滴虫、念珠菌、阿米巴原虫等。淋球菌及沙眼衣原体可累及子宫颈黏膜的腺体，沿黏膜表面扩散的浅层感染。其他病原体与淋球菌不同，侵入宫颈较深，可通过淋巴管引起急性盆腔结缔组织炎，致病情严重。

（二）病理

急性宫颈炎的病理变化可见宫颈红肿，颈管黏膜水肿，组织学表现可见血管充血，子宫颈黏膜及黏膜下组织、腺体周围见大量嗜中性粒细胞浸润，腺腔内见脓性分泌物，这种分泌物可由子宫口流出。

（三）临床表现

淋菌性宫颈炎和沙眼衣原体性宫颈炎主要侵犯宫颈管内黏膜腺体的柱状上皮，如直接向上蔓延则可导致上生殖道黏膜感染。一般化脓菌则侵入宫颈组织较深，并可沿两侧宫颈淋巴管向上蔓延导致盆腔结缔组织炎。淋菌性宫颈炎或一般化脓菌性宫颈炎表现为脓性或脓血性白带增多，下腹坠痛、腰背痛、性交疼痛和尿路刺激症状，体温可轻微升高。如感染沿宫颈淋巴管向周围扩散，则可引起宫颈上皮脱落，甚至形成溃疡。本病常与阴道炎症同时发生，也可同时发生急性子宫内膜炎。

妇科检查见宫颈充血、红肿，颈管黏膜水肿，宫颈黏膜外翻，宫颈触痛，脓性分泌物从宫颈管内流出，特别是淋菌性宫颈炎时，尿道、尿道旁腺、前庭大腺也可同时感染而有脓液排出。沙眼衣原体性宫颈炎则症状不典型或无症状，有症状者表现为宫颈分泌物增多，点滴状出血或尿路刺激症状，妇科检查宫颈口可见黏液脓性分泌物。

（四）诊断

根据病史、症状及妇科检查，诊断急性宫颈炎并不困难，关键是确定病原体。疑为淋球菌感染时，应取宫颈管内分泌物做涂片检查（敏感性50% ~70%）或细菌培养（敏感性80% ~90%），对培养可疑的菌落，可采用单克隆抗体免疫荧光法检测。检测沙眼衣原体感染时，可取宫颈管分泌物涂片染色找细胞质内包涵体，但敏感性不高，培养法技术要求高，费时长，难以推广，目前推荐的方法是直接免疫荧光法（DFA）或酶免疫法（EIA），敏感性在89% ~98%。注意诊断时要考虑是否合并急性子宫内膜炎和盆腔炎。

（五）治疗

治疗以全身治疗为主，抗生素选择、给药途径、剂量和疗程则根据病原体和病情严重程度决定。目前，淋菌性宫颈炎推荐的首选药物为头孢曲松，备用药物有大观霉素、青霉素、氧氟沙星、左氧氟沙星、依诺沙星等，治疗时需同时加服多西环素。沙眼衣原体性宫颈炎推荐的首选药物为阿奇霉素或多西环素，备用药物有：米诺环素、氧氟沙星等。一般化脓菌感染最好根据药敏试验进行治疗。念珠菌性阴道炎和滴虫性宫颈炎参见阴道炎的治疗方法。急性宫颈炎的治疗应力求彻底，以免形成慢性宫颈炎。

二、慢性子宫颈炎

慢性子宫颈炎多由急性子宫颈炎转变而来，往往是急性宫颈炎治疗不彻底，病原体隐居于子宫颈黏膜内形成慢性炎症。急性宫颈炎容易转为慢性的原因主要由于宫颈黏膜皱褶较多，腺体呈葡萄状，病原体侵入腺体深处后极难根除，导致病程反复、迁延不愈所致。阴道分娩、流产或手术损伤宫颈后，继发感染也可表现为慢性过程，此外不洁性生活、雌激素水平下降、阴道异物（如子宫托）均可引起慢性宫颈炎。其病原体一般为葡萄球菌、链球菌、沙眼衣原体、淋球菌、厌氧菌等。也有患者不表现急性症状，直接发生慢性宫颈炎。

（一）病理

慢性子宫颈炎表现为宫颈糜烂、宫颈息肉、宫颈黏膜炎、宫颈腺囊肿以及宫颈肥大。

1. 宫颈糜烂

宫颈糜烂是慢性宫颈炎的一种形式，宫颈糜烂形成的原因有 3 种。

（1）先天性糜烂：先天性糜烂指女性胎儿在生殖系统发育时受母体性激素影响，导致鳞、柱交界向外迁移，宫颈外口为柱状上皮覆盖。正常时新生儿出生后糜烂仅存在较短时间，当来自母体的雌激素水平下降后即逐渐自然消退，但也有个别患者糜烂长期持续存在，先天性糜烂的宫颈形状往往是正常或稍大，不甚整齐，宫颈口多为裂开。

（2）后天性糜烂：后天性糜烂指宫颈管内膜柱状上皮向阴道方向增生，超越宫颈外口所致的糜烂，仅发生于卵巢功能旺盛的妊娠期，产后可自行消退。患者虽诉白带增多，但为清澈的黏液，病理检查在柱状上皮下没有炎症细胞浸润，仅见少数淋巴细胞，后天性糜烂的宫颈往往偏大，宫颈口正常或横裂或为不整齐的破裂。糜烂面周围的境界与正常宫颈上皮的界限清楚，甚至可看到交界线呈现一道凹入的线沟，有的糜烂可见到毛细血管浮现在表面上，表现为局部慢性充血。

（3）炎症性糜烂：炎症性糜烂是慢性宫颈炎最常见的病理改变，宫颈阴道部的鳞状上皮被宫颈管柱状上皮所替代，其外表呈红色，所以不是真正的糜烂，故称假性糜烂，光镜下可见黏膜下有多核白细胞及淋巴细胞浸润，间质则有小圆形细胞和浆细胞浸润，黏膜下结缔组织的浅层为炎性细胞浸润的主要场所，宫颈的纤维组织增生。宫颈管黏膜也有增生，突出子宫颈口外形成息肉状。

根据糜烂表面可分为三种不同类型。①单纯型：此型糜烂面的表面系一片红色光滑面，糜烂较浅，有一层柱状上皮覆盖；②颗粒型：此型的糜烂面的组织增生，形成颗粒状；③乳头型：糜烂组织增生更明显，形成一团成乳头状。

根据糜烂区所占宫颈的比例可分三度。①轻度糜烂：系糜烂面积占整个宫颈面积的 1/3 以内；②中度糜烂：系糜烂面积占宫颈的 1/3～2/3；③重度糜烂：系糜烂面积占宫颈的 2/3 以上。

此外，在幼女及未婚妇女有时见宫颈红色，细颗粒状，形似糜烂，但无炎症，是颈管柱状上皮外移，不应称为糜烂。

宫颈糜烂在其修复的过程中，柱状上皮下的基底细胞（储备细胞）增生，最后分化为鳞状上皮，邻近的鳞状上皮也可向糜烂面的柱状上皮生长，逐渐将腺上皮推移，最后完全由鳞状上皮覆盖而痊愈。糜烂的愈合呈片状分布，新生的鳞状上皮生长于炎性糜烂组织的基础上，故表层细胞极易脱落而变薄，稍受刺激又可恢复糜烂，因此愈合和炎症的扩展交替发生，不容易彻底治愈。这种过程是受到卵巢内分泌、感染、损伤及酸碱度的影响。两种上皮细胞在争夺中不断地增生、增殖，而起到不同的变化。

2. 宫颈息肉

由于炎症的长期刺激，使宫颈管局部黏膜增生，自基底层逐渐向宫颈外口部突出，形成一个或多个宫颈息肉。息肉色红，呈舌形，质软而脆，血管丰富易出血。蒂细长，长短不一，多附着于颈管外口或颈管壁内，直径 1cm 左右。镜下见息肉表面覆盖一层柱状上皮，中心为结缔组织，伴充血、水肿、及炎性细胞浸润，极易复发。息肉的恶变率不到 1%。

3. 宫颈黏膜炎

宫颈黏膜炎又称宫颈管炎，病变局限于子宫颈管黏膜及黏膜下组织。宫颈阴道部上皮表面光滑。宫颈口可有脓性分泌物堵塞。由于子宫颈黏膜充血增生，可使子宫颈肥大，可达正常宫颈的 2~3 倍，质硬。宫颈黏膜炎常与糜烂、腺囊肿同时发生。

4. 宫颈腺囊肿

在宫颈糜烂愈合的过程中，新生的鳞状上皮覆盖宫颈腺管口或伸入腺管，将腺管口阻塞，腺管周围的结缔组织增生或瘢痕形成，压迫腺管，使腺管变窄甚至阻塞，腺体分泌物不能引流形成子宫颈腺囊肿。检查时见宫颈表面突出。多个数毫米大小白色或青白色小囊肿，内含无色黏液。

5. 宫颈肥大

由于慢性炎症的长期刺激，宫颈组织充血、水肿，腺体和间质增生，还可能在腺体深部有黏液潴留形成囊肿，使宫颈呈不同程度的肥大，但表面多光滑，有时可见到潴留囊肿突起。最后由于纤维结缔组织增生，使宫颈硬度增加。

6. 宫颈外翻

由于分娩、人工流产或其他原因发生宫颈损伤，宫颈口撕裂，未及时修补，以后颈管内膜增生并暴露于外，即形成宫颈外翻。检查子宫颈口增宽，横裂或呈星状撕裂，可见颈管下端的红色黏膜皱褶，宫颈前、后唇肥大，但距离较远。

（二）临床表现

慢性宫颈炎主要表现为白带增多，常刺激外阴引起外阴不适和瘙痒。由于病原体种类、炎症的范围、程度和病程不同，白带的量、颜色、性状、气味也不同，可为乳白色黏液状至黄色脓性，如伴有息肉形成，可有白带中混有血，或宫颈接触性出血，若白带增多，似白色干酪样，应考虑是否合并念珠菌性阴道炎；若白带呈稀薄泡沫状，有臭味，则应考虑滴虫性阴道炎；如有恶臭则多为厌氧菌的感染。严重感染时可有腰骶部疼痛、下腹坠胀，由于慢性宫颈炎可直接向前蔓延或通过淋巴管扩散，当波及膀胱三角区及膀胱周围结缔组织时，可出现尿路刺激症状。较多的黏稠脓性白带有碍精子上行，可导致不孕。妇科检查可见宫颈不同程度的糜烂、肥大、宫颈裂伤，有时可见宫颈息肉、宫颈腺体囊肿、宫颈外翻等，宫颈口多有分泌物，也可有宫颈触痛和宫颈触血。

（三）诊断

宫颈糜烂在诊断上不困难，但需与宫颈上皮内瘤样变、早期浸润癌、宫颈结核、宫颈尖锐湿疣等鉴别，还需与淋病、梅毒等鉴别。因此，应常规进行宫颈刮片细胞学检查，细胞涂片尚可查出淋菌、滴虫、真菌，能做到与一般慢性宫颈炎鉴别。目前已有电脑超薄细胞检测系统，准确率显著提高。必要时需做病理活检以明确诊断，电子阴道镜辅助活检对提高诊断准确率很有帮助。宫颈息肉、宫颈腺体囊肿及宫颈尖锐湿疣可根据病理活检确诊。

1. 阴道镜检查

在宫颈病变部涂碘后在碘不着色区用阴道镜检查，如见到厚的醋酸白色上皮及血管异形可诊断为宫颈上皮内瘤样变，在这类病变区取活体组织检查诊断早期宫颈癌准确率高。

2. 活体组织检查

活体组织检查为最准确的检查方法，可检出宫颈湿疣、癌细胞、结核、梅毒等，从而与一般慢性宫颈炎糜烂鉴别。

（四）治疗

需做宫颈涂片先除外宫颈上皮内瘤样变及早期宫颈癌后再进行治疗。治疗方法中以局部治疗为主，使糜烂面坏死、脱落，为新生鳞状上皮覆盖，病变深者，疗程需6~8周。

1. 物理治疗

（1）电熨：此法较简便，适用于糜烂程度较深、糜烂面积较大的病例。采用电灼器或电熨器对整个病变区电灼或电熨，直至组织呈乳白色或微黄色为止。一般近宫口处稍深，越近边缘越浅，深度为2mm，并超出病变区3mm，深入宫颈管内0.5~1.0cm，治愈率为50%~90%。术后涂抹磺胺粉或呋喃西林粉，用醋酸冲洗阴道，每日1次，有助于创面愈合。

治疗后阴道流液，有时呈脓样，需避免性交至创面全部愈合为止，需时6周左右。术后阴道出血多时可用纱布填塞止血。

（2）冷冻治疗：冷冻治疗术是利用制冷剂，快速产生低温，使糜烂组织冻结、坏死、变性而脱落，创面经组织修复而达到治疗疾病的目的。

操作方法：选择适当的冷冻探头，利用液氮快速达到超低温（－196℃），使糜烂组织冻结、坏死、变性而脱落，创面修复而达到治疗目的。一般采用接触冷冻法，选择相应的冷冻头，覆盖全部病变区并略超过其范围 2～3mm，根据快速冷冻，缓慢复温的原则，冷冻 1min、复温 3min、再冷冻 1min。进行单次或重复冷冻，治愈率为 80% 左右。

冷冻治疗后，宫颈表面很快发生水肿，冷冻后 7～10 天，宫颈表层糜烂组织形成一层膜状痂皮，逐渐分散脱落。

（3）激光治疗：采用 Co 激光器使糜烂部分组织炭化、结痂，痂皮脱落后，创面修复达到治疗目的。激光头距离糜烂面 3～5cm，照射范围应超出糜烂面 2mm，轻症的烧灼深度为 2～3mm，重症可达 4～5mm，治愈率 70%～90%。

（4）微波治疗：微波电极接触局部病变组织时，瞬间产生高热效应（44～61℃）而达到组织凝固的目的，并可出现凝固性血栓形成而止血，治愈率为 90% 左右。

（5）波姆光治疗：采用波姆光照射糜烂面，直至变为均匀灰白色为止，照射深度 2～3mm，治愈率可达 80%。

（6）红外线凝结法：红外线照射糜烂面，局部组织凝固，坏死，形成非炎性表浅溃疡，新生鳞状上皮覆盖溃疡面而达到治愈，治愈率为 90% 以上。

物理治疗的注意事项：①治疗时间应在月经干净后 3～7 天进行。②排除宫颈上皮内瘤样病变、早期宫颈癌、宫颈结核和急性感染期后方可进行。③术后阴道分泌物增多，甚至有大量水样排液，有时呈血性，脱痂时可引起活动性出血，如量较多先用过氧化氢溶液（过氧化氢）清洗伤口，用消毒棉球局部压迫止血，24 小时后取出。④物理治疗的持续时间、次数、强度、范围应严格掌握。⑤创面愈合需要一段时间（2～8 周），在此期间禁止盆浴和性生活。⑥定期复查，随访有无宫颈管狭窄。

2. 药物治疗

适用于糜烂面积小和炎症浸润较浅的病例。

（1）硝酸银或重铬酸钾液：强腐蚀剂，方法简单，配制容易，用药量少，适宜于基层医院。

（2）免疫治疗：采用重组人干扰素 α-2a，每晚 1 枚，6 天为一疗程。近年报道用红色奴卡放射线菌细胞壁骨架 N-CWs 菌苗治疗慢性宫颈炎，该菌苗具有非特异性免疫增强及抗感染作用，促进鳞状上皮化生，修复宫颈糜烂病变达到治疗效果。将菌苗滴注在用生理盐水浸透的带尾无菌棉球上，将棉球置于宫颈糜烂的局部，24 小时后取出，每周上药 2 次，每个疗程 10 次。

（3）宫颈管炎时，根据细菌培养和药敏试验结果，采用抗生素全身治疗。

3. 手术治疗

宫颈息肉可行息肉摘除术或电切术。对重度糜烂，糜烂面较深及乳头状糜烂，或用上述各种治疗方法久治不愈的患者可考虑用宫颈锥切术，锥形切除范围从病灶外缘 0.3～0.5cm 开始，深入宫颈管 1～2cm，锥形切除，压迫止血，如有动脉出血，可用肠线缝扎止血，也可加用止血粉 8 号、吸收性明胶海绵、凝血酶、巴曲酶等止血。此法因出血及感染，现多不采用。

第三节 盆腔炎症

女性内生殖器及其周围的结缔组织、盆腔腹膜发生炎症时，称为盆腔炎（pelvic inflammatory disease，PID），主要包括子宫内膜炎、输卵管炎、输卵管卵巢脓肿、盆腔腹膜炎。炎症可局限于一个部位，也可同时累及几个部位。性传播感染的病原体如淋病奈瑟菌、沙眼衣原体是主要的致病原。一些需氧菌、厌氧菌、病毒和支原体等也参与 PID 的发生。多数引起 PID 的致病微生物是由阴道上行发生的，且多为混合感染。延误对 PID 的诊断和有效治疗都可能导致上生殖道感染后遗症（输卵管因素不育和异位妊娠等）。

一、女性生殖道的自然防御功能

女性生殖道的解剖、生理、生化及免疫学特点具有比较完善的自然防御功能，增强了对感染的防御能力，在健康妇女阴道内虽有某些病原体存在，但并不引起炎症。

（1）两侧大阴唇自然合拢，遮掩阴道口、尿道口。

（2）由于盆底肌的作用，阴道口闭合，阴道前后壁紧贴，可防止外界污染。

（3）阴道正常菌群尤其是乳杆菌可抑制其他细菌生长。此外，阴道分泌物可维持巨噬细胞的活性，防止细菌侵入阴道黏膜。

（4）宫颈内口紧闭，宫颈管黏膜为分泌黏液的高柱状上皮所覆盖，黏膜形成皱褶、嵴突或陷窝，从而增加黏膜表面积；宫颈管分泌大量黏液形成胶冻状黏液栓，为上生殖道感染的机械屏障；黏液栓内含乳铁蛋白、溶菌酶，可抑制细菌侵入子宫内膜。

（5）育龄妇女子宫内膜周期性剥脱，也是消除宫腔感染的有利条件。此外，子宫内膜分泌液含有乳铁蛋白、溶菌酶，可清除少量进入宫腔的病原体。

（6）输卵管黏膜上皮细胞的纤毛向宫腔方向摆动以及输卵管的蠕动，均有利于阻止病原体的侵入。输卵管液与子宫内膜分泌液一样，含有乳铁蛋白、溶菌酶，可清除偶然进入上生殖道的病原体。

（7）生殖道的免疫系统：生殖道黏膜如宫颈和子宫含有不同数量的聚集淋巴组织及散在的淋巴细胞，包括 T 细胞、B 细胞。此外，中性粒细胞、巨噬细胞、补体以及一些细胞因子均在局部有重要的免疫功能，发挥抗感染作用。

当自然防御功能遭到破坏，或机体免疫功能下降、内分泌发生变化或外源性致病菌侵入，均可导致炎症发生。

二、高危因素

（一）宫腔内手术操作后感染

如刮宫术、输卵管通液术、子宫输卵管造影术、宫腔镜检查、人工流产、放置宫内节育器等，由于手术消毒不严格或术前适应证选择不当，导致下生殖道内源性菌群的病原体上行感染。

（二）下生殖道感染

淋病奈瑟菌性宫颈炎、衣原体性宫颈炎以及细菌性阴道病与 PID 密切相关。10%～17% 的淋病可发生上生殖道的感染。

（三）性活动

盆腔炎多发生在性活跃期妇女，尤其是过早性交、有多个性伴侣、性伴侣有性传播感染者。

（四）经期卫生不良

使用不洁的月经垫、经期性交等，均可使病原体侵入而引起炎症。

（五）年龄

据美国资料，盆腔炎的高发年龄在 15～25 岁。年轻者容易发生盆腔炎可能与频繁的性活动、宫颈柱状上皮生理性移位（高雌激素影响）、宫颈黏液的机械防御功能较差有关。

（六）邻近器官炎症直接蔓延

如阑尾炎、腹膜炎等蔓延至盆腔，病原体以大肠埃希菌为主。

三、病理及发病机制

（一）子宫内膜炎及急性子宫肌炎

多见于流产、分娩后。

（二）输卵管炎、输卵管积脓、输卵管卵巢脓肿

急性输卵管炎主要由化脓菌引起，轻者输卵管仅有轻度充血、肿胀、略增粗；重者输卵管明显增粗、弯曲，纤维素性脓性渗出物增多，造成与周围组织粘连。急性输卵管炎因传播途径示同而有不同的病变特点。

1. 炎症

经子宫内膜向上蔓延，首先引起输卵管黏膜炎，输卵管黏膜肿胀、间质水肿、充血及大量中性粒细胞浸润，重者输卵管上皮发生退行性变或成片脱落，引起输卵管黏膜粘连，导致输卵管管腔及伞端闭锁，若有脓液积聚于管腔内则形成输卵管积脓。淋病奈瑟菌及大肠埃希菌、类杆菌以及普雷沃菌除直接引起输卵管上皮损伤外，其细胞壁脂多糖等内毒素引起输卵管纤毛大量脱落，最后输卵管运输功能减退、丧失。因衣原体的热休克蛋白与输卵管热休克蛋白有相似性，感染后引起的交叉免疫反应可损伤输卵管，导致严重输卵管黏膜结构及功能破坏，并引起盆腔广泛粘连。

2. 病原菌

通过宫颈的淋巴管播散到宫旁结缔组织，首先侵及浆膜层，发生输卵管周围炎，然后累及肌层，而输卵管黏膜层可不受累或受累极轻。病变以输卵管间质炎为主，其管腔常可因肌壁增厚受压变窄，但仍能保持通畅。卵巢很少单独发炎，白膜是良好的防御屏障，卵巢常与发炎的输卵管伞端粘连而发生卵巢周围炎，称输卵管卵巢炎。炎症可通过卵巢排卵的破孔侵入卵巢实质形成卵巢脓肿，脓肿壁与输卵管积脓粘连并穿通，形成输卵管卵巢脓肿（TOA）。TOA可为一侧或两侧病变，约半数是在可识别的急性盆腔炎初次发病后形成，另一部分是在慢性盆腔炎屡次急性发作或重复感染而形成。脓肿多位于子宫后方或子宫、阔韧带后叶及肠管间粘连处，可破入直肠或阴道，若破入腹腔则引起弥漫性腹膜炎。

（三）盆腔腹膜炎

盆腔内器官发生严重感染时，往往蔓延到盆腔腹膜，发炎的腹膜充血、水肿，并有少量含纤维素的渗出液，形成盆腔脏器粘连。当有大量脓性渗出液积聚于粘连的间隙内，可形成散在小脓肿；若积聚于直肠子宫陷凹处则形成盆腔脓肿，较多见。脓肿的前面为子宫，后方为直肠，顶部为粘连的肠管及大网膜，脓肿可破入直肠而使症状

突然减轻，也可破入腹腔引起弥漫性腹膜炎。

（四）盆腔结缔组织炎

内生殖器急性炎症时，或阴道、宫颈有创伤时，病原体经淋巴管进入盆腔结缔组织而引起结缔组织充血、水肿及中性粒细胞浸润。以宫旁结缔组织炎最常见，开始局部增厚，质地较软，边界不清，以后向两侧盆壁呈扇形浸润，若组织化脓则形成盆腔腹膜外脓肿，可自发破入直肠或阴道。

（五）败血症及脓毒血症

当病原体毒性强、数量多、患者抵抗力降低时，常发生败血症。多见于严重的产褥感染、感染性流产及播散性淋病。近年有报道放置宫内节育器、人工流产及输卵管绝育术损伤脏器引起败血症，若不及时控制，往往很快出现感染性休克，甚至死亡。发生感染后，若身体其他部位发现多处炎症病灶或脓肿者，应考虑有脓毒血症存在，但需经血培养证实。

（六）Fitz-Hugh-Curtis 综合征

Fitz-Hugh-Curtis 综合征是指肝包膜炎症而无肝实质损害的肝周围炎。淋病奈瑟菌及衣原体感染均可引起。由于肝包膜水肿，吸气时右上腹疼痛。肝包膜上有脓性或纤维渗出物，早期在肝包膜与前腹壁腹膜之间形成松软粘连，晚期形成琴弦样粘连。5% ~ 10% 的输卵管炎可出现此综合征，临床表现为继下腹痛后出现右上腹痛，或下腹疼痛与右上腹疼痛同时出现。

四、临床表现

可因炎症轻重及范围大小而有不同的临床表现。轻者无症状或症状轻微。常见症状为下腹痛、发热、阴道分泌物增多。腹痛为持续性、活动或性交后加重。若病情严重可有寒战、高热、头痛、食欲缺乏。若有腹膜炎，则出现消化系统症状如恶心、呕吐、腹胀、腹泻等。月经期发病可出现经量增多、经期延长。若有脓肿形成，可有下腹包块及局部压迫刺激症状；包块位于子宫前方可出现膀胱刺激症状，如排尿困难、尿频，若引起膀胱肌炎还可有尿痛等；包块位于子宫后方可有直肠刺激症状；若在腹膜外可致腹泻、里急后重感和排便困难。若有输卵管炎的症状及体征并同时有右上腹疼痛者，应怀疑有肝周围炎。由于感染的病原体不同，临床表现也有差异。淋病奈瑟菌感染以年轻妇女多见，多于月经期或经后 7 日内发病，起病急，可有高热，体温在 38℃ 以上，常引起输卵管积脓，出现腹膜刺激征及阴道脓性分泌物。非淋病奈瑟菌性盆腔炎起病较缓慢，高热及腹膜刺激征不如淋病奈瑟菌感染明显。若为厌氧菌感染，患者的年龄偏大，容易有多次复发，常伴有脓肿形成。衣原体感染病程较长，高热不明显，长期持续低热，主要表现为轻微下腹痛，并久治不愈。患者体征差异较大，轻者无明显异常发现。典型体征呈急性病容，体温升高，心率加快，下腹部有压痛、反跳痛及肌紧张，若病情严重可出现腹胀、肠鸣音减弱或消失。

盆腔检查可见阴道可有充血，并有大量脓性臭味分泌物；宫颈充血、水肿，将宫颈表面分泌物拭净，若见脓性分泌物从宫颈口流出，说明宫颈管黏膜或宫腔有急性炎症。穹窿触痛明显，需注意是否饱满；宫颈举痛；宫体稍大，有压痛，活动受限；子宫两侧压痛明显，若为单纯输卵管炎，可触及增粗的输卵管，压痛明显；若为输卵管积脓或输卵管卵巢脓肿，则可触及包块且压痛明显，不活动；宫旁结缔组织炎时，可扪及宫旁一侧或两侧片状增厚，或两侧宫骶韧带高度水肿、增粗，压痛明显；若有盆腔脓肿形成且位置较低时，可扪及后穹窿或侧穹窿有肿块且有波动感，三合诊常能协助进一步了解盆腔情况。

五、诊断

根据病史、症状和体征可做出初步诊断。由于急性盆腔炎的临床表现变异较大，临床诊断准确性不高，尚需作必要的辅助检查，如血常规、尿常规、宫颈管分泌物检查等。

（一）最低诊断标准

①子宫压痛。②附件压痛。③宫颈举痛。

下腹压痛同时伴有下生殖道感染征象的患者，诊断PID的可能性大大增加。生育期妇女或STI门诊人群，可按最低诊断标准。

（二）支持PID诊断的附加条件

①口腔温度≥38.3℃。②宫颈或阴道黏液脓性分泌物。③阴道分泌物显微镜检查有白细胞增多。④红细胞沉降率加快。⑤C反应蛋白水平升高。⑥实验室检查证实有宫颈淋病奈瑟菌或沙眼衣原体感染。

大多数PID患者都有宫颈黏液脓性分泌物或阴道分泌物镜检有白细胞增多。如果宫颈分泌物外观正常并且阴道分泌物镜检无白细胞，则PID诊断成立的可能性不大，需要考虑其他可能引起下腹痛的病因。

如有条件应积极寻找致病微生物。

（三）PID的最特异标准

（1）子宫内膜活检显示有子宫内膜炎的病理组织学证据。

（2）经阴道超声检查或磁共振显像技术显示输卵管管壁增厚、管腔积液，可伴有盆腔游离液体或输卵管卵巢包块。

（3）腹腔镜检查结果符合 PID 表现。

六、治疗

（一）治疗原则

盆腔炎主要为抗生素药物治疗，必要时手术治疗。抗生素治疗可清除病原体，改善症状及体征，减少后遗症。经恰当的抗生素积极治疗，绝大多数急性盆腔炎能彻底治愈。由于急性盆腔炎的病原体多为需氧菌、厌氧菌及衣原体的混合感染，需氧菌及厌氧菌又有革兰阴性及革兰阳性之分，故抗生素多采用联合用药，并覆盖到所有可能的病原微生物。

（二）具体方案

1. 静脉给药

对于症状较重者给予静脉治疗。

（1）头孢替坦 2g，静脉滴注，每 12 小时 1 次；或头孢西丁 2g，静脉滴注，每 6 小时 1 次。加用：多西环素 100mg，口服，每 12 小时 1 次（或米诺环素 100mg，口服，每 12 小时 1 次）；或阿奇霉素 0.5g，静脉滴注或口服，每日 1 次。

注意：①其他第二代或第三代头孢菌素（如头孢唑肟、头孢噻肟和头孢曲松）也可能对 PID 有效并有可能代替头孢替坦和头孢西丁，而后两者的抗厌氧菌效果更强。②对输卵管卵巢脓肿的患者，通常在多西环素（或米诺环素或阿奇霉素）的基础上加用克林霉素或甲硝唑，从而更有效地对抗厌氧菌。③临床症状改善后继续静脉给药至少 24 小时，然后转为口服药物治疗，共持续 14 天。

（2）克林霉素 900mg，静脉滴注，每 8 小时 1 次，加用庆大霉素负荷剂量（2mg/kg），静脉滴注或肌内注射，维持剂量（1.5mg/kg），每 8 小时 1 次；也可采用每日一次给药。

注意：①临床症状改善后继续静脉给药至少 24 小时，继续口服克林霉素 450mg，每日 1 次，共 14 天。②对输卵管卵巢脓肿的患者，应用多西环素（或米诺环素或阿奇霉素）加甲硝唑或多西环素（或米诺环素或阿奇霉素）加克林霉素比单纯应用多西环素（或米诺环素或阿奇霉素）对治疗厌氧菌感染更优越。③注意庆大霉素的不良反应。

（3）喹诺酮类药物：氧氟沙星 400mg，静脉滴注，每 12 小时 1 次，加用甲硝唑

500mg，静脉滴注，每 8 小时 1 次；或左氧氟沙星 500mg，静脉滴注，每日 1 次，加用甲硝唑 500mg，静脉滴注，每 8 小时 1 次；或莫西沙星 400mg，静脉滴注，每日 1 次。

（4）氨苄西林/舒巴坦 3g，静脉滴注，每 6 小时 1 次，加用：多西环素 100mg，口服，每 12 小时 1 次，或米诺环素 100mg，口服，每 12 小时 1 次；或阿奇霉素 0.5g，静脉滴注或口服，每日 1 次。

2. 非静脉药物治疗 症状较轻者可采用以下方案。

（1）氧氟沙星 400mg，口服，每日 2 次，加用甲硝唑 500mg，口服，每日 2 次，共 14 天；或左氧氟沙星 500mg，口服，每日 1 次，加用甲硝唑 500mg，口服，每日 2 次，共 14 天；或莫西沙星 400mg，口服，每日 1 次，共 14 天。

（2）头孢曲松 250mg 肌内注射，单次给药；或头孢西丁 2g，肌内注射，加丙磺舒 1g，口服，均单次给药；或其他第三代头孢类药物，例如头孢唑肟、头孢噻肟等非静脉外给药。加用：多西环素 100mg，口服，每 12 小时 1 次；或米诺环素 100mg，口服，每 12 小时 1 次；或阿奇霉素 0.5g，口服，每日 1 次，共 14 天。可加用甲硝唑 500mg，口服，每日 2 次，共 14 天。

（3）阿莫西林/克拉维酸加用多西环素可以获得短期的临床效果，但胃肠道不良反应可能会影响该方案的依从性。

（三）手术治疗

1. 适应证

（1）药物治疗无效：输卵管卵巢脓肿或盆腔脓肿经药物治疗 48~72 小时，体温持续不降，患者中毒症状加重或包块增大者，应及时手术，以免发生脓肿破裂。

（2）脓肿持续存在：经药物治疗病情有好转，继续控制炎症数日（2~3 周），包块仍未消失但已局限化，应手术切除，以免日后再次急性发作，或形成慢性盆腔炎。

（3）脓肿破裂：突然腹痛加剧，寒战、高热、恶心、呕吐、腹胀，检查腹部拒按或有中毒性休克表现，应怀疑脓肿破裂。若脓肿破裂未及时诊治，死亡率高。因此，一旦怀疑脓肿破裂，需立即在抗生素治疗的同时行剖腹探查。

2. 手术方式和范围

可根据情况选择经腹手术或腹腔镜手术。手术范围应根据病变范围、患者年龄、一般状态等全面考虑。原则以切除病灶为主。年轻妇女应尽量保留卵巢功能，以采用保守性手术为主；年龄大、双侧附件受累或附件脓肿屡次发作者，行全子宫及双附件切除术；对极度衰弱危重患者的手术范围需按具体情况决定。若盆腔脓肿位置低、突向阴道后穹窿时，可经阴道切开排脓，同时注入抗生素。

（四）随访

患者应在开始治疗 3 天内出现临床情况的改善，如退热、腹部压痛或反跳痛减轻、子宫及附件压痛减轻、宫颈举痛减轻等。在此期间病情无好转的患者需住院治疗，进一步检查以及手术治疗。

对于药物治疗的患者，应在 72 小时内随诊，明确有无临床情况的改善。如果未见好转则建议住院接受静脉给药治疗以及进一步检查。建议对于沙眼衣原体和淋病奈瑟菌感染的 PID 患者，还应在治疗结束后 4~6 周时重新筛查上述病原体。

（五）性伴侣的治疗

对 PID 患者出现症状前 60 天内接触过的性伴侣进行检查和治疗。这种检查和评价是必要的，因为患者有再感染的危险，而且其性伴侣很可能感染淋病及沙眼衣原体。由淋病或沙眼衣原体感染引起 PID 患者的男性性伴侣常无症状。无论 PID 患者分离的病原体如何，均应建议患者的性伴侣进行 STI 的检测和治疗。在女性 PID 患者治疗期间应避免无保护屏障（避孕套）的性交。

第四节 子宫内膜增生

子宫内膜增生以子宫内膜腺体的增生为主要特征，并可能与子宫内膜癌并存。子宫内膜增生是由长期的无孕激素拮抗的雌激素作用所致。绝大多数子宫内膜增生是一种可逆性病变，或保持一种持续性良性状态。但少数病变在较长的时间间隔以后可能发展为癌，为子宫内膜癌的癌前病变。

一、发病因素及生物学特征

目前已经明确，长期的、无孕激素拮抗的雌激素刺激是发生子宫内膜增生的主要原因。生理状况下，在正常的月经周期中，雌激素刺激子宫内膜增殖，而增殖状况被排卵后黄体分泌的孕激素所拮抗，阻止了子宫内膜的无限制增殖，从而保护了子宫内膜，并为受精卵的着床作准备。

无拮抗雌激素的来源主要为内源性，也可为外源性。前者见于多囊卵巢综合征、晚绝经、肥胖、糖尿病、分泌雌激素的肿瘤等。后者则主要见于绝经后的单一雌激素补充治疗以及乳腺癌患者术后的三苯氧胺（tamoxifen，TAM）长期使用。TAM 为选择性雌激素受体调节剂，在乳腺局部有抗雌激素作用，主要用于乳腺癌术后的辅助内分泌治疗或乳腺癌高危人群的预防。但 TAM 对子宫内膜局部有微弱的类雌激素作用，长期服用，也可刺激子宫内膜增生与子宫内膜癌，特别是与癌肉瘤的发生有一定的相关性。目前基本明确，TAM 主要与绝经后妇女的子宫内膜癌相关，对于育龄期妇女的子宫内膜基本是安全的。

此外，某些遗传性因素，例如 Lynch 综合征由于 DNA 错配修复基因突变，也使患者子宫内膜增生及子宫内膜癌的发生明显增加。

理论上说，在雌激素作用下，子宫内膜增生是均匀一致的，是一种良性病变。但是，持续的雌激素作用作为选择因子，使子宫内膜的某些零星突变的腺体作为克隆进一步增殖、结构拥挤，并发生细胞学的改变，演变为癌前病变（不典型增生）。子宫内膜的这两种增生形式可以独立存在，也可在同一患者标本中共存，但恶变的风险不同。因此，在病理学上区分子宫内膜增生及不典型增生具有重要的临床意义。

二、组织学分类

子宫内膜增生在形态学上以子宫内膜腺体的增生为特点，与正常子宫内膜相比，腺体与间质的比例增加，同时可伴随腺上皮细胞的异形性。

近 20 年，子宫内膜增生的组织学分类一直采用 1994 年 WHO 的 4 级分类标准（WHO94）。该分类系统以 1986 年 Norris 等开展的结合组织学诊断标准与临床预后关系的回顾性研究为基础，主要根据腺体的复杂性将子宫内膜增生分为单纯增生与复杂增生，进一步根据细胞核的异形性决定其是否合并不典型增生。细胞核异形性是患者是否会进展为子宫内膜癌的重要的危险因素。

（一）1994 年 WHO 的 4 级分类标准（WHO94）

1. 单纯增生

单纯增生是由于无孕激素拮抗的雌激素长期刺激所致的子宫内膜生理性反应。病变呈弥漫性，累及内膜的功能层与基底层。子宫内膜腺体轻度拥挤，大小不一，可伴随腺体扩张，轮廓较平滑，管腔外翻少见。腺上皮细胞的形态与正常的晚增殖期子宫内膜相似，不具有异型性。

2. 复杂增生

复杂增生的病因与单纯增生大致相似。与单纯增生不同的是，病变区腺体明显拥挤，可以"背靠背"，间质明显减少，腺体与间质比 > 50%。腺体的轮廓不规则，或弯曲呈锯齿状，可见管腔外翻，或形成腺腔内乳头。但无腺上皮细胞的异型性。

3. 单纯不典型增生和复杂不典型增生

腺体的细胞具有异形性是重要的诊断标准。实际上，单纯不典型增生非常少见，镜下表现为不典型增生的腺体之间有较大量的正常的子宫内膜间质。绝大多数不典型增生为复杂不典型增生，镜下表现腺体拥挤，腺体构成的细胞具有异形性。有些研究也将上述两者合并称为不典型增生。

WHO94 分类标准的主要缺陷为可重复性差。由于该标准主要为描述性的，在理解上带有主观性，使不同病理科医师对相同的标本诊断上出现偏差。例如，在一项研究中对社区医院诊断的 289 例不典型复杂增生的子宫内膜标本进行复核，25% 的病例级别降低，而 29% 的病例升级为子宫内膜癌。

WHO94 分类系统中，细胞异形性是子宫内膜增生是否会发生癌变的重要因素，在一定程度上能反映病理诊断与预后的关系。在一项包括 170 例病例回顾性分析中，所有病例均进行了子宫内膜活检，平均随访 13 年后进行子宫切除术。结果表明，子宫内膜活检标本中有细胞异形性者与无细胞异形性者相比，在子宫切除标本中发生子宫内膜癌的风险增加了 10 倍（23% vs 1.6%）。发生子宫内膜癌的风险分别为：单纯增生及复杂增生 1% ~ 7%，不典型增生 8% ~ 45%。由此可见，不典型增生是真正的子宫内膜癌的癌前病变，应属于子宫内膜上皮内肿瘤（endometrial intraepithelial neoplasia，EIN）。由于病理诊断的目的是力求敏感并确切地将可能癌变的高危病变从单纯雌激素刺激所导致的生理性反应区分出来，即分辨癌前病变，进而给临床的治疗及预后更明确的指导。因此，综合了 WHO94 分类标准及其他分类标准（如子宫内膜上皮内瘤变系统，endometrial intraepithelial neoplasia system），2014 年 WHO 再次修订了子宫内膜增生的分类标准，将 WHO94 的 4 分类改为 2 分类：增生不伴不典型增生和不典型增生 / 子宫内膜上皮内瘤。

（二）2014 年 WHO 子宫内膜增生的分类标准

1. 增生，不伴不典型增生

指子宫内膜腺体高度增生，腺体大小不一，形状不规则，和正常的增殖期子宫内膜相比，腺体与间质比增加，但细胞无异形性。大体上子宫内膜较均匀，可为正常厚度约 5mm，也可极度增厚，有时可为息肉样或海绵状。镜下可见大小及形状不同的腺体，腺体之间见数量不等的内膜间质，腺体和间质比增加，腺上皮为复层柱状上皮，可见核分裂象，但细胞无异形性。此类病变风险较低，仅 1% ~ 3% 的病例可能进展为分化好的子宫内膜癌。

2. 不典型增生 / 子宫内膜上皮内瘤

指在上述子宫内膜增生不伴不典型增生的基础上并存细胞异形性。大体上病变差异较大，可为弥漫性增厚的子宫内膜，也可为局灶性肉眼可见病变，或息肉样，但大体所见不特异。镜下可见拥挤聚集的子宫内膜腺体中见细胞学改变。细胞异形性是其与子宫内膜增生不伴不典型增生的最主要区别，表现为细胞核增大、多形、极性消失等。由于细胞核的异形性可能有程度及数量的差异，具有一定程度的主观性，仍然不能完全解决可重复性差的问题。从本质上说，此类病变是在持续的无拮抗雌激素的作用下，由子宫内膜增生不伴不典型增生进展而来，有些研究认为是由个别内膜细胞克隆性发展而来，因而初期病变通常是局灶性的。此类患者在随后及一年内进行的子宫切除中，约 1/4 ~ 1/3 的病例合并子宫内膜癌。

三、临床表现

（一）年龄

子宫内膜增生不伴不典型增生可发生于比较年轻的妇女，也可见于围绝经期或绝经后妇女，不典型增生者的年龄更长。

（二）月经情况

异常阴道出血是本病突出症状之一。常表现为育龄期或围绝经期的阴道不规则出血、月经稀少或闭经一段后继发长期大量阴道出血，也可为绝经后出血。

（三）生育情况

因内分泌失调造成长期不排卵使此类患者生育力低。北京协和医院病例中 40 岁以下患者不育占 90%，比文献报告提到的 22% 及 66% 不育发生率高。

四、子宫内膜增生的评估与诊断

（一）子宫内膜的无创性评估

经阴道超声是目前进行子宫内膜病变评估最常用及有效地无创性方法，由于子宫内膜病变最重要的临床症状是异常子宫出血，因此多数研究针对有上述症状的妇女进行，尤其是绝经后出血。在一项包括 35 个研究 5892 例患者的荟萃分析中，对于绝经后出血的妇女，阴道超声测量子宫内膜厚度 ≥ 5mm 时，诊断内膜癌的敏感性为 95%，而 ≥ 4mm 时，敏感性为 96%。但随后关于患者个体数据的荟萃分析（包括约 3000 例患者）显示，当子宫内膜厚度为 5mm 和 4mm 时诊断内膜癌敏感性分别为 90% 和 95%。多数研究认为，当子宫内膜 < 5mm 时，此类患者患内膜癌的概率为 1% ~ 2.5%。对于育龄期或绝经过渡期妇女，由于其病理正常及异常者的内膜厚度有很大的重叠，超声诊断的标准不确定。总之，应重视对有症状（异常阴道出血）妇女的进一步评估，如果超声发现异常，应进行进一步的组织学检查。对于症状反复出现的患者，即使子宫内膜菲薄，也不能完全除外内膜癌。

（二）子宫内膜组织学诊断的取材

子宫内膜增生是组织学诊断，主要取决于对子宫内膜组织的病理学检查。因此，获取子宫内膜组织的方式有可能影响组织学诊断的判断。在进行子宫内膜增生的诊断时，还需除外同时伴随的子宫内膜癌。一项迄今最大的前瞻性研究表明，289 例术前活检确诊为不典型增生的患者中有 123 例（42.6%）的子宫切除标本中同时合并子宫内膜癌。目前，获取子宫内膜组织的主要方式包括子宫内膜活检、扩宫刮宫或负压吸宫术以及宫腔镜检查术。

1.子宫内膜活检

采用特殊装置获取少量子宫内膜组织进行组织学检查。其优点为操作简单，患者创伤及痛苦小。有大量研究证实了子宫内膜活检的优势。一项包括 39 项研究、7914 例患者的荟萃分析发现，Pipelle 装置优于其他子宫内膜活检装置，其对子宫内膜癌诊断的敏感性，在绝经后妇女为 99.6%，绝经前妇女为 91%，特异性为 98% ~ 100%，对子宫内膜不典型增生的敏感性为 81%，仅 5% 的患者标本取材不足。但由于子宫内膜不典型增生常表现为散在或局灶性病变，因此该方法的主要缺陷为漏诊。当病变范围占宫腔面积的 50% 以上时，漏诊的概率极低。如果子宫内膜活检的病理阴性，但异常阴道出血的症状持续存在时，应考虑其他方法进一步评估，包括经阴道超声、负压吸宫术及宫腔镜检查。

2.扩宫刮宫 / 负压吸宫术

在异常阴道出血的妇女中，负压吸宫术和子宫内膜活检对子宫内膜癌有相似的检出率，后者在很大程度上已经取代了负压吸宫术。但在某些情形下，如子宫内膜活检病理阴性，但患者异常阴道出血的症状持续存在，或临床高度怀疑子宫内膜癌，或子宫内膜活检病理标本取材少不足以诊断时，仍需进行负压吸宫术。此外，针对需要保留子宫进行内分泌治疗的患者，治疗前也应进行负压吸宫术，除明确诊断的目的之外，还需将已经发生病变的内膜尽量去除。

3.宫腔镜检查术

在宫腔镜下窥探宫腔，可在直视下对病变活检或切除病变。因此，上述负压吸宫术的指征对宫腔镜而言同样适用。有较多文献证实宫腔镜有助于检出负压吸宫术可能漏诊的局灶性病灶。但是，一项包括 1286 例患者的较大的研究建议，宫腔镜检查时同样应进行全面刮宫或吸宫，以防漏诊较小的病变，并可去除小的内膜息肉，同时获得宫腔内膜的基本情况。

五、鉴别诊断

（一）组织形态学的鉴别诊断

1. 内膜不典型增生与高分化腺癌的鉴别

子宫内膜重度不典型增生与高分化腺癌的鉴别主要是根据子宫内膜间质有无浸润，但有时很难明确间质是否有浸润，甚至在某些病例是不可能的。有人认为在没有切下子宫以前很难非常确切地了解子宫内膜病灶的真实情况。不典型增生与腺癌的鉴别，单凭刮宫材料很难鉴别。对于一个不育的患者，如果仅因很小块灶性不典型增生内膜而做子宫切除则是很不恰当的，是值得大家警戒的。

2. 组织学诊断的重复性

关于子宫内膜增生组织形态学的诊断，虽经世界卫生组织的多次修订，但在应用实践中的重复性仍然较差。主要是针对不典型增生中细胞异形性的判定及不典型增生与子宫内膜癌的鉴别，不同专家阅片，其诊断结果互不相同，甚至同一个人在不同时间阅片，其结果也可能有出入，不符合率为 10% ~ 50%。

基于对子宫内膜病变的诊断较困难不少医院已形成常规，接收任何转来会诊治疗的患者，其刮宫内膜的诊断，必须经过复核审定，以避免过度的诊断和处理。对于围绝经妇女，也可避免过低的诊断而遗漏腺癌。作为临床妇科肿瘤医师，对此应倍加注意。

鉴于年轻妇女中腺癌很少见，建议对年轻妇女不要单凭刮宫材料轻易肯定腺癌的诊断。对病理诊断报告宁可保守一些，即多倾向于不典型增生的诊断。如果诊断为腺癌最好加上"可疑"两字，以留有余地，使临床医师对治疗方案有所选择。

（二）临床特点的鉴别诊断

当组织学鉴别诊断遇到困难时，可结合临床特点综合考虑。根据北京协和医院的临床资料与病理材料相结合的分析，对于子宫内膜不典型增生与内膜腺癌的鉴别，以下三点有参考价值。

1. 年龄

年龄有重要的鉴别意义。对于年轻的妇女，特别是切盼生育的妇女，如果刮宫材料不能肯定见到间质浸润的特点，虽有腺体明显增生及细胞异型性，仍应倾向于不典型增生的诊断。

2. 药物治疗的反应

对药物治疗的反应也有助于子宫内膜不典型增生和内膜腺癌的鉴别诊断。前者对药物治疗的反应较敏感，在用药后短时间内其内膜即有明显逆转。而且用药剂量也可偏小。轻度不典型增生者，如果用小剂量孕激素周期性治疗一般在 3 个月内显出疗效。中度或重度不典型增生者，所用孕激素剂量需要增加并且须不间断地连续应用 3~6 个月。停药后，虽然可能复发，但多数经过相当一段缓解后才会复发。而内膜腺癌患者一般对药物治疗反应慢，并需要更大剂量才能使内膜有转化反应。一旦停药也有很快复发的特点。所以药物治疗的反应可作鉴别诊断的参考。

3. 子宫肌层有无病灶浸润

当内膜不典型增生与高分化腺癌不能鉴别时，如果子宫肌层见到可疑病灶的浸润，即子宫内膜的结合带不完整时，可更多考虑腺癌的诊断。

六、治疗

（一）子宫内膜增生，不伴不典型增生的治疗

子宫内膜增生不伴不典型增生是子宫内膜对无孕激素拮抗的雌激素作用的生理性反应，恶变为子宫内膜癌的概率很低。因此，治疗上主要使子宫内膜孕激素化，以达到为控制异常子宫出血，同时防止少部分病例恶变的目的。治疗上最常用孕激素，剂量较为合理，原 WHO94 分类中的单纯增生或复杂增生对药物的剂量无影响。同时，由于长期雌激素作用的原因有时很难从根本上去除，如多囊卵巢综合征，因此应告知患者长期维持月经正常的重要性，必要时选择可长期维持的治疗。常用药物如下。

1. 醋酸甲羟孕酮

醋酸甲羟孕酮是报道最多的治疗子宫内膜增生的孕激素，可采用连续给药（10mg 每天，连续 3~6 个月）或周期性给药（10mg，每月 12~14 天，共 3~6 个月）。针对周期性给药，一项研究分析了 376 例患者每月用药 7、10 及 13 天共 3~6 个月的完全缓解率，分别为 81%、98% 和 100%。因此，每月应使用 12~14 天。

2. 微粒化孕酮

100~200mg，月经周期的第 10~25 天置阴道内。一项报道连续治疗 6 个月，缓解率 91%，停药后 6 个月复发率 6%。

3. 左炔诺孕酮宫内缓释系统

商品名左炔诺孕酮宫内释放系统，含左炔诺孕酮 53mg，每 24 小时于子宫内膜局部释放 20μg，适合同时有避孕要求的妇女。可于避孕环在位时使用子宫内膜活检来评价疗效。研究认为疗效优于口服孕激素，6 个月时完全缓解率可达 100%。由于药物释放可维持 5 年，适合不排卵因素无法去除，需要长期维持治疗的病例。

4. 联合激素口服避孕药

最常用药物为去氧孕烯炔雌醇片，含去氧孕烯 0.15mg ＋炔雌醇 30μg，适合同

时有避孕要求的妇女，也可作为长期治疗的措施。

5. 促排卵治疗

对于有生育要求的妇女，促排卵治疗成功后黄体形成，可提供足量的孕激素促使病变消退。

（二）子宫内膜不典型增生 / 子宫内膜上皮内瘤的治疗

子宫内膜不典型增生的治疗，首先要明确诊断，查清不典型增生的原因，是否有多囊卵巢、卵巢功能性肿瘤、垂体瘤或其他内分泌功能紊乱等。有上述任何情况者应作针对性的治疗。同时针对子宫内膜不典型增生进行治疗，采用药物治疗或手术治疗。这两种治疗方案的选择应根据患者年龄、对生育的要求以及身体健康情况等而确定。由于诊断时有约 40% 的患者合并子宫内膜癌，并且今后有 29% ~45% 的患者进展为癌，因此，对于已完成生育的患者，应考虑手术切除子宫。对于年轻而盼生育者，应先试用药物治疗，因为治疗后约 30% 的患者仍有可能自然受孕并足月分娩，如辅以辅助生育技术，受孕率则更高。对高血压、糖尿病、肥胖或年龄过老对手术耐力差者，也可考虑在紧密随诊监测下先试用药物治疗。

1. 药物治疗

（1）用药种类

①孕激素类药物：孕激素类药物可以抑制雌激素引起的子宫内膜增生。其作用机制如下。第一，活化孕激素受体，使间质蜕膜化，使子宫内膜变薄。第二，减少子宫内膜的雌激素核受体水平。第三，增加雌二醇脱氢酶及异柠檬酸脱氢酶活性，从而增加雌二醇向雌酮等活性较弱的雌激素转化。也有研究证明，以己酸孕酮治疗 14 例子宫内膜复合增生及不典型增生（每周 2 次，每次 250mg，共 3 ~6 个月），其血清雌二醇及孕酮正常，而黄体生成激素及黄体生成激素 / 促卵泡激素有明显下降。提示己酸孕酮除了对内膜有局部作用，还直接作用于垂体部位。影响黄体生成激素分泌及黄体生成激素 / 促卵泡激素的比例。所以其作用机制是多环节的。此 14 例在用药后，全部病例内膜腺体明显萎缩，间质有明显蜕膜样反应。孕激素及其类似物治疗子宫内膜不典型增生的研究很多，其有效性不容置疑，但迄今为止缺乏循证级别高的大规模临床研究阐明孕激素在治疗这类患者时的具体剂量及疗程，各项研究中的药物剂量及持续时间差异也很大。常用的孕激素有醋酸甲羟孕酮、醋酸甲地孕酮。北京协和医院用药方法及用药剂量根据内膜不典型增生的程度不同而有区别，一般采用大剂量合成孕激素连续治疗。各作者报道的激素用量不一致。醋酸甲羟孕酮量小者仅口服每天 10 ~30mg，剂量大者为每天 200 ~400 ~800mg。醋酸甲地孕酮每天 40 ~160mg。以上诸药，均以 3 个月为 1 疗程。每完成 1 个疗程即刮宫或取子宫内膜作组织学检查，

根据对药物的反应，或停止治疗，或对药物的剂量酌情增减。但也有对轻度不典型增生使用地屈孕酮 10～20mg，周期给药，每月 12～14 天，使内膜转化为分泌期。中度或重度不典型增生者，不取周期性用药方法，而连续性应用孕激素连续治疗的选择。

孕激素类药物尚可采取局部应用，有多项研究证实子宫内膜局部给药的左炔诺孕酮（LNG-IUD，商品名左炔诺孕酮宫内释放系统，mirena）的疗效优于全身用药，且不顾虑药物的不良反应。

②促性腺激素释放素激动剂（GnRH-a）：在大剂量孕激素治疗的患者中，约 30% 发生耐药，而且随诊治疗时间的延长而升高，其主要机制是孕激素受体的下调及子宫内膜腺体中细胞凋亡通路的变化。此时应选择其他治疗。长效 GnRH-a 持续使用，可降调垂体的敏感性，使黄体生成素（LH）及卵泡刺激素（FSH）的分泌减少，最终导致持续的低雌激素血症，使雌二醇水平降至绝经后水平。故也可以用于子宫内膜不典型增生的治疗。GnRH-a 尚可直接对内膜癌有抗增生作用，有实验室研究在增生内膜或癌组织内发现有 GnRH 及其受体的表达，而可起到自分泌生长因子的作用。多项研究表明，GnRH-a 在治疗子宫内膜不典型增生及高分化子宫内膜癌方面的疗效。近期也有作者报道，GnRH-a 治疗的同时放置左炔诺孕酮宫内释放系统环，子宫内膜不典型增生及子宫内膜癌的完全缓解率可达到 100%。

（2）在药物治疗时，必须重视在治疗过程中对不典型增生的监测，药物治疗过程中的病情监测。

①病情的监测可指导用药的方案：治疗过程中药物剂量的调整及用药期限，遵循子宫内膜对治疗的反应。多数研究认为一般用药 3 个月为 1 疗程，每完成一个疗程即刮宫或取子宫内膜作组织学检查，以监测药物反应，作为用药的根据。如果用药效果好，内膜腺体将表现分泌期或萎缩性改变，间质细胞蜕膜样变以及鳞状上皮化生。内膜既已转化正常，即可停用孕激素类药物。对于不育患者，立刻换用促排卵药物增加受孕机会。如果内膜对药物反应不好，须加大药物剂量，继续治疗。忽略了对药物反应的监测，有可能治疗过分或治疗不足。

②病情的监测可以及早发现顽固性病例并注意癌变：多数研究认为，孕激素治疗后达完全缓解的时间为 6～9 个月，对于长期不愈的顽固性病例，应提高警惕，应注意有无癌变的问题，某些顽固性耐药病例很可能伴随子宫肌层的浸润。

（3）子宫内膜增生病变逆转后的复发及维持治疗：较多子宫内膜不典型增生的年轻患者，其不排卵或黄体不足等现象是由于下丘脑垂体卵巢轴中某些环节有所欠缺或不平衡造成的。经过药物治疗后，增生的内膜可以逆转，但下丘脑垂体卵巢轴的正常功能未能恢复，致使停药后，月经周期又复不正常。此类患者月经异常的根源在于卵巢排卵功能的异常。对于某些肥胖患者，减轻体重有助于排卵功能的恢复，从而有益于妊娠和长期维持月经和子宫内膜的正常。但一些排卵功能难以恢复正常的患者，则病变极有可能复发。复发率与随诊时间相关，随诊时间越长，复发者越多，甚至有的发生于产后。这种复发的倾向可能与机体内的一些造成雌激素长期持续高水平的因素未能纠正有关，此类患者需要长期维持治疗。对于无生育要求的患者，维持治疗的方案有以下三种。①周期性应用孕激素，剂量较治疗量小。如醋酸甲羟孕酮 5～10mg/d，从月经中期起，每月 12～14 天。②联合口服避孕药：适用于有避孕要求的患者，选择去氧孕烯炔雌醇等周期服用。③左炔诺孕酮宫内缓释系统（levonorgestrel-releasing intrauterine system，LNG-IUS）：适合有避孕要求的患者。且药物维持释放 5 年，治疗依从性好，无明显全身的不良反应。

（4）子宫内膜增生病变逆转后的妊娠问题对于治疗前无不孕历史的患者，内膜逆转后自然妊娠的成功率达 30%～60%，因此，应对其采用基础体温测定、监测排卵等措施，督促患者积极尝试妊娠。

但是，子宫内膜增生患者中，不孕比例较高，北京协和医院的资料中，合并不孕者占 74%。对此类患者，病变消退后并未解除不孕的原因，因此自然妊娠率很低，应积极采取助孕措施，促进患者早日妊娠。近年来，各种辅助生育技术的应用，使妊娠率大大提高。各种促排卵技术以及 IVF-ET 的应用，可使内膜逆转后的妊娠率达 75%以上。

总之，药物治疗时应遵循规范性用药的原则，以争取最好的疗效。规范性用药包括以下 4 点。

①根据增生轻重程度不同选择合适的用药剂量，有时由于患者个体差异，对药物反应不一致。可依照定期（3 个月）刮取内膜的病理的结果，调整用药剂量。

②病情较重者可能需要较长期治疗，用药期限一般 3～6 个月，个别需要 9 个月。这种 3～9 个月长期持续用药，必须耐心坚持。不少患者或负责医师不能做到这一点，中途停止用药、断续用药等都不可能获得好的效果。

③对于有生育要求的患者，内膜恢复正常后，应及时诱导排卵，改用促排卵药物，使内膜恢复正常周期的分泌期改变，防止复发，并可增加受孕机会。

④单纯促排卵可能对促孕效果不满意。应有更细致全面的医疗助孕技术，积极鼓励受孕。

2. 手术治疗

刮宫吸宫术不仅是重要的诊断方法，也是治疗手段之一。对于已经形成的不典型增生的内膜通过药物逆转，其过程是极其缓慢的。而局部病灶通过刮宫是有可能被清除干净的，从而缩短了药物逆转内膜所需要的时间。

年龄在 40 岁以上，无生育要求的子宫内膜不典型增生患者，一经诊断，即可行子宫切除。如年龄过大或有一些不利于手术的条件，如过分肥胖、糖尿病及高血压等内科并发症，以往也可考虑暂不做手术切除子宫，先试药物治疗。近年来，微创手术技术，包括腹腔镜和阴式手术蓬勃发展和成熟，使这部分患者获得手术治疗的机会大大增加。对于年轻患者经过正规的药物治疗无效，内膜持续增生或加重或怀疑已发展为癌，或阴道出血不能为刮宫及药物治疗所控制，以及产后复发者，均可考虑手术切除子宫。

第五节 卵巢早衰

卵巢早衰（premature ovarian failure，POF）指女性在 40 岁前闭经 4~6 个月，伴有卵泡刺激素（follicle stimulating hormone，FSH）＞ 40U/L 和（或）雌激素（estrogen，E2）水平的降低。为了准确表述卵巢功能提前丧失过程中的波动性并减少衰竭对患者心理的不良影响，2015 年欧洲人类生殖与胚胎学会（ESHRE）推荐使用卵巢功能提前不足（premature ovarian insufficiency，POI）替代卵巢早衰。1950 年首先由 Atria 描述，1967 年 Morraes-Ruehsen 和 Jones 定义为青春期后至 40 岁非生理性的闭经，伴有高促性腺激素和低性腺激素的特征，其病理基础为卵巢组织内卵泡消耗殆尽，可表现为原发性或继发性闭经。卵巢早衰国内报道发病率约为 1%~3.8%，国外发病率约为 1%，原发性闭经患者中有 10%~28% 是 POF，继发性闭经患者中有 4%~18% 为 POF。在不孕症临床患者中，POF 的发病率还会更高些。

Kinch 等学者将卵巢早衰分成两种类型，即无卵泡型和有卵泡型。由此引出另一种临床综合征，即"卵巢抵抗综合征"（resistant ovary syndrome，ROS），其病因尚不清楚，症状有闭经，但发育正常，促性腺激素升高，尽管组织学上发现卵巢内大量原始卵泡，但对内源性或外源性的促性腺激素的刺激均无反应，雌激素刺激后可能恢复排卵甚至妊娠。因此，卵巢早衰的临床征象是多样的、程度不同并可有波动。卵巢早衰的后果：一是丧失生殖功能；二是长期低雌激素状态引起的血管舒缩症状、心血管症状、精神神经症状、泌尿生殖萎缩等症状。Welt 等学者提出 POF 概念存在局限性，无法体现疾病的进展性和多样性，仅代表卵巢功能的终末阶段。美国生殖医学学会提出原发性卵巢功能不全（primary ovarian insufficiency，POI），并以 FSH 水平、生育能力和月经情况为参数，将疾病进程分为正常、隐匿性、生化异常和临床异常 4 个阶段：①正常：FSH 正常、月经规律，生育力正常。②隐匿性：FSH 正常、月经规律，但生育力降低。③生化异常：月经规律，但 FSH 开始升高，伴生育力下降。④临床异常：在生化异常基础上，出现月经紊乱甚至闭经。根据临床观察，不易怀孕通常是POF患者的最早期的表现，后期则伴随着稀发排卵、月经不规律，最终发展为闭经。据报道约50%的POF患者出现间歇性排卵现象，其中5% ~10%患者在确诊多年后自然受孕。

一、病因

近半个世纪来，随着对卵泡发生、发育、成熟及凋亡的分子遗传学研究的深入，人们对卵巢早衰的病因学有了更新的理解。已知卵巢早衰可由多种原因引起，例如遗传性、酶缺陷、医源性、免疫性以及感染因素等。

（一）遗传学因素

卵巢早衰的发生有家族倾向，有阳性家族史者约为10%（5% ~37.5%），这些差别主要由于各研究对POF的定义不统一，或受试者的选择差异较大。已有研究证实有较多基因参与POF的发病，如BMP15、FMR1、FMR2、LHR、FSHR、INHA、Foxl2、FOXO3、ERα、ERβ及CYP19A1基因等，如果能在POF发病前预知其可能发病，可在发病前完成生育。

1.X染色体异常和基因缺陷

通常认为女性的两条X染色体中，有一条处于"失活"状态，但Turner综合征患者证明女性卵巢发育需要两条X染色体同时存在，所谓"失活"的一条X染色体实际上仍然有基因逃避了失活，这些基因很可能是卵巢发育的候选基因。卵巢发育过程中，与POF有关的某些基因缺失或中断可能影响X染色体的失活过程，或阻碍了减数分裂中染色体的配对等，因而影响卵巢的发育。在所有性腺发育不良的患者中约50%的核型为45，XO，25%为X染色体嵌合型或结构异常；对45，XO/46，XX/47，XXX等嵌合型引起卵巢功能衰竭的研究中推测，适当的X染色体总数量与卵巢功能之间存在相关关系。根据对卵巢早衰患者X染色体长臂缺失或易位的研究，Sarto等提出X染色体长臂Xq21 ~ Xq25区域对卵巢功能至关重要；Krauss等将其中Xq26 ~ Xq27定义为POF1基因，Powell等将Xq13 ~ Xq21定义为POF2基因，这两段基因或染色体末端的缺失，造成不同程度的卵巢衰竭的表现型。Sala等将Xq21区域与11个断裂点有关的15Mb的片段进行分析，鉴别出8个基因与卵巢功能有关，但也报告1例POF2基因有断裂但卵巢功能正常的妇女，提示不是所有该区域的中断都引起POF，而只有真正的POF基因中断才造成卵巢衰竭。

2.常染色体的异常和基因缺陷、常染色体的缺陷在POF中比较罕见。Uehar等报道了18和13-三体的POF病例；Amati等报道了2个家系3号染色体（3q22-q23）

区域的缺失与 I 型睑裂狭小（BPES）伴发卵巢早衰的关系。睑裂狭小综合征是一种常染色体显性遗传性疾病，对睑裂狭小综合征进行基因定位和致病基因突变分析，发现 Foxl2 基因是首位致病基因。Foxl2 基因不同的突变将引起两种不同的临床表现类型，其中 I 型患者表现为眼睑畸形伴女性患者卵巢功能早衰和不育。Aittomaki 等在一些芬兰家系的数例原发性闭经妇女中，鉴别出 2 号染色体（2p21）上 FSH 受体的第 7 个外显子上的基因点突变与卵巢的衰竭有关。Lactonico 等发现在男性性早熟的家系中的同样定位在 2p 上的 LH 受体基因发生突变，其中有 1 个女性家族成员表现为卵巢衰竭。

常染色体某些基因的突变也会造成 POF。基因组学研究表明，它们主要位于 5、14 和 18 染色体。突变主要包括与生殖有关的重要的酶变异而导致缺乏，如半乳糖血症及 17α - 羟化酶缺乏均为此种变异。在 70% ~ 80% 的半乳糖血症妇女中，由于半乳糖过多，影响生殖细胞向生殖嵴迁移，减少卵子数目，导致 POF；17α - 羟化酶缺乏，雌激素合成障碍，一方面可致原发闭经，部分虽有月经但卵泡闭锁加快，发生 POF。常染色体突变还包括生殖相关激素及其受体的变异，从而导致功能异常。有研究者发现，部分 POF 患者卵巢卵泡并未完全耗竭，但对内源性高促性腺激素缺乏反应，正是由于促卵泡刺激素（follicle-stimulating hormone，FSH）、促黄体生成激素（luteinizing hormone，LH）作用障碍所致。最新有研究报道，抑制素 α 基因的 G769A 突变可能与 POF 有关，可能源于它对脑垂体分泌 FSH 和配子发生的双重作用。Wang 等学者研究发现趋化因子 CXCL12 基因多态性与中国女性卵巢早衰易感性密切相关，提出 CXCL12 基因可能是参与卵巢早衰的一个新的候选基因。有研究利用单倍型和突变分析了中国特发性卵巢早衰女性的 TGFBR3 基因，结果显示 TGFBR3 基因的突变可能是特发性卵巢早衰形成的遗传学病因。最近有研究报道卵巢早衰患者的 CDKN1B 基因序列中有潜在相关基因的新突变。此外，Wang 等学者的研究发现 POU5F1 基因可能是与卵巢早衰发生有关的新的候选基因。

性腺发育不良和卵巢早衰是研究卵巢决定基因理想的临床模型，目前调节生殖细胞迁移、卵原细胞增殖、启动减数分裂的机制尚不清楚。卵巢发育需要若干基因通过多种途径发挥作用并相互协调，不同基因的突变可能通过累积效应或级联反应导致卵巢功能的完全丧失，这些基因分布于 X 染色体和常染色体。一般认为卵巢早衰可能因为卵巢中初始卵细胞储备量的减少（如正常核型的先天性卵巢发育不良），或卵子凋亡和闭锁速度加快（如 Turner 综合征）。根据对卵巢早衰发生决定基因和染色体异常的大量研究，推测卵巢发生发育的决定基因的缺失和突变，是卵巢衰竭的主要原因。当达到一定数量的整条染色体丢失时，发生 Turner 综合征，当较多的卵巢发生基因丢失但染色体大体正常时，出现 46，XX 性腺发育不良；当少量或关键基因丢失时，患者出现不同程度的卵巢衰竭症状。南京医科大学第一附属医院研究者的研究发现，雌激素受体 α 基因（estrogen receptor α gene，ESR1）Pvu Ⅱ与 Xba Ⅰ位点的单核苷酸多态性（SNPs）可能是中国汉族女性特发性 POF 的易感因素之一，而卵泡抑制素基因（follistatin，FST）与脂联素基因 SmaI、BsmI 位点的 SNPs 与中国汉族女性特发性 POF 的发病无明显相关性。值得一提的是，最近由复旦大学与哈佛大学合作完成的一项研究发现，HFM1 基因突变可导致隐性遗传卵巢早衰，这一发现首次在卵巢早衰患者中发现了减数分裂基因中的突变可以导致该病，为探索卵巢早衰或卵巢功能不全的发生机制，以及阐明该病的临床高度异质性和遗传病因复杂性开辟了一个新的研究途径。

（二）免疫学因素 5%～30% 的卵巢早衰患者合并其他自身免疫性疾病，以桥本甲状腺炎最常见，其次为 Addison 病、类风湿性关节炎、系统性红斑狼疮、重症肌无力等疾病，POF 常被认为是全身多腺体综合征的一部分，自身免疫性疾病可能发生在 POF 症状出现之前。卵巢的自身免疫现象可能是无卵泡型、有卵泡型卵巢早衰的原因之一。最早发现 POF 自身免疫性疾病有关是来自其与 Addison 病的关系。Addison 病是一种罕见的肾上腺功能低下的自身免疫性疾病，常常伴发多腺体自身免疫病（APGS）。APGS Ⅰ型多见于儿童，表现为黏膜的白色念珠菌病、甲状旁腺功能低下以及 Addison 病；APGS Ⅱ临床表现为肾上腺功能衰竭伴甲状腺功能减退的特征，主要累及中年患者并且女性居多，有 25% 的女性患者表现为闭经，约 10% 为典型的卵巢早衰。

涉及这类自身免疫性疾病的抗体有两个，一种对肾上腺胞质特异性抗体 Cy-Ad-Abs，另一种是针对卵巢、睾丸和胎盘细胞质内类固醇细胞的胞质抗原起反应的 St-C-Abs。St-C-Abs 是一种可与卵巢门细胞结合的 IgG，可能因此阻断门细胞发育分化成颗粒细胞、卵泡膜细胞、黄体细胞等，几乎所有原发性闭经伴 Addison 病的患者和 60% 的继发性闭经伴 Addison 病患者的 St-C-Abs 均呈阳性。在 Addison 病伴有 St-C-Abs 阳性者中，约 40% 的妇女会发生卵巢衰竭，两种抗体常常可伴行存在，60%～80% 的 APGS Ⅰ型患者和 25%～40% 的 APGS Ⅱ型患者的 St-C-Abs 阳性，提示可能在 APGS Ⅰ型患者中 St-C-Abs 的存在是发生肾上腺和性腺衰竭的危险信号。另有研究提出肾上腺的细胞色素 P450 酶系列的 21-羟化酶可能为 Cy-Ad-Abs 和 St-C-Abs 的靶抗原，并推测抗体还可能作用于其他的 P450 酶系列，例如同时在肾上腺和卵巢中存在的类固醇侧链裂解酶 P450scc、17α-羟化酶等。在卵巢早衰患者的 St-C-Abs 作用的靶抗原可能就是卵巢的 P450 酶系列，但是目前还缺乏肯定的证据。

对卵巢早衰的组织病理学研究证实所有的 St-C-Abs 阳性者都有淋巴细胞性卵巢

炎，而有淋巴细胞性卵巢炎的患者中 78% 存在 St-C-Abs 阳性；显微镜观察 50% 的卵巢炎呈现或大或小的囊肿形成，可能系升高的促性腺激素的刺激所致。卵泡周围内、外泡膜细胞层见大量淋巴细胞和浆细胞浸润，随卵泡的直径增大而显著。原始卵泡和卵巢皮质一般都没有淋巴细胞浸润，上述囊肿发生黄素化，壁上有白细胞浸润并破坏基底膜。免疫组化研究证实，淋巴细胞性卵巢炎的炎性浸润细胞主要由 T 淋巴细胞、少量 B 淋巴细胞以及大量的浆细胞组成，也可见到巨噬细胞和 NK 细胞，浆细胞分泌 IgG、IgA 或 IgM，使卵巢局部产生抗体，产生免疫反应。由此可以说明伴有 Addison 病及卵巢早衰是一种内分泌性自身免疫性疾病，而不伴有病的卵巢早衰患者中则很少见到淋巴细胞性卵巢炎（< 3%）。

尽管如此，有研究发现不伴 Addison 病的卵巢早衰患者中抗甲状腺抗体阳性率最高，其次是抗核抗体以及抗风湿因子抗体，但这些抗体的阳性率实际上也只是比正常人群稍高一点。虽然前面大量证据认为卵巢早衰是一种自身免疫性疾病，但这类患者的 St-C-Abs 多为阴性；关于抗卵巢抗体的研究，其特异性未定，因在正常对照者中也会出现抗卵巢抗体阳性的女性。

对受体抗体的假说很早就被提了出来，Graves 病和糖尿病都已经被证实因抗受体的抗体而致病。对卵巢早衰患者推测抗体通过阻断或竞争细胞膜上的受体而产生抑制卵泡生长的作用。一些研究报道了卵巢早衰患者抗 FSH 和 LH 受体抗体的存在，但尚未有结论。也可能存在此类抗体但没能被检出，其作用机制和阳性率尚有待于更进一步地证实。抗透明带抗体 ZP 也被认为可能引起卵巢衰竭，与正常卵巢功能者比较有显著差异。ZP 抗体不仅阻断卵子表面与精子的结合，而且也影响卵泡的发育。动物模型表明，ZP 抗体可以引起卵泡耗竭和闭经。

还有较多研究提示 POF 表现出不同程度的 T 淋巴细胞的活性增高，与绝经后妇女的卵巢中活性 T 淋巴细胞增多相似，因此推测活性淋巴细胞可能是卵巢衰竭的结果而非原因。有报道患者外周血中 B 淋巴细胞数量也是升高的，但目前还无法证实与自身免疫抗体之间的关系。Hoek 等于 1995 年报道 POF 患者的外周血 CD56 + /CD16 + /CD3-NK 细胞的活性是降低的，因为 NK 细胞与自身免疫有关，故推测 NK 细胞活性的降低可能影响到 T 或 B 淋巴细胞，从而产生自身免疫抗体。此外，POF 患者单核细胞功能的异常还可能提示更为复杂的细胞介导的免疫异常。虽然我们还不清楚这些细胞介导的免疫异常是如何导致 POF 的临床缺陷的，但可以推测这些异常所导致的免疫调节紊乱可能会引起 POF 等内分泌自身免疫疾病的发生。

（三）酶缺陷

17α – 羟化酶及 17，20– 碳链裂解酶等是性激素合成中非常重要的甾体激素合成关键酶，其缺乏会引起性激素合成障碍，性激素水平低下，或产生高促性腺激素血症者，临床上多表现为原发性闭经，少数患者虽有正常月经，但第二性征发育不良，高血压，低血钾，血孕酮升高，其他还有少数病例报告先天性芳香化酶基因的突变引起临床上原发性闭经和高促性腺激素血症，卵巢呈多囊性改变。

半乳糖血症是一种常染色体隐性遗传性疾病，是半乳糖磷酸尿苷转移酶（GALT）的缺陷所引起，患者因半乳糖及其代谢产物的堆积，出现肝细胞、眼、肾和神经系统的损害，约81%的患者可出现卵巢早衰。动物模型证实，在孕期胎鼠卵巢内卵原细胞发生减数分裂前给予大量半乳糖饮食，卵巢的卵泡数会显著地下降；但也有一例半乳糖血症的新生儿尸检报告卵巢内卵细胞数正常，提示卵细胞加速闭锁的病变可能发生在出生后至青春期前。增多的半乳糖可直接损害卵母细胞，其代谢产物可对卵巢实质产生损害。对半乳糖血症伴卵巢早衰的患者行卵巢活检，见到原始卵泡但无卵泡生长发育，或卵巢皮质内充满纤维结缔组织，卵泡很少。有报告发现半乳糖血症患者血清中的FSH异构体上有一种天然等电点，这种FSH与其受体有较高的亲和性，但不能激活细胞内的腺苷酸环化酶。至今，对半乳糖血症患者发生卵巢早衰的病理生理机制还不清楚。黏多糖病患者也容易发生POF，机制尚不完全清楚，可能与代谢产物对卵巢细胞的毒性作用有关。

（四）化疗、放疗及环境因素

化学治疗制剂对卵巢功能的影响取决于它破坏细胞的速度和能力，最早损害的是生长卵泡的颗粒细胞和卵泡膜细胞。一些化疗剂，特别是烷基类可以通过损害DNA来杀伤细胞，甚至是不处于增殖状态的原始卵泡。化学治疗中，患者年龄、药物的类型和剂量，都是可能预测卵巢功能破坏的因素。童年时接受化放疗，POF发生的风险约为30%，21岁后接受放、化疗，POF发生风险在50%以上，因有大量停止发育的原始卵泡，故停止使用化疗药物后65%～70%的患者可以恢复卵巢的正常功能，并恢复月经。在环磷酰胺治疗中，小于40岁的患者要2倍于年长患者的剂量，才发生卵巢早衰。因为发现青春期前患者的卵巢似乎对烷化剂不敏感，因此有人提出在化疗前先用避孕药抑制卵泡的发育，或用促性腺激素释放激素抑制化疗导致的卵泡破坏，阻止POF的发生，但在动物模型中，使用抑制卵泡的方法并不能保护卵巢功能不受损害。

放射治疗引起的卵巢早衰是根据患者的年龄和放射剂量所决定的。研究发现，当卵巢受到的直接照射剂量在低于0.6Gy时，卵巢功能几乎不受影响；0.6～1.5Gy时，对＞40岁妇女的卵巢功能有一定影响；1.5～8.0Gy时，约50%～70%的15～40岁妇女出现卵巢功能衰竭；＞8.0Gy时，几乎所有年龄段妇女的卵巢将发生不可逆的损害。放射线损害卵巢的主要变化是卵泡丧失、间质纤维化和玻璃样变、血管硬化和门细胞潴留等，年轻患者由于卵泡数量较多，卵巢血运丰富，抗放射线损害能力较强，同等剂量的放射线照射，POF 发生率相对较低，即使闭经后，经过治疗后的月经恢复率也较年长者为高。同化疗一样，放疗引起的卵巢损害存在明显的个体差异。近年来，由于环境内分泌干扰物（EEDs）对人类生殖功能的影响以及对生殖细胞的破坏已引起关注，虽然在人类还没有找到 EEDs 直接或间接引起卵巢早衰的证据，但大量的动物实验研究已经有所证实。此外，环境中的一些有毒物质，如镉、砷、汞等也可以引起卵巢功能衰竭。在化疗和放疗后妊娠的妇女，并不增加胎儿致畸的危险，但有研究结果显示放疗后流产率增加，可能与子宫内膜的破坏有关。

手术直接切除双侧卵巢后并不属于 POF 定义范围，手术（如卵巢肿瘤切除术或卵巢子宫内膜异位症囊肿剔除术）后或其他医源性原因可影响卵巢的血运或引起炎症而引起卵巢功能损害和永久性的卵巢衰竭。有研究提示，一侧卵巢切除后，卵巢分泌的激素下降，使垂体分泌的 FSH 升高，另一侧卵巢发生 POF 的机会增加，且术后 1 ~ 5 年是卵巢功能减退的高发期。

吸烟一直以来就被认为与 POF 有关，可能系烟草烟雾中含有多环碳氢化合物，对生殖细胞有毒性而导致 POF。母亲的一般情况与 POF 发病有一定关系，最新有研究报道，58 例家族性 POF 与 42 例散发性 POF 的比较结果显示，前者母亲的绝经年龄明显低于后者（41.0y ± 7.5y 和 49.7y ± 2.6y，P < 0.0001）；且前者性激素结合球蛋白浓度明显高于散发性 POF（73.6nmol/L ± 37.1nmol/L 和 55.2nmol/L ± 26.9nmol/L，P = 0.002）；而两组的骨密度、FSH 及脂质水平类似，自身免疫性疾病的发生率也类似。实际上临床大多数 POF 患者都不能找到明确的病因，称为特发性 POF。

二、诊断

（一）诊断

POF 表现为 40 岁前闭经，伴有 FSH > 40U/L，和（或）E2 < 73.2pmol/L，第二性征及生殖器官发育正常，超声下可见卵巢较小或未探及，无卵泡；或行腹腔镜检查发现 POF 者卵巢多萎缩，质硬，条索状，病理检查卵巢皮质无卵泡或偶见少数始基卵泡，被淋巴细胞和浆细胞包绕，卵泡膜细胞层有淋巴细胞浸润。但目前仍缺乏标准的诊断标准。一般可根据以下几点诊断本病。

1.临床表现

40 岁以前的月经停止，包括原发性闭经和继发性闭经，可能发生在青春期刚建立规则月经周期后，并可出现潮热、出汗、阴道干燥、性交痛等低雌激素的症状（如 90% 手术绝经妇女，80% 乳腺癌患者）；许多患者因为不孕而就诊。部分患者出现较早骨量丢失（POF 患者平均腰椎和髋骨的骨密度下降 2% ~ 3%）和性功能障碍（62% 的 POF 有性功能障碍）。应采集完整的病史，包括月经史、既往放疗、手术或化疗、肾上腺、甲状腺等自身免疫病史，以及病毒性感染史。注意相关疾病的症状和体征，如体重减轻、皮肤色素沉着、食欲减退、乏力等肾上腺功能减退的表现。详细的家族史的记录。

2. 体格检查

一般体格、身材、体重、第二性征正常，但 Turner 综合征患者表现为第二性征不发育、身材矮小、肘外翻、蹼颈、发际偏低等。妇科检查可发现外阴阴道呈低雌激素表现，黏膜菲薄，弹性差，皱襞减少，有的患者阴毛稀少。双合诊检查可扪及子宫较小，附件扪诊常无异常。

3. 辅助检查

（1）功能试验：孕激素试验常阴性。雌孕激素试验可用结合雌激素 0.625 ~ 1.25mg/d，共 28 天，在用药的第 15 ~ 17 天时加服醋酸甲孕酮 8 ~ 10mg，与雌激素同时停药，观察撤药性出血。如果仍然无出血，则提示为子宫性闭经；如果有撤药性出血，应考虑为卵巢性闭经的诊断。

（2）血 FSH、LH、E2、T、PRL、DHEA-S 等检查：血 FSH 和 LH 高于 40U/L，雌激素水平较低；T、DHEA-S 和 PRL 均正常。间隔 4 ~ 6 周复查 2 次，结果类似。

（3）B 型超声监测：显示子宫正常或偏小，子宫内膜菲薄；两侧卵巢很可能显示不清或卵巢较小为实体，不见储备的窦卵泡影像。ROS 患者的卵巢可能正常大小，但卵泡显示不清楚。

（4）染色体检查：由于 POF 患者中约 20% 有染色体核型改变，其中主要是 X 染色体的异常，因此应常规作染色体筛查，对复杂的染色体数目和结构的异常，可以采用原位荧光杂交（FISH）技术来甄别。

（5）免疫学检查：POF 中约 20% 的患者伴发自身免疫性疾病，因此在诊断时要同时进行有关疾病的筛查，如甲状腺功能和免疫学测定。

（6）卵巢活检：对于鉴别 POF 和 ROS 卵巢活检是有一定意义的，活检可以发现患者的卵巢呈萎缩状或条索状，皮质内无原始卵泡，髓质完全为纤维结缔组织所取代。如果组织学切片显示有多个原始卵泡存在，提示符合 ROS 的诊断，为减少手术的不良反应，卵巢活检一般在腹腔镜下进行，但由于 ROS 较少见，且卵泡位于皮质深部，取材不易，局部标本检查结果不能代表全部结果，故目前诊断价值已不大。

目前尚无充分的证据证明卵巢抗体与 POF 发病的关联性，因此关于抗卵巢抗体、抗核抗体等免疫抗体的诊断意义尚有争论。

（二）鉴别诊断

1. 多囊卵巢综合征（Polycystic ovary syndrome，PCOS）

主要鉴别点在于 PCOS 的血 FSH 值正常或偏低、睾酮和 DHEA-S 轻度增高、伴有不同程度的胰岛素抵抗，B 超检查显示卵巢增大，多于 12 枚以上的小卵泡呈"项链"样排列于卵巢皮质，且孕酮试验可有撤药性出血。

2. 性发育异常

如 21- 羟化酶缺乏征，可以出现外生殖器的异常和男性化表现，皮质醇减低，17- 羟孕酮升高。雄激素不敏感综合征表现为女性外观但内生殖器缺如，经染色体检查、SRY 基因检查以及内分泌检查可以鉴别这类疾病。

3. 卵巢抵抗综合征

患者的临床表现与 POF 极其相似，但病理学检查表现为卵巢大小正常，有多量原始卵泡可见。临床上应用雌孕激素序贯治疗后，有人可以恢复排卵并自然妊娠。

4. 垂体促性腺激素腺瘤

当出现显著升高的 FSH 而正常或低值的 LH，伴垂体肿块，则应怀疑垂体促性腺激素腺瘤的存在，但临床上极罕见。

5. 卵巢储备功能低下

卵巢储备功能低下是指卵巢丧失正常的生殖潜能，对卵巢的药物刺激反应下降，获得卵子少，胚胎质量下降、着床和妊娠率低，但仍可以有正常月经，可以是卵巢本身的问题，但更多与年龄有关。

三、治疗

由于卵巢早衰的发病机制尚不十分明了，到目前为止还没有确切有效地方法能恢复卵巢的功能。总的治疗原则为：对于青春期 POF 女性，主要治疗目的是促进性征发育，使月经来潮，保护生殖功能，改善性心理状况；对于生育期 POF 患者，维持女性正常的性生活，应用激素补充治疗（hormone replacement therapy，HRT）改善低雌激素引发的症状，预防骨质疏松，有生育要求者可行赠卵的体外受精 - 胚胎移植。

（一）一般处理

包括：遗传咨询、心理疏导，钙剂和维生素 D 的补充及中医治疗。

约有 10% 的 POF 有家族史，因此应该获得详细的家族史，为进行遗传咨询提供重要的信息；POF 患者多数较年轻，如出现闭经且伴有第二性征发育不良，在心理上产生很大压力，应及时给予心理上的疏导。口服碳酸钙 D 3600mg/d 或维生素 D 400 ~ 500U/d，防治由于雌激素水平低下导致的骨质疏松症及骨折。中医认为 POF 是以肾虚为主，肝郁、脾虚、气血失调也是发病的重要病因，临床病症时，常为多种病因错杂，相互转化。中药有多系统、多环节的整体调节作用，通过对内分泌因素的调节，特别是能提高卵巢对性腺激素的反应性，进而恢复和改善其卵巢功能。

（二）激素补充治疗

激素补充治疗为 POF 患者经典的治疗方法，可纠正患者的低雌激素状态，促进第二性征发育，防止内外生殖器萎缩，保持规则的月经及防治骨质疏松症。对要求生育的患者，在缺乏组织学诊断证据时，应尽量采用天然性激素治疗，以备因卵巢抵抗综合征而自然妊娠的可能性。中华医学会妇产科学分会绝经学组制订的指南中指出，POF 与正常年龄绝经的妇女相比，HRT 风险更小，收益更大。乳腺癌风险在这些提前绝经的女性中明显降低。对于这些妇女，用药应较正常年龄绝经后雌激素剂量稍大；推荐 HRT 应至少用至正常自然绝经年龄，之后应按照正常年龄绝经妇女进行管理。对于 40 岁以前切除双侧卵巢的妇女，可考虑应用雌激素和必要时雄激素治疗。HRT 治疗方法分为雌孕激素序贯疗法和雌孕激素连续联合疗法，前者在使用雌激素的基础上，于周期后半期加用孕激素 10～14 天；后者雌、孕激素合并应用。POF 激素治疗的剂量尽可能与生理剂量接近，且使用至少应持续至平均绝经年龄。

有学者提出 POF 的雄激素治疗方法，认为 POF 患者卵巢功能衰竭，不仅雌二醇和孕酮分泌减少，睾酮的分泌也减少，长期造成雄激素缺乏易导致骨质疏松，且有人认为更年期性欲下降以及容易疲劳也与雄激素缺乏有关。但到目前为止对睾酮在 POF 中的应用尚有争议。

（三）赠卵助孕

自 20 世纪 80 年代中期澳大利亚 Trounson 等首先报道了 1 例赠卵 IVF 妊娠成功的病例后，赠卵成为 POF 患者有效地助孕措施。1987 年，Serhal 和 Craft 报道简化的激素替代方案和 Van Steirteghem 报道冻融胚胎移植成功，为解决激素替代治疗逐渐增量的经典方案中调整胚胎发育与子宫内膜成熟同步提供了一个简便、有效地方法，此后赠卵成为 POF 和其他缺乏正常卵子妇女获得妊娠的首选方案。采用供者的卵子和患者丈夫的精子进行体外受精，发育成正常胚胎，同时，对接受供卵的 POF 患者进行激素补充治疗，模拟与胚胎发育同步的子宫内膜，将发育好的胚胎植入到受者的子宫腔内，用甾体激素维持早期胎儿的发育和成长，直至胎儿的胎盘能够分泌足够的激素为止。随着技术的不断提高及完善，现在赠卵体外受精 - 胚胎移植每周期成功率可达 38%～75%。南京医科大学第一附属医院的资料分析了 89 个供卵 IVF-ET 周期中，移植周期率 91.0%（81/89），生化妊娠率 40.7%（33/81），临床妊娠率 37.0%（30/81）。

赠卵 IVF 技术的不断成熟，使 POF 患者有了生育的希望，甚至使绝经期的患者也可以获得妊娠，但是该技术因为涉及第三方对生育的参与，所以需要合法化的卵子赠送程序和规范，严格筛查供者，限制供卵次数，控制受者的年龄，防止该技术带来的一些潜在的伦理矛盾和冲突。

（四）卵巢功能的保存和保护

近年来，卵巢组织和卵子的冷冻技术得到进一步的研究，并已有少数成功妊娠的报道，但目前卵子冷冻成功有效率和稳定性不如胚胎冷冻。人卵巢组织冷冻的研究从20世纪90年代开始，有研究将卵巢带蒂冷冻，有POF危险的患者在发生POF之前通过开腹或腹腔镜技术在卵巢不同位置取5~6块直径为5mm、厚2~3mm的标本用于冻存。虽然卵巢组织冻存未来的确实利用度尚未知，但Salle等发现经过DMSO冷冻方案的人卵巢组织结构没有明显损害，卵泡的数量和分布与新鲜标本几乎没有差异。

有潜在POF家族史，卵巢手术或放化疗前的患者，可以通过腹腔镜或B超介导的方式，在绝经前或治疗前取到卵巢组织或卵子，采用程序冷冻降温仪器，将不同发育阶段的卵子冷冻保存，等到准备妊娠的时间，将冻存的卵巢或卵子复苏，进行卵巢移植或采用体外受精的方法怀孕，等待卵子冻存技术获得稳定和规范的结果以后，建立人类卵子库的设想将得到实现。

对于卵巢功能的保护目前可用药物干预治疗和卵巢组织异位移植，用于干预治疗的药物主要有促性腺激素释放激素激动剂（GnRH-a）和凋亡抑制剂。前者理论上作用于下丘脑-垂体轴从而抑制卵巢功能，降低卵巢组织对放化疗损伤的敏感性，2005年美国生殖医学伦理会声称：目前临床尚缺乏确切的证据来证明GnRH-a有利于保存生育力，后来研究也发现这类药物难以保护卵巢组织中占绝大多数的始基卵泡免于闭锁。凋亡抑制剂在卵巢功能保护方面的研究还处于早期试验阶段，其在阻止卵巢早衰发生过程中的作用还需要大量的临床试验来证明。另外，近年就年轻的中晚期宫颈癌患者放疗前行卵巢移位以保护其卵巢功能受到重视，Bloemers等学者对1例29岁宫颈癌患者放化疗前行腹腔镜下卵巢移位术，随访3年，该患者月经周期正常，且获得了无病生存。然而，该技术的可行性在中国并未受到广泛关注。

（五）肾上腺皮质激素的应用

基于自身免疫性卵巢早衰的病因及POF伴随的自身免疫性疾病，有学者认为采用肾上腺皮质激素治疗POF可取得一定疗效。一般可用泼尼松10~30mg/d，部分患者治疗后FSH水平降低，雌激素水平升高，但在缺乏"卵巢炎"诊断依据的情况下，肾上腺皮质激素应用时的不良反应应引起重视。

总之，POF是妇科内分泌领域的常见病，病因复杂、治疗难度大，其给患者尤其是未生育的患者带来巨大痛苦，严重影响患者的生活质量，随着对 POF 发病机制、易感因素的深入研究和临床治疗的循证医学证据的积累，人们有针对性地预测其遗传度、早期诊断 POF、根据患者具体情况选择合适的方案是治疗的关键；在诊治其他系统疾病时，要充分考虑如何保护女性患者的生殖功能，尽可能更有效地预防医源性 POF 的发生，并对特异的基因异常患者，尤其对其年轻的子代提供遗传咨询服务和尽早地生育指导建议。

第六章 儿童口腔疾病

第一节 常见的儿童牙体牙髓病

一、儿童龋病

龋病是在细菌为主的多种因素作用下，牙无机物脱矿，有机物分解，导致牙体组织发生慢性进行性破坏的一种疾病，其发病方式以牙体组织崩解为特征，临床表现开始为龋损部位釉质脱矿、微晶结构改变，继之有机质破坏分解使釉质和牙本质脱矿、软化、缺损而形成龋洞，若病变继续发展则形成牙髓病、根尖周病甚至颌骨炎症，病灶牙影响儿童牙颌系统及全身健康。

（一）儿童患龋状况

儿童龋病是临床上最常见的儿童口腔疾病，随着口腔预防保健工作及各项保健措施的开展，人民生活水平的不断提高，患龋率和龋均得到了有力的控制。虽然在一些发达国家儿童患龋率呈下降趋势，但由于食物结构的精细、糖耗量的增加、人们口腔健康意识和行为的差距、口腔预防保健工作没有得到广泛的开展等因素，一些国家儿童患龋率仍呈上升趋势。我国儿童乳牙患龋率也居于高水平，据 2005 年第三次全国口腔健康流行病学调查结果显示，5 岁组儿童患龋率达 66.0%，12 岁组儿童恒牙患龋率达 28.9%。5 岁组和 12 岁组的龋病治疗率分别只有 2.8% 和 10.6%。

乳牙在萌出后不久即可患龋病，临床最早可见出生后 6 个月的婴儿，上颌乳中切牙牙冠尚未完全萌出，而远中唇面已患龋，国外也有出生后 6 个月上颌中切牙发现龋损的报道。与恒牙相比，乳牙龋病的发生较早。有关我国乳牙患龋情况的报道均显示 1 岁左右起即直线上升，6 ~ 8 岁到达高峰，9 ~ 12 岁随着乳、恒牙的替换，新生恒牙的陆续萌出，乳牙的患龋率、龋均逐渐降低。恒牙在 6 ~ 7 岁萌出后就可能患龋，儿童期的年轻恒牙由于釉质发育未成熟、矿化程度低等因素，比成人的恒牙更易患龋。儿童在 12 岁以后，进入恒牙患龋高峰阶段，约在 25 岁趋向平稳。

（二）儿童易患龋的因素

与恒牙相比，乳牙更易患龋，这与乳牙的解剖形态、组织结构、矿化程度及其所处的环境等因素有关。乳牙易患龋的因素有如下几点：

1. 乳牙解剖形态的特点

乳牙牙颈部明显缩窄，牙冠近颈部 1/3 隆起，邻牙之间为面与面的接触且接近牙龈，接近替牙期的儿童牙列中的生理间隙明显，加之咬合面的点隙裂沟等处均易使食物滞留而不易自洁，故易致菌斑集聚。

2. 乳牙组织结构的特点

与恒牙相比，乳牙的釉质、牙本质薄，矿化程度低，羟磷灰石晶体小，抗酸力弱。

3. 儿童的饮食特点

儿童喜欢甜食，每天的进食次数较成人多，加之儿童的饮食多为软质食物，黏稠性强，含糖量高，容易产酸发酵。

4. 儿童的口腔卫生习惯

儿童正处于口腔卫生习惯的培养阶段，口腔卫生行为主要依靠家长及幼儿园老师的帮助与监督，但由于有些家长及幼儿园老师不具备口腔保健知识，没有让儿童养成良好的口腔卫生习惯，加之儿童的睡眠时间长，口腔处于静止状态的时间较多，这时候儿童口腔的唾液分泌减少，自洁作用差，有利于细菌滋生，增加患龋机会。

在年轻恒牙列中，第一恒磨牙患龋年龄最早，患龋率最高（占年轻恒牙患龋率的 90%），其原因主要是：咬合面的表面积最大，窝沟点隙复杂，易滞留细菌和食物残渣；萌出时咬合面远中部分龈瓣覆盖时间长，龈瓣下牙面长期处于不洁状态；萌出后达到咬合平面的时间长，咬合面低于咬合平面，缺乏咀嚼对牙面的自洁作用；年轻恒牙的硬组织薄，矿化程度较成熟恒牙低，溶解度高，渗透性强，抗酸性差；儿童年龄小，刷牙护齿意识弱，刷牙效果较差。第一恒磨牙在第二乳磨牙之后萌出，形态又与之相似，常常被家长误认为是乳牙而不予重视。

（三）儿童患龋的牙位、牙面特点

乳牙列中所有的牙和牙面均可患龋，乳牙龋病以上颌乳切牙、下颌乳磨牙多见，其次是上颌乳磨牙、上颌乳尖牙，下颌乳尖牙和下颌乳切牙较少。乳牙龋病的好发牙面，在上颌乳牙为：乳中切牙的易患龋牙面为近中面，其次是远中面和唇面；乳侧切牙以近中面、唇面多见；乳尖牙则多见于唇面，其次为远中面；第一乳磨牙多见于咬合面，其次为远中面；第二乳磨牙则多发于咬合面和近中面。在下颌乳牙为：乳中切牙和乳侧切牙较少患龋，患龋多出现于近中面；乳尖牙多见于唇面，其次是远中面和近中面；第一乳磨牙多见于咬合面，其次是远中面；第二乳磨牙多见于咬合面，其次是近中面。

各年龄阶段乳牙龋病的发生部位有明显特点，1~2岁时，主要发生在上颌乳前牙的唇面和邻面，其原因可能与乳牙萌出时间及婴幼儿进食方式有关；3~4岁时，多发的是乳磨牙咬合面的窝沟；4~5岁时好发于乳磨牙的邻面。由于左右侧同名乳牙的形成期、萌出期、解剖形态及所处位置等相似，又处于同一口腔环境内，加之乳牙龋病有多发、易发的特点，故在乳牙中，左右侧同名牙同时患龋的现象较为突出。

儿童期年轻恒牙患龋主要为恒磨牙的窝沟点隙，尤其以第一恒磨牙为甚，第一恒磨牙在6岁左右即萌出于儿童口腔，常被家长误认为是乳牙而得不到及时的保护和治疗，因此保护儿童的"六龄牙"是此阶段的重要内容。

（四）龋病对儿童的危害

龋病对儿童口腔局部和全身机体都有不良影响。

1. 局部影响

乳牙因龋蚀致牙体缺损，尤其是在涉及大部分乳牙时，儿童的咀嚼功能明显降低。乳牙的龋蚀、牙体的崩坏，使食物残渣、软垢等易停滞在口腔内，口腔卫生恶化，有利于新萌出的恒牙发生龋蚀，尤其对与龋牙相邻的恒牙影响较大。乳牙龋发展成根尖周炎后，炎症影响继承恒牙牙胚，可使其釉质发育不全，如特纳牙的发生。乳牙根尖周炎症致局部牙槽骨破坏、感染根管的牙根吸收异常、残根滞留等使继承恒牙的萌出过早或过迟，影响恒牙萌出顺序和位置。牙冠因龋缺损，近远中径减少，或因乳牙早失，继承恒牙所占间隙缩小，该恒牙萌出时因间隙不足而发生位置异常，导致错颌畸形。第一恒磨牙的牙冠缺损还会影响恒牙正常咬合关系的建立。破损的牙冠可刺激局部舌、唇颊黏膜，慢性根尖周炎的患牙根尖有时穿透龈黏膜外露于口腔内，使局部接触的软组织形成慢性创伤性溃疡。

2. 全身影响

多数乳牙患龋、牙体的缺损和崩解，第一恒磨牙的严重龋蚀均会使咀嚼功能大大降低，影响儿童的营养摄入。儿童又正处于生长发育的旺盛时期，故颌面部和全身的生长发育会受到影响，机体的抵抗力也可降低。由龋病转成的慢性根尖周炎，可作为病灶牙使机体的其他组织发生病灶感染。在儿童，与病灶牙有关的疾病有低热、风湿性关节炎、蛛网膜炎、肾炎等。有报道在治疗疾病的同时，治疗或拔除病灶牙，能治愈或减轻。

幼儿期是儿童学习语言的时期，乳牙的崩坏和早失会影响正确的发音。龋蚀会影响美观，尤其在前牙区严重龋蚀时会给儿童正常心理的发育产生一定的影响。虽然乳牙终将被替换，但不能忽视乳牙龋病，以免给儿童局部和全身带来不良影响。

二、乳牙牙髓病

乳牙牙髓病是乳牙牙髓组织的疾病，包括牙髓炎症和牙髓坏死。乳牙牙髓病多由深龋感染引起，当龋病涉及牙本质时，或达到牙本质深层时，细菌和毒素可以通过牙本质小管侵入牙髓，使牙髓发生炎症反应；当龋病进一步发展至穿髓时，牙髓即直接受到感染，炎症可在冠髓中蔓延甚至累及根髓，炎症继续加重，牙髓组织可出现坏死。牙髓炎症和牙髓坏死都有可能影响到根周或尖周组织。

乳牙牙髓病除龋病外，牙外伤也可引起。牙受到撞击或跌伤后，有的使牙周膜损伤或根尖血液循环受阻，甚至血管断裂，有的使牙冠折断或牙髓暴露，从而引起牙髓炎症或牙髓坏死。由于牙髓病的临床表现和组织病理学改变的不一致性，或临床诊断与病理学诊断符合率较低，乳牙牙髓病的分类也多是按临床表现进行的，即急性牙髓炎、慢性牙髓炎、牙髓坏死和牙髓变性等。

（一）急性牙髓炎

急性牙髓炎多发生在受过意外创伤和最近进行牙体手术的乳牙。如在备洞时切割牙体组织过多，修复时使用树脂类材料而未垫底，备洞时意外穿髓而未能发现予以修复者。来源于龋病的急性牙髓炎则多是慢性牙髓炎急性发作，当龋源性的慢性牙髓炎引流受阻，微生物感染和外界刺激加强，或身体抵抗力减弱时则可导致急性发作。

疼痛是乳牙急性牙髓炎的重要症状，可在未受到任何外界刺激的情况下发生。早期，疼痛持续时间较短，缓解时间较长；晚期，疼痛持续时间延长，缓解时间缩短。患儿常常在玩耍、看书或睡觉时疼痛，夜间痛时患儿不能入睡或从熟睡中痛醒。冷热温度刺激可诱发疼痛或使疼痛加重，但乳牙急性牙髓炎对温度刺激的反应不如成人恒牙牙髓炎强烈。探查龋洞底较为敏感，如果探到穿髓孔时即感到疼痛，有的可见少量脓液或血液自穿髓孔处溢出，溢出后疼痛随即缓解。当炎症波及根尖周组织或根分叉部位时，叩诊即出现疼痛。慢性牙髓炎急性发作的患牙因牙髓原已有炎症，临床检查多数都有叩痛。

（二）慢性牙髓炎

慢性牙髓炎是最常见的乳牙牙髓病，绝大多数来源于龋病，也可由急性牙髓炎转化而来。慢性牙髓炎可根据是否穿髓分为三类：未穿髓者称为慢性闭锁性牙髓炎，穿髓者称慢性开放性牙髓炎。慢性开放性牙髓炎又分为慢性增生性牙髓炎和慢性溃疡性牙髓炎。

慢性牙髓炎的临床症状轻重不一，相差较为悬殊，多数患牙症状轻微，甚至无明显症状。慢性溃疡性牙髓炎较为多见，因已穿髓，炎性渗出物可得以引流，仅有轻微症状，或当冷热刺激、食物碎片嵌入龋洞时才引起疼痛，但刺激去除后疼痛常持续一段时间。刺激诱发较短时间的疼痛，表明牙髓炎症较局限或轻度；刺激诱发较长时间疼痛表明牙髓炎症较广泛或较重度。龋源性慢性牙髓炎的病程较长，当牙髓炎症范围较广时则有叩痛，X线片可显示乳磨牙根分叉部位的牙周膜间隙增宽，硬骨板破损。

慢性增生性牙髓炎常见于穿髓孔较大的龋损乳磨牙和外伤冠折露髓后的乳前牙。这些牙的根尖孔大，血运丰富，使处于慢性炎症的牙髓组织过度增生，增生的牙髓组织通过穿髓孔向外突出形成息肉。牙髓息肉可充满整个龋洞或冠折露髓孔外，对刺激不敏感，也无明显症状，咀嚼时食物压迫息肉深部的牙髓可引起疼痛，检查时可见龋洞内或冠折露髓处有红色肉芽组织，探触时不痛但易出血。慢性闭锁性牙髓炎是深龋接近牙髓，各种刺激通过薄层牙本质而产生的慢性牙髓炎症。一般有不定时的自发性疼痛，有的则无明显自发痛，仅有冷热刺激痛，但刺激去除后疼痛可延续一段时间。

（三）牙髓坏死

牙髓坏死多为牙髓炎症发展的自然结局，除细菌感染之外，牙外伤或具有毒性的药物作用都能引起牙髓坏死。

单纯的牙髓坏死一般无疼痛症状，但牙多有变色，这是牙髓坏死组织分解产物渗入牙本质小管的结果。乳牙牙髓坏死常可引起根尖周炎症而出现疼痛，或咀嚼时疼痛，或在儿童抵抗力下降时感患牙不适。龋源性牙髓炎发展所致的牙髓坏死，开拔髓时不痛，牙髓已无活力，探查根髓时也无反应，但多有恶臭。牙髓坏死是个渐变过程，当牙髓尚未完全坏死之前则为部分牙髓坏死，其部分坏死的范围可以从牙髓的小部分坏死到牙髓的大部分坏死。如乳磨牙冠髓坏死，根髓可有部分活力；某一根髓坏死，其余根髓可有活力等。牙髓部分坏死的临床表现取决于尚未坏死的部分牙髓炎症的类型，如果是慢性牙髓炎就表现为慢性牙髓炎的症状，如果是慢性牙髓炎急性发作就表现为急性牙髓炎的症状。

（四）牙髓变性

牙髓变性种类很多，与乳牙有关的是牙体吸收。牙体吸收有生理性吸收和病理性吸收，生理性吸收指替换乳牙的牙根吸收，即当儿童达一定年龄时，由于继承恒牙胚萌出过程中产生的压力，使乳牙牙根发生生理性吸收而脱落，同时恒牙萌出。病理性吸收有内吸收和外吸收，其中乳牙牙髓炎、根尖周炎、牙外伤和经活髓切断术、盖髓术治疗的牙都有可能出现牙内吸收或外吸收。

发生牙体吸收的乳牙一般无自觉症状，常常是在X线检查时才能发现。牙体内吸收从髓腔壁开始，吸收部位各异，可发生在髓室，也可发生在根管口或根管内，当髓室吸收接近牙面时，牙冠内富有血管的肉芽组织可透过菲薄的釉质使牙冠呈现出粉红色。位于乳磨牙髓室的吸收可使髓室底穿通，位于根管的内吸收可使牙根折断。

乳牙的外吸收一般也无症状，它是由牙体表面向着髓腔内发展，吸收的牙骨质可出现凹陷或蚕蚀状，当吸收限于牙体硬组织时，牙髓组织已有散在的炎症细胞；当吸收侵犯到牙髓时，牙髓组织则出现明显的炎症变化；当吸收使牙根变短后可出现牙松动。

三、乳牙根尖周病

乳牙根尖周病是指根尖周围或根分歧部位的牙骨质、牙周膜和牙槽骨等组织的炎症性疾病。乳牙根尖周病绝大多数是由牙髓病或牙髓感染发展而来，通过根管治疗可治愈。乳磨牙根分歧处的牙体组织薄，副根管多，牙髓感染易通过这些途径扩散，乳磨牙根尖周炎症又常发生于根分歧下方的根周组织内，绝大多数根尖周病是与乳磨牙的髓底解剖结构有关。

来自牙髓的感染是乳牙根尖周病最主要的病源，其次是牙遭受外力的损伤，如跌倒、碰撞、打击对牙的伤害，以及牙髓治疗过程中药物或充填材料使用不当等造成根尖周组织的严重损害。在牙髓感染中，牙髓炎症，特别是牙髓坏死以后，细菌及其毒素、组织分解产物可通过根尖孔到达根尖周组织，或通过侧支根管、副根管到达根尖周组织而引起根尖周病。根管的感染是以厌氧菌为主体的混合感染，感染根管内可产生许多物质，其中主要是内毒素和各种侵袭性酶，它们具有强的致炎作用和导致组织崩解和破坏的能力。

乳牙根尖周炎的早期症状不明显，就诊时病变多较严重，相当一部分是出现急性牙槽脓肿或间隙感染后方才就诊。临床上的急性根尖周炎多数是慢性根尖周炎急性发作，即当引流不畅、破坏严重而机体抵抗力较差时导致的急性炎症。此时，可出现较为剧烈的自发性疼痛、咀嚼痛和咬合痛，若穿通患牙髓腔，常见穿髓孔溢血或溢脓。患牙松动并有叩痛，根尖部或根分歧部位的牙龈红肿，有的出现颌面部肿胀、所属淋巴结肿大，并伴有全身发热等症状。积聚在根尖组织的脓液若未通过人工方法建立引流，则沿阻力小的部位排出，使牙龈出现瘘管，反复溢脓，反复肿胀，牙龈出现瘘管后，急性炎症则可转为慢性炎症。而且，因乳牙牙周组织较疏松，脓液易从龈沟排出，加剧患牙松动。若治疗及时，炎症很快消退，当炎症消退后，牙周组织还能愈合并恢复正常。

四、年轻恒牙牙髓病及根尖周病

年轻恒牙的牙髓炎多数是由龋病引起，但牙结构异常、牙外伤也可引起，有的则是医源性因素。龋病引起的牙髓炎多是慢性炎症，若深龋使牙髓广泛暴露，则常常形成慢性增生性牙髓炎，即牙髓息肉，而龋病引起的急性牙髓炎往往是慢性牙髓炎的急性发作。严重的牙创伤或制洞过程中的意外穿髓，则可使牙髓发生急性炎症或牙髓坏死。

年轻恒牙的根尖周病多是牙髓炎症或牙髓坏死的继发病，此时的牙髓感染可通过宽阔的根尖孔引起根尖周组织的炎症或病变。若病原刺激强，机体抵抗力弱，局部引流不畅，则可能很快发展为急性根尖周炎。若病原刺激作用弱，机体抵抗力增强，炎症渗出物得到引流，急性炎症又可转为慢性炎症，其中，由于机体抵抗力较强，根尖周组织长时间受到轻微刺激而表现出的根尖周骨小梁密度增强的根尖周致密性骨炎则较为多见。

由于年轻恒牙牙髓和根尖周组织疏松，血液丰富，一旦发生炎症感染易于扩散，如治疗及时，炎症也易控制和恢复。

第二节 乳牙龋病

一、乳牙龋的分类

龋病的分类方法较多，可根据龋坏的进展情况和病变部位分类，儿童龋病的分类也是在此基础上进行的。根据龋齿对牙齿表面的破坏程度，龋齿可分为浅龋、中龋和深龋。根据龋齿发展的速度，龋齿可分为静止性龋、慢性龋、猖獗性龋（猛性龋）。根据病变部位分，可分为窝沟龋、邻面龋、牙颈部龋、颊面龋等。目前常用的乳牙龋分类方法如下。

（一）临床分类

1.喂养龋

又称奶瓶龋，主要是由于不正确奶瓶喂养或人工喂养方式引起。喂养婴幼儿时，由于吸吮时的负压将乳头或橡皮奶嘴紧抵上腭，舌将上下牙列隔开，乳汁或果汁等与除下颌乳前牙以外的所有乳牙接触，特别与上颌乳前牙接触频繁且时间较长，这样牙面菌斑中的致龋菌便可利用这些液体食品中的乳糖、果糖及蔗糖发酵产酸，致菌斑pH降至临界pH以下即可发生釉质脱矿，产生龋损。这一过程在婴幼儿睡眠时尤为突出，含奶瓶入睡的孩子，停止吸吮后，上颌乳前牙浸泡在这些可发酵的液体食品中，加上睡眠时口腔中唾液分泌减少，流速减慢，吞咽减少，对酸的清除减慢，口腔中的致龋菌比平时更充分地利用这一静止的周围环境，迅速产酸，导致喂养龋的发生。

喂养龋主要发生在上颌乳前牙和上颌乳磨牙，较快发展成广泛性龋。喂养龋少见于下颌乳前牙，可能与吸吮时下颌、下唇的运动以及下颌乳前牙近舌下腺、颌下腺导管的开口等因素有关。

2. 环状龋

乳前牙唇面、邻面龋较快发展成围绕牙冠的广泛性的环形龋，呈卷脱状，多见于牙冠 1/3 至颈 1/3 处，有时切缘残留少许正常的釉质及牙本质。其发生有学者认为与乳牙新生线的矿化薄弱有关，但也有学者予以否认，并经病理组织学的观察分析，认为环状龋的形成与乳牙牙颈部出生后釉质的矿化程度低有关。龋蚀向两侧扩展，而不易向矿化程度较高、抗酸性能较强的出生前釉质扩展，以致形成环状。环状龋的发生与局部食物易滞留及自洁作用较差也有关。环状龋在恒牙中甚为少见。

3. 猖獗性龋

又称猛性龋，是指短期内发生在多数牙位、多数牙面的急性进展性重度龋病，常累及不易患龋的下颌乳前牙和磨牙的牙尖、牙嵴，随着乳牙龋蚀的发展很快发生牙髓感染。临床上常见在同一个体的大多数乳牙，甚至全部乳牙在短时间内同时患龋，同一牙上有多个面受累，牙冠很快被破坏，甚至成为残冠和残根。猖獗性龋通常出现于瘦弱或者患有其他系统性疾病的儿童，与患儿口腔卫生差，唾液量少，喜食甜食有关。

（二）Massler，Schour 分类

此分类把乳牙龋损归纳为 4 类。

1. 单纯性龋

单纯性龋即常见的由磨牙咬合面窝沟，邻面开始的龋损。

2. 忽视性龋

忽视性龋指因口腔卫生差，又未得到及时治疗，龋损牙数增多，范围增大的龋损。

3. 少年龋

少年龋指在生长活跃的青春前期，新生的龋急速发展，牙本质很快崩坏的一类龋损。

4. 猖獗性龋

猖獗性龋包括涉及下颌前牙在内的绝大多数牙面快速，广泛的龋损。

（三）ABC 分类

将上下颌乳牙分为前牙区（F）、磨牙区（M）共 6 个牙区，A 型是指龋损仅出现在上颌 F 或仅出现于磨牙 M；B 型是上颌 F 和 M 区同时出现龋损；C 型指下颌 F 有

龋或是包含下颌 F 部及其他部同时患龋者。上述 3 型中，A 型为单纯性龋，如及时修复治疗，预后较好。B 型的龋敏感性较高，需及时治疗与定期检查。C 型常呈重度龋病，龋敏感性更强，应特别关注。

（四）四度分类

按乳牙龋蚀的程度将乳牙龋分为 4 度。Ⅰ度龋（C1）为表面浅龋可呈白垩色或褐色斑，轻度实质缺损或涉及牙本质浅表处，可用探针探及确认，窝沟处探入深度约 1mm，好发于乳牙窝沟、邻面及颈部。Ⅱ度龋（C2）指牙本质龋坏明显，窝沟处探针探入深度约 2mm，龋坏与髓腔之间有正常牙本质，感染未涉及牙髓。Ⅲ度龋（C3）指龋坏致牙髓暴露、髓腔穿通，有牙髓病症状或牙已变色，治疗时需作牙髓治疗或根管治疗。Ⅳ度龋（C4）指龋坏致牙冠组织崩溃，成残冠或残根，牙髓组织早已感染。乳牙有时虽牙冠崩溃，损坏范围广，但牙髓仍保持正常，这种情况属于 C2，是龋坏停止或呈缓慢进展所致，牙本质呈黯褐色，表面较硬，即静止龋。

二、乳牙龋的临床特点

乳牙龋病是儿童口腔中最为常见的疾病，儿童龋病与成人龋病在病因和组织病理学方面有许多相似之处，但由于儿童的生长发育、牙体硬组织的解剖特点、饮食习惯、口腔卫生习惯等特点，导致儿童较成人更易患龋，病变发展更为迅速，对全身的危害更为严重。乳牙患龋以下颌乳磨牙最多，上颌乳磨牙和上颌乳前牙为次，下颌乳前牙最少。乳牙龋病好发牙面为乳切牙的近中和唇面，乳尖牙的唇面和远中面，第一乳磨牙的咬合面和远中面，第二乳磨牙的咬合面和近中面。与恒牙龋损相比，乳牙龋损的临床表现有其特异性。

（一）患龋率高、发病早

乳牙萌出不久即可患龋，发病时间早，大量的流行病学调查结果均显示乳牙的患龋率、龋均明显高于恒牙，6~8 岁达到高峰。

（二）龋齿多发、龋蚀范围广

在同一儿童的口腔内多数乳牙常同时患龋，也常在一个牙的多个牙面同时患龋，恒牙龋蚀主要发生在咬合面和邻面，乳牙龋蚀除发生在咬合面、邻面外，还常发生在唇面、舌面等光滑面和牙颈部。

（三）龋蚀发展速度快

由于乳牙牙体组织较恒牙矿化程度低，釉质牙本质薄，牙髓腔大，乳牙的牙体因龋蚀可很快崩坏，在短时间内易转变为牙髓炎、根尖周炎和残根、残冠等。

（四）自觉症状不明显

乳牙龋蚀发展快，但自觉症状不如恒牙明显，故临床上常因家长忽视，待发展成牙髓炎或根尖周病时才来就诊。

（五）修复性牙本质形成活跃

与成人恒牙相比，乳牙龋蚀促使修复性牙本质的形成活跃，此防御功能有利于龋病的防治。修复性牙本质能防御细菌感染牙髓，保护牙髓。

（六）乳牙患龋常成对称性

左右同名牙可同时患龋。

（七）特殊型类的龋齿

由于儿童的饮食特点及乳牙的形态结果特点，奶瓶龋、猖獗龋等恒牙较少出现的龋蚀类型常会在乳牙中出现。

三、乳牙龋的诊断要点

乳牙龋病的分类多种多样，临床诊断主要以病变和特定的临床表现为依据。因此，儿童乳牙龋病的诊断一般并不困难，要完全准确地诊断各型龋病也并非易事，必要时应根据条件选用一些准确性较高的特殊检查。

（一）浅龋

釉质龋，一般无任何症状，临床表现为窝沟点隙呈墨浸状着色且不易去除，探之粗糙或探针尖能稍稍插入，滑动有阻力；或在光滑面出现白垩色斑；邻面龋最早发生在接触面下方，早期不易发现，需要结合牙线、X线咬翼片和光透照等方可确诊。

（二）中龋

牙本质浅龋，激发痛因人而异，乳牙多不明显，刺激去除之后，症状立即消失。患儿无自发痛，龋洞为中等深度，洞内有食物残渣滞留，探痛和温度刺激痛不如年轻恒牙明显，洞底为黄褐色或棕褐色或棕黑色软龋。

（三）深龋

牙本质深龋，龋坏极近牙髓，或已累及牙髓，激发痛较中龋明显，但仍因人而异，刺激去除之后，疼痛仍持续一定时间才消失，无自发痛，龋洞较深，近髓，但未穿髓。

（四）继发龋

充填修复后洞缘或洞壁或洞底再次发生的龋病。有牙体充填病史，通过常规视诊和探诊可确诊洞缘继发龋，洞壁或洞底继发龋则靠 X 线片而确诊。

（五）猖獗性龋

有嗜甜食或情绪紧张病史，临床表现的特点为：短期内发生多个牙、多个牙面的急性进展性龋病，常累及不易患龋的下颌前牙和牙尖、牙嵴，患儿唾液少而稠。

（六）奶瓶龋

有长期夜间睡觉前喝牛奶或哺乳的不良习惯，临床特点为：上颌乳切牙光滑面和上颌第一乳磨牙咬合面的广泛性龋损而下切牙无龋。

（七）环状龋

临床上见围绕上颌前牙牙冠颈部 1/3 处的环状龋损即可确诊。

四、乳牙龋的治疗

乳牙龋病的治疗目的是终止龋病的发展，保护牙髓的正常活力，避免因龋而引起的并发症。恢复牙体的外形和咀嚼功能，维持牙列的完整性，保证乳牙的正常替换，有利于颌骨和全身的生长发育。治疗原则是早发现早治疗，先治疗乳磨牙，再治疗乳前牙，近髓深龋不必过于考虑保留活髓。近年来，随着口腔医学和材料学的发展，在乳牙龋病的治疗方法及使用材料方面均有一定的进展，针对不同程度的龋损，龋病的治疗主要有阻断性治疗、再矿化治疗和修复治疗。

（一）阻断性治疗

阻断性治疗是指不磨除或少磨除龋损组织，在龋损部位涂抹适当的药物使龋损停止发展的方法。

1. 适用范围

阻断性治疗主要适用于龋损面广泛的浅龋或剥脱状的环状龋，不易制备洞形的乳牙。这类龋损常见于乳前牙邻面和唇面，有时也可见于乳磨牙的颊面。药物治疗并不能恢复牙体外形，只抑制龋蚀进展的作用，若有条件应尽可能作修复治疗。

2. 常用药物

治疗龋病的常用药物为 2% 氟化钠溶液、8% 氟化亚锡溶液、1.23% 酸性氟磷酸钠溶液、75% 氟化钠甘油糊剂、10% 氨硝酸银溶液和 38% 氟化氨银溶液，前 4 种无腐蚀性，可用于不合作儿童。近年来，有学者用氟保护漆进行乳牙环状龋的阻断治疗也取得了良好的效果。

3. 药物作用原理

（1）含氟制剂与釉质中的羟磷灰石作用，大量变成难溶的氟化钙，少量成为氟磷灰石，氟磷灰石的抗酸能力强，从而增强釉质的抗龋力；停留在釉质表面的氟化钙可有少量溶解而释放出氟和钙离子，促进龋坏组织的再矿化。氟保护漆固化后可封闭暴露的牙本质小管，阻断龋病的进一步发展。

（2）氨硝酸银涂布，又称氨银浸镀法，主要是硝酸银中的银离子与有机质中的蛋白质结合形成蛋白银沉淀，抑菌和杀菌作用。银离子沉积于牙本质小管能堵塞小管，并抑制小管内的细菌生长和繁殖。

（3）氟化氨银水溶液同时具备含氟制剂和氨硝酸银的优点，可形成难溶的蛋白银、氟化钙和磷酸银，且对牙髓的刺激小于硝酸银。氟化氨银对无机质、有机质均有强化作用，同时有较强的杀菌作用，可杀灭软化牙本质及牙本质小管内的细菌而抑制龋蚀的发展，其抑菌作用优于硝酸银和氟化钠，缺点是对软组织有腐蚀性，可使局部牙面变黑。

4. 操作步骤

（1）去除腐质及无基釉或尖锐边缘，修整外形，形成自洁区。

（2）清洁牙面，干燥防湿：清洁前可先涂菌斑染色剂，明确范围，以便彻底清洁。欲含氟药物涂布者，清洁牙面时不宜使用含碳酸钙的摩擦剂，因药物中的氟离子易与碳酸钙中的钙离子结合形成氟化钙，影响氟化物对牙齿的作用。牙面清洁后需吹干，用棉卷隔湿并辅以吸唾器，以免唾液污染牙面或将药物溢染他处。

（3）涂布药物：涂药要有足够的时间浸润牙面，操作时应反复涂擦 2～3 分钟，每周涂 1～2 次，3 周为一疗程。使用有腐蚀性的药物时，药棉切忌浸药过多，结束时应拭去过多的药液，以免流及黏膜造成损伤。涂氟 30 分钟内不漱口、不进食。

应用药物治疗时应注意，使用氟化物应避免咽下，使用硝酸银、氟化氨银应避免触及黏膜组织，另外，银浸镀后会使牙齿变黑，治疗前应先征得家长的同意。

（二）再矿化治疗

对已经脱矿而硬度下降的早期釉质龋，用特殊配制的再矿化液处理牙面使其重新沉积钙盐，恢复釉质的硬度，这种治疗方法为早期龋的再矿化治疗。

1. 适用范围

乳牙光滑面的白斑（釉质龋）；对龋病活跃的龋高危儿童可作预防用。

2. 再矿化液

再矿化液主要有单组分和复合组分两种类型，近年来的研究更趋向用复合组分的再矿化液，此类再矿化液的主要成分为氟化物、钙盐和磷酸盐类。

3. 应用方法

用作含漱剂时每日含漱；用作局部涂抹剂时先清洁釉质白斑区，隔湿、干燥，用小棉球饱浸药液放置于白斑处，反复涂擦 2～3 分钟，每周涂抹 1～2 次，3 周为一疗程。要获得良好的再矿化效果，必须注意改善患儿的口腔卫生状况，限制甜食，否则无法达到令人满意的再矿化治疗的效果。

（三）修复治疗

乳牙龋损后可致咀嚼功能降低，多个乳牙牙冠破坏严重时可致乳牙牙弓长度缩短、咬合高度降低，对颌面的正常生长发育及恒牙列的形成均带来不良影响。故去除病变组织、恢复牙体形态、提高咀嚼功能的修复治疗是非常重要的。

1. 充填治疗

去除龋坏组织，制备大小与形态适当的窝洞，在保护牙髓的状况下，用牙科材料充填窝洞，恢复牙体外形的一种治疗方法。

（1）窝洞的制备：基本原则同恒牙的牙体窝洞制备，但应考虑乳牙解剖结构的特点，釉质和牙本质薄，牙髓腔大，髓角高，牙颈部缩窄，牙冠向咬合面聚拢以及易磨耗等，在备洞过程中应尽量避免意外穿髓。

制备洞形时还应考虑到不同的修复材料对洞形有不同的要求。目前儿童牙科常用的备洞器械仍然是钻机。近年来，在一些发达国家采用了一些备洞新技术以减轻由于钻机备洞可能给儿童造成恐惧和疼痛，如化学机械备洞、激光备洞和喷砂备洞新技术。伢典（Carisolv）是在化学机械备洞时应用的一种去除龋坏组织的新型活性凝胶，伢典的化学机械备洞法在乳牙龋损的治疗中是一种有效的，创伤较小的龋病治疗新技术。激光备洞去除龋坏组织可不用术前麻醉，治疗过程中也不会发出尖锐的噪声，无术后反应，但需要特殊的激光设备。喷砂备洞需要橡皮防水障和强吸唾装置，不用钻机，虽然避免了患儿对牙钻的恐惧，但有吸入石英砂的危险。

（2）牙体组织的修复：在修复牙体外形时应考虑到乳牙的釉质和牙本质均较薄，凡位于牙本质中层以下的窝洞均应垫底后再充填，垫底材料要对牙髓无刺激，如氧化锌丁香油粘固粉、聚羧酸锌粘固粉等。由于磷酸锌粘固粉中的游离磷酸对牙髓有刺激，应尽量避免使用。对于较薄的复面洞邻面轴壁，可放置氢氧化钙制剂作洞衬后再行充填治疗。

儿童牙科临床常用的牙体修复材料有银汞合金、玻璃离子材料、复合树脂及复合体材料。银汞合金是临床充填材料中使用时间最久的材料之一，由于银汞合金中汞污染环境，它的颜色影响美观，此充填材料在儿童牙体缺损修复治疗中的应用逐步减少，因其毒性和不美观，银汞合金在儿童牙体缺损修复治疗中的应用越来越少，逐渐被一些性能优良的牙色材料，如树脂增强型玻璃离子材料，复合体材料所替代。儿童牙体缺损修复的操作基本同于恒牙牙体修复，但在修复乳牙邻面外形时还应考虑到乳牙列生理间隙的存在，不必勉强恢复接触点。在多个牙的牙冠崩坏时，应注意恢复咬合高度。

2. 嵌体修复

乳牙龋的嵌体修复主要以银合金嵌体为主，近年来复合树脂嵌体的应用正在增多。嵌体修复乳牙窝洞的优点为抗压性强，能很好地恢复患牙的解剖形态，尤其是恢复邻面、牙颈部等较难恢复完善的部分，能理想的恢复牙间接触点，抗压性强，不易折裂，修复体保留率高，修复后继发龋少。其缺点是牙体制备时需去除的牙体组织较充填法多，金属嵌体的颜色与牙体不协调，又因材料与牙体组织物理性能的差异，使修复体与牙体的磨耗度不一。并且嵌体的制作需要技工和技工室的配合和配备。

乳牙嵌体修复多于乳磨牙Ⅰ类复合洞形和Ⅱ类复合洞形的修复。牙体制备时应注意Ⅰ类洞形的深度应达牙本质，约1.2mm，咬合面与颊舌面的洞缘稍做成斜面。在复合Ⅱ类洞，龈壁的洞缘不制成斜面。由于乳牙牙本质薄、髓角高，牙体制备时应避免穿髓。乳牙嵌体修复也适用于缺损较多的乳磨牙多面洞，牙尖有缺损、咬合面广泛缺损、牙冠高度有降低的患牙和经牙髓病治疗后伴牙体缺损广、深的患牙。

3. 金属成品冠修复

金属成品冠，又称不锈钢预成冠，厚度为0.14mm，为镍铬合金冠，富有弹性，具有各乳磨牙的不同解剖形态及不同大小，牙体预备中需要磨除的牙体硬组织较少，而乳磨牙具有牙颈部明显缩窄、髓腔宽大、髓角高以及釉牙本质薄等特点，不能过量预备牙体组织，多用于乳磨牙的修复。

金属成品冠的适应证较为广泛，主要用于乳磨牙牙体大面积及多面积缺损，难以获得抗力形和固位形者；颈部龋损致窝洞已无法制备龈壁者；龋病活跃性强，易发生继发龋者；釉质或牙本质发育不全的乳牙；已做牙髓摘除术或活髓切断术后易发生牙折裂的乳牙；以及在全冠丝圈式间隙维持器和正畸装置中做固位体。金属成品冠修复的优点是牙体制备所需去除的组织较少，较容易恢复牙冠的解剖形态、近远中径和功能，操作简单。缺点是成品冠与牙颈部的密合需要操作者用冠钳处理，易受人为因素的影响；成品冠较薄而易磨损。金属成品冠的修复步骤如下：

（1）牙体制备：首先清洁牙面，去除龋坏组织。细的金刚砂针切割邻面使近远中面相互平行。若第二乳磨牙为牙列中最后一个牙时，远中面的制备比近中面稍深达龈下。颊舌面制备时应注意颊面近颈部1/3处隆起，此处应较多地切割，但应掌握适度，以免使牙体与成品冠之间的空隙过大。颊面与邻面相交处应制备成圆钝状移行。

（2）成品冠的选择：按牙的类别及大小选择合适的成品冠，一般以患牙近远中径的大小选定冠的号码，能完全包裹患牙的最小号冠为最合适的成品冠。为减少患儿的不适，可用间接法来进行选择，即在牙体制备完成后，对该牙局部取模，翻制石膏模型，在模型上测量患牙的近远中径，选择合适的成品冠。

（3）修整成品冠：参照模型上患牙的牙冠高度及颈缘曲线形态，剪除、修整成品冠的高度及颈缘，颈缘需达龈下 0.5～1.0mm。用各种冠钳调整冠的形态，恢复牙冠应有的隆起，缩紧牙颈部，尽量恢复患牙的解剖形态。

（4）磨光颈缘、试戴：用金属剪修剪过的颈缘须用细砂轮、橡皮轮等磨光，以免刺伤牙龈。试戴时应检查咬合面有无高点，牙颈部是否密合及成品冠与邻牙的关系等。

（5）粘固：经确认为适用的成品冠后，用玻璃离子材料或聚羧酸粘固粉粘固。

（四）非创伤性充填治疗

为了让更多的人得到口腔保健和治疗，Frencken 等口腔医生于 20 世纪 80 年代中期提出了非创伤性充填（ART）的方法，并在非洲开始试验，获得了令人鼓舞的研究成果，世界卫生组织于 1994 年 4 月 7 日正式提倡推广 ART 技术。ART 是指仅用手用器械如挖器、锄形器清除龋坏组织，然后用具有粘接性、抗压和耐磨性能好的新型玻璃离子材料充填窝洞，并同时封闭容易患龋的点隙裂沟的一种方法。ART 是一种阻止龋病进展，最大预防和最小创伤的现代治疗方法。

1.ART 的适应证

该方法用于手用器械能够进入，无牙髓暴露，无可疑牙髓炎的恒牙和乳牙釉质龋、牙本质龋的充填治疗。ART 多用于单面洞的充填，成功率与洞的大小、深度、外形以及术者的操作有关。

2.ART 的优缺点

ART 采用可随身携带的手用器械替代昂贵的电动口腔设备，器械操作安全，价格便宜；备洞时仅需去除脱矿的牙体组织，要求最少的洞形制备，保存了完好的牙体组织；ART 不使用钻机，减轻了疼痛，降低了局麻的需要，减轻患者的心理紧张度；控制交叉感染的方法简便，每次使用后手用器械易被清洁和消毒。

ART 所使用的玻璃离子化学性粘接作用降低了为获得固位型而切割正常牙体组织的需要；玻璃离子中释放的氟能使软化牙本质再矿化，并能预防继发龋的发生，兼有预防和治疗双重作用。ART 操作简单易学，不需要专业培训的牙科医生，且费用较低，非常适用于社区口腔卫生保健，可以纳入初级口腔卫生保健的服务范畴，是一种特别值得在一些不发达的边远和农村地区推广的充填方法。

玻璃离子修复材料的强度及耐磨性能较差，ART 主要用于中小单面窝洞的充填；充填材料的性能受到操作者、地理、气候等条件的影响。玻璃离子修复材料在聚合过程中会发生体积收缩，产生微漏，即使在所有步骤都很标准的情况下仍难避免。玻璃离子修复材料的长期保留率尚有待研究。

3.所用器械和材料

ART 所用基本器械有口镜、探针、镊子、锄或斧形器、勺型挖器、玻板或纸垫、调拌刀、雕刻刀。还可配备一蓄电池供电的光源。挖器主要用于去除软化的龋坏牙本质。ART 常用挖器有三种尺寸，小号挖器直径 1mm，如 Ash153-154，用来去除小龋洞釉牙本质交界处的龋坏组织，由于其颈部相当薄弱，使用太大的力容易折断。中号挖器直径 1.5mm，如 Ash131-132，用来去除较大龋洞的软龋，其光滑面也可用于将修复材料压入小窝洞内。大号挖器直径 2mm，如 Ash127-128，用于大龋洞，也可用于去除修复体上过多的玻璃离子材料。锄或斧形器来扩大进入龋洞的入口，在挖出龋坏牙本质后，去除无支持的龋坏釉质。器械刀刃的宽度接近 1mm，如 Ash10-6-12。雕刻刀有两种功能，平头用于放置充填材料，尖头用于去除多余充填材料和修整外形，如 Ash6 专用型。玻板、纸垫和调拌刀是调拌玻璃离子所必须的，调拌刀要有弹性，便于准确而迅速地调拌粉液。

ART 所用基本材料有：手套、棉卷、小棉球、玻璃离子粉液、牙本质处理剂、凡士林、木楔、塑料成形片和清水。棉卷用于隔湿，以保持术区干燥。小棉球用来蘸清水清洁窝洞。牙本质处理剂处理窝洞后可增加修复材料与窝洞的粘接。凡士林用于防止玻璃离子脱水和与手套粘连。塑料成形片用于复面修复体的邻面成形，木楔用于固定塑料成形片，使之紧贴邻面，以免充填材料压迫牙龈。

玻璃离子修复材料以化学性粘接于釉质及牙本质，提供良好的窝洞封闭作用；其固化后能缓慢持续地释放氟，有助于预防和减少继发龋的发生；在固化的初期阶段，玻璃离子材料可能导致轻度的牙髓刺激，完全固化之后（24 小时）这种反应不再发生，玻璃离子材料也不导致牙龈的炎症反应，具有良好的生物相容性。目前使用的玻璃离子修复材料与传统的牙科修复材料如银汞合金相比，其缺点是表面耐磨性及硬度较低。目前在 ART 中使用的材料主要是化学固化的玻璃离子修复材料，该材料分为粉剂和液剂两部分，充填前混合。粉剂中含有二氧化硅、三氧化钙和氟化钙，液体为聚丙烯酸或去离子水。

4.ART 的操作步骤

（1）调节体位：与其他口腔治疗操作一样，ART 首先要求医患双方需要一个适当的体位。操作者的体位应达到有观察口内的最佳视线，同时患者和医生都感觉舒适。

操作者应稳坐于凳上，位于患儿头部后方。助手在操作者的左侧尽可能靠近患者，以便看清操作区域并传递操作者需要的器械，助手还需要一个稳定的桌面来摆放器械和材料。如果操作者是独立操作，则坐在患儿后方的适当位置，放器械和材料的小桌子位于患儿的头部侧方或操作者的右侧并靠近患儿的身体。患儿的体位以躺在平面上为宜，颈部可垫一些软泡沫或橡皮环，这样患儿能在该体位保持较长的时间且感觉舒适。ART 常采用便携式光源，如头灯，有光源附着的眼镜或有光线传递的口镜，对这三种光源，一个充电电池就能提供能源。

（2）口内预备：ART 成功的一个很重要的方面就是术区唾液能得到有效的控制，保持术区干燥。棉卷可用于吸收唾液，对于短暂隔湿相当有效。上牙的隔湿只需把棉卷置于唇颊侧，下牙的隔湿需要把棉卷放置于口底的两侧及治疗牙同一侧上颌的颊面。

（3）清洁牙面：用湿棉球清洁牙面，去除牙面的软垢和菌斑，使操作者清楚看见龋坏的范围及无基釉，干棉球擦干牙面。

（4）扩大龋洞入口：如果龋洞入口小，需扩大入口。用锄或斧形器的刀刃放于入口处，像开锁一样转动器械，扩大龋洞入口，脱落的釉质碎屑用湿棉球擦去。如果洞口非常小，可先用锄或斧形器刀刃的一角放入并转动，扩大入口。

（5）去除龋坏组织：根据龋洞的大小选择适当的挖器去除龋坏组织，从釉牙本质界到洞底逐步进行。从釉牙本质界去除软龋时常会遗留一些无牙本质支持的无基釉，这些悬空的无基釉很容易碎裂，故应除去。用锄形器向下轻加压即可去除无基釉。去尽釉牙本质交界处的腐质非常重要，否则修复材料与牙体之间的粘接力会大大降低，细菌可通过充填体与洞壁之间的缝隙进入深部，造成龋坏的进一步发展。挖出的腐质可放于助手准备好的棉卷上，或放在口内牙旁的棉卷上。

（6）清洗窝洞：用小棉球蘸温水清洗窝洞，干棉球擦干窝洞。

（7）处理窝洞及咬合面：对于近髓的深洞，需在近髓处放置氢氧化钙制剂，如 Dycal 以保护牙髓。用小棉球蘸一滴牙本质处理剂涂擦窝洞洞壁及咬合面 10～15 秒，再用湿棉球清洗窝洞两次，干棉球擦干。

（8）调和玻璃离子粉液：在 20～30 秒内严格按照使用说明上的粉液比调和玻璃离子粉液。

（9）充填修复：充填修复过程中应确保术区干燥，如果必要，放置新的棉卷。用雕刻刀的平头端将调和好的材料放入窝洞中，用挖器的光滑面将材料压入洞角，避免产生气泡，同时在邻近沟裂处放置少量材料。在示指的手套上涂上凡士林，将还未变硬的修复材料压入窝洞和沟裂中，这就是 ART 的指压技术。充填过程不应超过 1 分钟。多余的材料在指压中向颊舌侧或邻面沿牙尖斜面扩展，立即去除多余材料。若充填邻面洞，需使用塑料成形片和木楔以获得充填修复体的正确外形。

（10）检查咬合：用咬合纸检查咬合情况，用雕刻刀去除多余材料，调节充填体高度至患儿咬合舒适为止。最后，在修复体上涂上凡士林，移走棉卷，嘱咐患者至少一小时内不进食。应在对患者实施 ART 技术 4 周后进行回访，了解他们在治疗中的感觉和治疗后的反应，因为任何严重的问题可能在完成治疗后不久发生。对 ART 疗效的第一次评估应在治疗后半年，以后的评估应该是每年一次。

5. 充填失败的原因及处理

（1）充填体全部脱落：唾液或血液的污染，调和的材料太湿或太干，龋坏组织没有去净，悬空的无基釉未去除。无论什么原因，皆需彻底清洁窝洞重新充填。

（2）充填修复体部分脱落：充填修复体过高或充填时有气泡形成，导致充填修复体部分折断后脱落。无论什么原因，需清洁牙面和现存的充填材料，用牙本质处理剂处理，用新调和的玻璃离子材料充填缺隙，充填后注意调整咬合。

（3）充填修复体折裂：最有可能发生在有高点的复面洞充填修复体上，或因为玻璃离子调拌时的粉液比例不协调所致。处理方法取决于折片的动度，如折片很松能去除，则去除折片重新修复。如折片不能去除，则用 ART 不能修复，需改用传统的备洞充填修复。

（4）充填修复体邻近窝沟、牙面发生龋坏：去除新生的龋坏组织，清洁并充填新预备的窝洞，并封闭邻近的点隙裂沟。

ART 技术是由世界卫生组织专家们近年来开发的一种充填早期龋洞的方法，其发展依赖于充填材料的发展，新的材料应在更强的粘接性、耐磨性、更强的再矿化能力方面有所发展。ART 作为一种新技术在临床上的成功率较为满意，适用于任何经济发展水平的所有人群，特别适用于儿童乳牙龋病的治疗，且符合现代预防观点，有很好的发展前景。

第三节 儿童牙髓及根尖周病

龋病、畸形牙尖折断和牙外伤是导致乳牙和年轻恒牙发生牙髓病和根尖周病的主要原因，若不及时进行治疗，可能出现乳牙和年轻恒牙的过早丧失，进而造成患儿牙弓长度缩短、恒牙萌出间隙不足，前磨牙阻生，缺失牙远中邻牙向近中倾斜，加重咬合紊乱的发生和舌不良习惯的形成等不良后果。因此，对牙髓和根尖组织受累的乳牙和年轻恒牙给予积极的处理，让患牙恢复健康并作为牙列的有效组成部分行使正常的功能是儿童口腔医学临床工作的重点。

一、儿童牙髓及根尖周病的病变特点

儿童期的牙髓病和根尖周病可累及乳牙和年轻恒牙，乳牙和年轻恒牙的解剖生理特点决定了儿童牙髓及根尖周病的特点。

乳牙釉质和牙本质较薄，牙体组织钙化程度较低，牙本质小管较大，有机质含量高，龋坏可以快速向髓腔发展而修复性牙本质沉积少，从龋病累及牙本质开始，牙髓即出现轻微的局限性炎症。乳牙髓腔和根管相对恒牙粗大，髓角较高，感染物质容易进入髓腔感染牙髓，形成不同类型的牙髓病，临床上可表现为冷热酸甜等刺激后出现轻重不等的敏感和疼痛。乳牙牙髓神经纤维发育不完善，对疼痛的感知不敏锐，牙髓可能因感染发生部分坏死而无明显的临床症状出现。

乳磨牙根管系统复杂，主根管变异多，不同部位的牙髓可能处于不同的病程阶段。乳磨牙髓腔底部的副根管多且与根分叉处相通，感染可直接可造成严重的根分叉病变，甚至累及继承恒牙胚。乳牙牙根发育完成前和开始生理性吸收后的根尖孔较大，根尖的组织疏松，血液循环丰富，牙髓感染容易经此扩散至根尖周，并容易形成根尖周脓肿并进一步发展为多间隙感染。根尖感染急性发作时临床可见患牙周围的黏膜或面部肿胀，慢性根尖病变则多在邻近患牙的黏膜处形成瘘管，患牙多有自发痛或咀嚼痛。

年轻恒牙的牙根尚未发育完成，萌出后需经 3~5 年的牙根发育、牙本质不断沉积方能发育成熟，根尖尚未发育完全的年轻恒牙牙本质沉积量少，髓腔和根管也比较粗大，龋病、畸形牙尖折断和外伤等继发的感染容易通过薄弱的牙本质侵入牙髓，出现牙髓病变。年轻恒牙的牙髓组织疏松，血供丰富，细胞成分多，防御修复能力强，感染刺激轻时炎症容易局限，感染加重则炎症易于扩散。年轻恒牙的根尖孔呈喇叭状，其间充满由密集间充质细胞组成的、对牙根正常形成起决定作用的牙乳头，没有及时处理的牙髓病变可向根尖发展，破坏牙乳头的功能，影响牙根长度和牙本质厚度，导致患牙冠根比例失常而易发生牙齿松动或牙折。年轻恒牙牙髓病和根尖周病患儿多以疼痛和肿胀前来就诊。

二、儿童牙髓及根尖周病的诊断

乳牙牙髓病治疗的目的在于尽可能保存牙的功能，使其能正常替换。治疗应尽可能避免过早拔牙或影响恒牙的正常发育，即尽可能保留维持没有根尖病损、可行使咀嚼功能、维持乳牙列完整性和牙弓长度的患牙。年轻恒牙的牙髓治疗则应尽可能保存牙髓的活力，使牙根能正常发育。若年轻恒牙的牙髓病变或根尖周病变已无法保存牙髓活力，应尽量保留患牙，从而维持完整的恒牙列和功能。儿童牙髓病和根尖周病治疗方法的选择以及治疗效果的保障取决于对其正确的诊断和早期的准确处理，由于儿童自身对口腔健康的忽视和主观表达的局限性，对儿童牙髓及根尖周病作出正确的诊断并非易事。

（一）主诉

1. 疼痛

疼痛是牙髓病和根尖周病的重要症状。龋坏累及牙本质深层后，食物嵌入的机械刺激或冷热酸甜的化学刺激可诱发患牙持续跳痛或轻微不适，去除刺激疼痛立即消失者，可能有牙髓充血或冠髓局限性慢性炎症，去除刺激后疼痛持续时间长的患牙多有牙髓广泛的炎症。根尖周发生急性炎症时可诱发患牙咀嚼痛，充填体微渗漏也可出现敏感或疼痛。学龄儿童多能提供有助于诊断的明确线索，但低龄儿童很难表达清楚疼痛的性质，由于齿科恐惧引起的哭闹也可能影响医生的判断，对低龄儿童的问诊尤其需要耐心和细致。乳牙和年轻恒牙的慢性牙髓炎有的近期可能没有明显的疼痛或疼痛被患儿或家长忽视，这时需要结合患牙的龋坏程度进行综合分析。

2. 肿胀

肿胀是根尖周病的主要特征之一。牙髓炎症性渗出或坏疽物质扩散到根尖区可引起患牙附近的口腔黏膜肿胀或导致面部发生蜂窝织炎。急性根尖脓肿诊断较容易，若患儿就诊时肿胀已消退而转为慢性炎症，则需详细询问有无肿胀病史，并仔细检查黏膜有无充血、肿胀或压痛等。

3. 瘘管

瘘管是慢性根尖周病的典型特征。瘘管开口常见于患牙根尖周或根分叉部位的牙龈黏膜处，可能表现出小脓疱、周围黏膜发红的瘘孔、封闭的陷窝或瘢痕，有些轻微的早期改变仅为患牙根尖周的牙龈黏膜发红。单根管乳牙出现根尖周肿胀或瘘管时牙髓多已完全坏死，单根管年轻恒牙出现相似临床症状后部分牙髓可能还有一定的活力；多根管的乳牙和年轻恒牙在根尖牙龈黏膜肿胀或出现瘘管后，可能仅有受累根管牙髓坏死，其余根管内可能仍有生活牙髓。

4. 牙松动

可见于乳牙生理性牙根吸收后期和重度的慢性根尖周病患者。健康乳牙替牙期因牙根吸收可出现牙松动，而根尖周病破坏根尖周组织可引起乳牙和年轻恒牙出现异常的牙松动，通过 X 线片检查可明确病因。

（二）临床检查

1. 视诊和探诊

观察患儿有无颜面部的肿胀，口内有无龋坏牙，特别要检查牙龈黏膜处有无异常充血肿胀和瘘管、凹陷等，若存在龋齿，应检查并记录其数量和严重程度，并观察患牙牙髓对机械刺激的反应。若患儿在深龋牙的轻探检查中出现敏感或疼痛，则不应强行进行其牙髓敏感度和穿髓孔的探查。

2. 叩诊

主要用于检查根尖周病变。用金属器械叩击患牙时手法宜轻，先叩正常对照牙，在患儿不注意时叩击可疑患牙，观察患儿的眼神或反应，如患儿有无皱眉、哭闹等反应。

3. 牙髓测试

采用温度变化或直流电测定牙髓的感觉，对判断乳牙和年轻恒牙的牙髓病变状态帮助甚微，有时可能出现假阳性或假阴性结果。因此，在临床使用患牙的温度测试和电测试时对检查结果分析应慎重，必须综合其他临床症状加以判断。

4. 根尖 X 线片检查

根尖 X 线片检查是判断儿童牙髓病和根尖周病的重要辅助措施，可显示龋病进展前沿与髓腔的关系，乳牙根吸收和年轻恒牙根发育的情况，根尖周病变的范围，根尖周及根分叉处牙槽骨的破坏及病变有无累及恒牙胚。根尖 X 线片还能显示牙髓治疗的效果和根尖周病损的愈合情况。单纯使用根尖 X 线片判断龋病是否累及牙髓有一定局限，因为有部分 X 线片显示髓腔尚未暴露的病例，其牙髓已有明显的炎症改变或临床检查已能发现穿髓孔。

三、儿童牙髓及根尖周病的治疗

（一）乳牙牙髓病和根尖周病的治疗

鉴于乳牙的生理和病理特点，乳牙牙髓病的治疗原则为消除感染，保存牙，维持乳牙列的完整性。

1. 间接盖髓术

龋坏乳牙没有牙髓炎或牙髓变性的症状和体征，而在去净龋坏牙体组织过程中对冷热温度刺激或钻磨的机械刺激出现一过性疼痛或敏感，提示患牙有活力或牙髓基本正常。制备的窝洞较深时，洞底与牙髓间仅有薄层正常牙本质，各类刺激容易导致局限性牙髓炎症，患牙可能于治疗后出现短暂的牙髓充血改变，去除龋坏组织后用硬质氢氧化钙糊剂或氧化锌丁香油糊剂覆盖洞底，玻璃离子水门汀完成充填，牙髓充血或局限性炎症多可自行消退。避免使用磷酸锌粘固粉垫底，因为它可游离出磷酸离子刺激牙髓发生炎性改变。通常应当要求患者于治疗后 3 个月复诊，检查牙髓的状态、充填体的完整性，并用 X 线片检查有无修复性牙本质形成及根尖周是否正常。

2. 牙髓切断术

由于乳牙对外界刺激抵抗力弱，轻度感染或激惹都可能引起牙髓的急性炎症、坏死甚至波及根尖周组织，而且牙髓的状态不易通过临床检查明确，对修整洞形时出现的意外露髓、深龋近髓和深龋露髓的乳牙用牙髓切断术治疗为佳。乳牙的牙髓切断术是去除有局限性炎症的冠髓，用药物处理根髓断面，使其保持活力，防止根髓感染，以维持患牙的正常生理功能。

常用的药物分为两种类型，一种是切除冠髓后在牙髓断面上覆盖硫酸铁（MTA等药物可以保存根髓的活性，并在创面上形成一层牙体组织屏障，此类治疗称为活髓切断术或断髓术；另一种是在局麻下切除冠髓之后，用甲醛甲酚FC）或戊二醛处理牙髓创面并覆盖其糊剂，利用甲醛甲酚或戊二醛的作用，使其接触的牙髓组织固定、防腐，此种治疗称为FC断髓术、戊二醛断髓术，断髓后根尖部分牙髓仍有活力，故又称为半失活牙髓切断术。活髓切断术的治疗应在无痛、无菌和严密隔湿下进行，术前应摄X线片了解根尖周组织及牙根吸收状况，若牙根吸收超过根长的1/2，不宜作牙髓切断术。

治疗步骤如下：局部浸润麻醉或阻滞麻醉后隔离手术区，准备强吸唾器，上橡皮防水障，消毒手术区，预备窝洞，去净洞内龋质，生理盐水冲洗窝洞，用消毒钻针从髓角处钻入髓室，完全揭开髓顶，生理盐水反复冲洗残屑，以锐利挖匙或中号球钻反转，齐根管口处切断牙髓，去除部分或全部髓室内的牙髓，消毒棉球轻压止血，待根髓断面停止出血后，将氢氧化钙等制剂盖于牙髓断面，盖髓药厚度约为1mm，轻压使与根髓密切贴合，丁香油氧化锌糊剂或聚羧酸水门汀垫底，常规充填。近年来，有学者用电刀或激光的方法进行冠髓的去除也取得了不错的成功率，但其远期效果有待进一步证实。

FC或戊二醛断髓术用于切除冠髓后将蘸有1∶5稀释液甲醛甲酚液或2%戊二醛的棉球置于各根管口牙髓断面处，与牙髓组织接触2~3分钟，注意避免用压力将药液压入根管，取出药棉，牙髓断面上覆以氧化锌丁香油糊剂，羧酸粘固药垫底，一次完成充填，或观察1~2周，无症状再行充填、不锈钢预成冠（SSC）修复。

3. 干髓术

使用药物在失活牙髓的基础上或局麻下切断冠髓止血后，将干髓药覆盖于根髓断面，使其干化固定，处于无菌状态，完成垫底充填，从而保留患牙。干髓术可一次完成，也可分次完成，其治疗程序分别为：若牙髓的炎性渗出少，可在局部麻醉下隔离手术区，准备强吸唾器，消毒手术区，预备窝洞，去净洞内龋质，生理盐水冲洗窝洞，用消毒钻针从髓角处钻入髓室，完全揭开髓顶，生理盐水反复冲洗残屑，以锐利挖匙或中号球钻反转，齐根管口处切断牙髓，去除部分或全部髓室内的牙髓，消毒棉球压迫止血 5 分钟，待根髓断面停止出血后，在牙髓组织断面覆以 20% ~30% 的三聚甲醛干髓药，常规垫底充填；对以剧烈疼痛就诊的急性牙髓炎的儿童患者首先应给予应急处理，以缓解症状。急性牙髓炎时炎性渗出多，髓腔内压增高而疼痛剧烈，迅速缓解疼痛的应急措施为开髓减压，预备窝洞，冲洗干净，吸干洞内余水，洞底薄时可用探针或挖器穿通髓腔，洞底厚时则用钻针钻开髓腔，窝洞内置棉球引流 2~3 天后，取出棉球，冲洗窝洞并吸干，将三聚甲醛置于穿髓孔处使之与牙髓接触，前者两周复诊，后者 7 天复诊，再次就诊时，先隔离患牙，去尽洞内腐质，形成洞形，揭开髓室顶，去除失活的冠部牙髓，根髓断面覆以三聚甲醛干髓药，垫底充填。

注意乳牙的失活药物不宜选用亚砷酸制剂，因亚砷酸作用迅速而无自限性，若药物穿过薄层髓底或根尖孔，则可损伤牙周或根尖周围组织，甚至损伤乳磨牙根分歧下方的恒牙胚。

乳牙干髓术虽操作简便，疗程短，但因乳牙根管粗大，不易被干髓药完全干化，常出现牙根过早吸收或并发根尖周炎现象，干髓术并非乳牙牙髓病的理想治疗方法，特别是对距离替换期远而又处于重要位置的乳牙应慎用。

4. 牙髓摘除术

牙髓摘除术是在局麻下或牙髓失活后，将全部牙髓摘除，应用适当的根管预备器械去除根管内感染的牙髓、牙本质残屑及成形根管，冲洗并干燥根管后选用能被吸收的根管充填材料充填根管、保留患牙的治疗方法，适用于感染累及根髓的不可复性牙髓炎、由于龋坏或外伤引起的牙髓坏死，牙根吸收不明显或没有牙根吸收的患牙。术前应摄 X 线片了解乳牙牙根和恒牙牙胚情况。治疗步骤如下：局麻下上橡皮防水障，去除龋坏组织，制备窝洞，揭去髓室顶，使髓室充分暴露，切去冠髓，用拔髓针摘除根髓，预备根管，1% 的次氯酸钠溶液或氯己定溶液彻底冲洗根管，注意冲洗时不能加压，不能将次氯酸钠冲洗液推出根尖孔，吸干根管后选用可吸收的氧化锌丁香油酚糊剂，碘仿糊剂（KRI）或碘仿＋氢氧化钙的混合制剂导入根管至根尖，垫底，充填，SSC 修复。

（二）年轻恒牙牙髓病和根尖周病的治疗

年轻恒牙牙髓组织不仅对牙具有营养和感觉功能，与牙发育有密切关系。牙齿萌出后牙根的发育有赖于牙髓的作用，在牙髓病的治疗中尽可能保护和保存生活牙髓是最有益于年轻恒牙的首选治疗方案。

治疗原则是尽力保存生活牙髓组织，如不能保存全部的生活牙髓，应尽量保存根部的生活牙髓；如不能保存根部的生活牙髓，应尽量保存患牙。故年轻恒牙的牙髓病和根尖周病治疗首先选择的应是活髓保存治疗，包括保存全部生活牙髓的盖髓治疗和保存部分生活牙髓的活髓切断治疗。

恒牙萌出后 2～3 年牙根才达到应有的长度，3～5 年后根尖才发育完成。年轻恒牙的牙髓一旦坏死，牙根则停止发育，而呈短而开放的牙根。因此，对根尖敞开、牙根尚未发育完全的牙髓坏死的年轻恒牙应尽量采用促使根尖继续形成或根尖孔闭合的治疗方法，即根尖诱导成形术或根尖形成术。

1. 间接盖髓术

间接盖髓术是将药物置于接近牙髓的洞底，通过药物的作用控制牙髓炎症，促进软化牙本质再矿化和修复性牙本质沉积，保存全部牙髓活力，恢复牙髓健康和功能的治疗。年轻恒牙因龋病、畸形牙尖折断或外伤而接近牙髓，而且牙髓反应正常或轻微充血者，可用氢氧化钙间接盖髓，垫底充填。如果不能肯定牙髓状况需要观察牙髓反应时，可在盖髓后用丁香油氧化锌水门汀暂封观察，4～6 周后如果无任何症状，则去除表层暂封，垫底充填。术后应继续定期观察至根尖发育完成。

间接盖髓术在临床得到广泛应用是由于治疗时去除了大部分含细菌的软化牙本质，避免了露髓带来的损伤和感染，以及残留的软化牙本质治疗后可再矿化。鉴于年轻恒牙的解剖生理特点和牙髓的自我修复能力，临床实践证明，伴有尖周异常的深龋患牙，经盖髓术治疗，在牙髓健康恢复的同时，尖周异常也可消失，此类尖周异常为尖周膜增宽，硬板不连续或尖周骨小梁致密等，它们为尖周组织的炎症反应而非尖周组织的病变。

2. 直接盖髓术

外伤露髓、调磨畸形牙尖或备洞时意外露髓而且无明显感染的年轻恒牙，可在严密隔湿和消毒下完成直接盖髓术。其操作步骤为：隔离患牙，准备强吸唾器，消毒手术区，消毒棉球吸干窝洞内余水，2% 氯亚明棉球擦拭露髓孔及其周围组织，轻轻吹干，露髓孔处覆以氢氧化钙或 MTA，加强型氧化锌丁香油酚水门汀或羧酸水门汀垫底，常规充填，术后继续定期观察，至根尖发育完成。盖髓使用的氢氧化钙或 MTA 可刺激成牙本质细胞分泌牙本质并沉积形成牙本质桥，以保护牙髓。注意手术中所有操作都需无菌观念、充分隔湿，防止术区被唾液污染。牙髓坏死、化脓、X 线片显示患牙髓室内出现钙化或内吸收和根尖周有病变者均为直接盖髓治疗的禁忌证。

3. 活髓切断术

前牙外伤冠折露髓、轻度牙髓炎或部分冠髓感染的年轻恒牙适应于此种治疗方法，在局麻下切除病变牙髓，将盖髓药覆盖牙髓断面（约 1mm 厚），用丁香油氧化锌水门汀暂封观察，4～6 周后若无症状，则去除上层暂封物，垫底充填。术后应定期观察，了解牙髓的活力、断面的愈合以及牙根发育情况。

年轻恒牙活髓切断术的最大优点是保留了部分生活的牙髓，使牙根得以继续发育，并建立正常的根尖周组织结构。近年有学者认为切断术的切髓部位不必根据以往所采用的牙颈部附近，只要能把病变组织完全切除，髓室或根管内的任何部位都可作为切髓的部位，而且任何部位断髓对其治愈过程没有任何影响。实际上活髓切断术适应证的扩大与切髓部位的选择有关，但目前检查手段有限，要正确判断牙髓病变所涉及的范围是困难的，这也是切髓部位选择的最大问题，如果判断错误，留下感染的牙髓常可导致失败，目前多采用常规冠髓切断术。

前牙冠折露髓的切髓部位应根据外伤时牙根的发育情况、冠折的部位或牙冠修复的需要而定，通常在牙颈部或牙颈下方切髓为宜。对于牙根发育尚未完成，根尖呈宽阔的喇叭口状的患牙，切髓部位不宜过深，以免损伤牙乳头，如果牙乳头或赫氏上皮根鞘受到伤害，则可影响牙根继续发育。

4. 根尖诱导形成术

有广泛牙髓炎、牙根发育尚未完全、根尖孔尚未闭合的年轻恒牙，切忌随意失活牙髓或拔髓、常规扩挫和使用刺激性强的消炎防腐药消毒根管，以免损伤牙乳头，可选用部分牙髓摘除术或根尖诱导形成术进行治疗。

根尖诱导形成术是指牙根尚未发育至牙根全长而牙髓发生严重病变或根尖周炎的年轻恒牙，在消除感染的基础上，通过药物刺激存活的牙乳头分化成牙本质细胞形成牙本质达到使牙根继续发育，牙根长度及根管壁的厚度增加、根尖孔闭合。Apexogenesis 的目的是形成牙根，apexification 的目的是封闭根尖孔。常用的根尖诱导形成制剂有氢氧化钙、氢氧化钙+碘仿、碘仿糊剂、三氧化矿物凝聚体（MTA）。

治疗步骤：临床有急性或亚急性症状者，需先进行应急处理，即开放根管，拔除病变根髓引流，症状缓解后继续治疗。牙齿没有急性症状者，可麻醉下直接消毒手术区，隔离患牙，开髓，揭去髓室顶，可用根管扩挫器械小心去除根管内感染组织，次氯酸钠或氯己定溶液彻底冲洗根管，冲洗时不可过分用力，以免将感染物压入根尖区。消毒纸捻或棉捻拭干根管，在导入碘仿糊剂或碘仿氢氧化钙糊剂，不宜用压力，常规垫底充填修复。

3 个月复查一次，了解患牙有无异常，X 线片检查可半年进行 1 次，观察牙根是否继续形成或根尖已闭合，一旦根尖发育完成，即可对患牙进行完善的根管治疗，以确保患牙的远期疗效。

5. 牙髓血管再生术

牙髓血管再生术是由 Iwaya 等在 2001 年首次提出的，作为牙髓感染或坏死的根尖孔未闭合的年轻恒牙的一个新的治疗选择。年轻恒牙宽大的根管和喇叭口状的根尖孔有利于再生血管及牙髓组织的长入，有利于感染微生物和牙髓炎症细胞分泌的细胞因子和组织降解酶的扩散，尽管显示了牙髓坏死和根尖周炎症的一些体征，在年轻恒牙宽大的髓腔中仍可存在一些生活牙髓，这为牙髓血管再生术提供了有力的生物学基础。

牙髓血管再生术通过彻底有效的根管消毒，使用适当的药物诱导牙髓干细胞和牙乳头间充质干细胞分化为成牙本质细胞和成牙骨质细胞，使患牙的牙根继续发育成为可能，最终形成接近正常的牙根。目前对该方法的研究尚缺乏根管形态学和根管中细胞成分的长期随访资料，尚缺乏国际统一的临床操作规范，但与根尖诱导成形术相比，能使治疗后的患牙获得更接近正常的牙根长度和根管壁厚度，可降低患牙远期根折的风险，是一种很有前景的年轻恒牙牙髓病及尖周病的治疗方法。

实施了盖髓术、活髓切断术、根尖诱导形成术及牙髓血管再生术的年轻恒牙均应定期复诊，进行牙髓活力检测和根尖 X 线片检查，根尖发育完成或上述治疗失败的年轻恒牙都应尽早完成彻底的根管治疗，必要时配合根尖刮治术和根管倒充填术。因龋破坏、牙冠完全无法恢复外形、牙根发育也未完成的第一恒磨牙，冠根比的严重不协调，难以发挥有效的咀嚼功能，可在咨询正畸医师的基础上选择合适的时机拔除。

第四节 口腔病患儿的镇静技术

对于那些采用非药物行为管理与局部麻醉手段仍不能很好适应口腔病治疗的患儿，医师还必须采用镇静技术才能顺利有效地完成诊治。

一、概述

镇静是指通过药物作用才能消除患者的紧张、焦虑情绪和恐惧感，以及达到精神放松、生命体征平稳，有利于配合治疗所采用的方法。

（一）镇静的特点
（1）患儿意识存在，能服从各种指令，生理反射基本正常。
（2）用药后呼吸、循环的变化比全身麻醉小得多。
（3）几乎没有镇痛作用，但能加强局部麻醉药物的镇痛效果。
（4）不能取代全身麻醉，当深度镇静或过度镇静可达到浅麻醉程度，患儿的生理反射受到明显干扰时，临床的风险性也随即加大。

（二）镇静的分类
1.浅镇静
浅镇静指患儿意识基本清楚，但有嗜睡，无焦虑不安，可服从各种指令，呼吸道反射基本正常，痛觉存在。

2. 深镇静

深镇静指意识模糊，不易唤醒，不能服从各种指令，呼吸道反射减弱，痛觉迟钝。因此，前者既可消除患儿的焦虑不安，又可维持呼吸道的反射能力，还能维持正常呼吸、循环能力，适应于儿童口腔内的手术操作。后者因患者配合能力差，口腔内治疗操作有发生呼吸道误吸的潜在危险，通常不宜使用。

儿童口腔科常用的镇静技术有：氧化亚氮吸入镇静技术（或氧化亚氮/氧气吸入镇静技术）、口服药物镇静技术和静脉注射镇静技术等。

二、氧化亚氮—氧气吸入镇静技术

氧化亚氮（N_2O）是气体镇静麻醉药，俗称为笑气。在欧美国家，约有 88% 的儿童口腔科医师、85% 的口腔颌面外科医师、50% 的全科口腔科医师在临床治疗中应用了氧化亚氮气体镇静技术。在儿童口腔科的临床应用中，通常是应用专用设备使患儿经鼻吸入 30% 左右的低浓度氧化亚氮和 70% 左右高浓度氧气的混合气体，在不丧失意识的情况下，和不降低血氧饱和度的前提下，即可解除患儿的紧张情绪，减少牙病治疗中的疼痛。此类镇静技术又称为氧化亚氮/氧气（N_2O/O_2）吸入镇静技术。

氧化亚氮是已知毒性最小的吸入镇静麻醉药，如不缺氧，几乎没有毒性。因此，目前在牙科治疗中，尤其是儿童口腔病的诊疗中，患儿在有意识或清醒状态下吸入氧化亚氮和氧气仍是公认的最安全、最有效而且最易被患儿接受的镇静技术。

（一）氧化亚氮的理化性质

（1）氧化亚氮是无色，略有甜味，无刺激性，常温常压下为气态的气体。

（2）为了便于运输，通常在高压下使氧化亚氮成为液态而储存于钢筒中；应用时，通过减压，可在室温中使其在成为气态，以供患儿吸入。

（3）不燃烧，不爆炸，但与可燃性麻醉药混合时有助燃性，且能助爆。

（4）化学性稳定，与金属、橡胶、碱石灰等均不起反应。

（5）氧化亚氮在血液中不与血红蛋白结合，仅以物理溶解状态存于血液中。

（二）氧化亚氮在体内的过程

（1）N_2O 在血液中溶解度很低，它的血气分配系数很小，仅为 0.47，但因吸入浓度较高，仍易被摄取入血。

（2）N_2O 在血液中很稳定，不与血液中任何物质结合，能快速穿过肺泡，在肺泡的血液中达到平衡。也易穿过血-脑屏障进入脑部。

（3）N_2O 在体内几乎不分解，绝大部分以原形迅速由肺呼出，小量可经皮肤排出，微量排至尿液中和肠道气体中。最近有人怀疑其少量代谢产物可能有毒，但其毒性对机体影响较小。

（4）N_2O 经鼻罩吸入后发挥作用迅速，摄入后 3～5 分钟即出现临床镇静效应，故诱导快。由于它在血液中的溶解度低，即使长时间吸入，停药后也可在 3～5 分钟清醒，苏醒也快。

（5）N_2O 对肝、肾、胃肠和子宫无明显作用，也无毒性，术后恶心、呕吐的发生率仅约为 15%。

（三）氧化亚氮的作用

1. 镇静与镇痛作用

氧化亚氮具有镇静与镇痛的双重作用。

（1）通常，当吸入 50% 以下浓度的 N_2O 即可产生镇静与镇痛作用，有效控制焦虑情绪和恐惧感，并可提高疼痛阈值。但 N_2O 的镇静与镇痛作用的个体差异较大，一些人吸入 30% 的 N_2O 时即失去意识，而更多的人吸入 80% 的 N_2O 时意识才消失。N_2O 有较强的镇痛作用，20% 的 N_2O 产生的镇痛作用相当于 15mg 吗啡的作用，其镇痛作用随浓度增高而增强。研究表明，N_2O 可使动物脑脊液中内源性阿片样肽的浓度增高，提示 N_2O 的镇痛作用可能与内源性阿片样肽 - 阿片受体系统有关。但是，可明显产生疼痛的治疗，如拔牙术，开髓等，单纯依靠化 N_2O/O_2 吸入不足以产生可靠的镇痛作用，为了避免影响其镇静效果，操作时常需加用局部麻醉药。

（2）有的人当吸入 50% 以上浓度的 N_2O 可产生中度镇静到深度镇静，甚至全身麻醉。随着浓度增加，患者意识逐渐丧失，自主呼吸不能维持，这是很危险的。

2. N_2O 吸入后起效快，停止吸入后复苏也快

（1）因为 N_2O 具有很低的血浆溶解度，可快速达到起效浓度，使用 3～5 分钟则可发挥最大效应。

（2）当停止吸入后，血浆中的 N_2O 浓度可以快速降低，其速度较口服、直肠给药、肌内注射镇静药物等均要快，即使长时间吸入，停药后 N_2O 也可在短时间内完全从体内排出。但是，由于 N_2O 的快速释出，在血氧饱和度随之下降的同时，患者可出现头痛、嗜睡、恶心、呕吐等缺氧症状，故建议在停止 N_2O/O_2 吸入后继续吸入纯氧 3～5 分钟。

3. 失忆性

患者经过 N_2O/O_2 吸入镇静后，可产生不完全的失忆效果。复苏后他们不能记忆手术或治疗的过程，也无紧张情绪和疼痛感，自然消除了他们的焦虑和恐惧。

（四）氧化亚氮的不良反应

1. 缺氧

N_2O 是唯一能吸入高浓度的镇静麻醉药，有的诱导期甚至高达 80%，显然有发生缺氧的危险，因此，在吸入 N_2O/O_2 之前常规给氧去氮，先吸纯氧 3~5 分钟，再按比例吸入 N_2O/O_2。儿童临床应用 N_2O 的浓度应控制在 50% 以下，尤其不能长时间超过 50%。

因为 N_2O 吸入后体内储量很大，停止吸入后最初数分钟内，体内大量的 N_2O 迅速从血液弥散至肺泡，使肺泡内的氧被释放，而其分压下降，造成"弥散性缺氧"。因此，在停止 N_2O 镇静麻醉后应继续吸纯氧 3~5 分钟或 5~10 分钟。

2. 闭合空腔增大

体内的闭合空腔平时充满氮气，而氮气在血中溶解度很小，血气分配系数仅有 0.013，故很难弥散。虽然 N_2O 在血中的溶解度也较小，血气分配系数仅有 0.47，但比氮气高很多，约为氮气的 35 倍。因此，N_2O 在体内的弥散速度远大于氮气，容易进入体内闭合空腔使其容积增大，镇静麻醉 3 小时后此作用便很明显。因此，体内存在封闭空腔，如肠梗阻、气胸、气脑造影者不宜使用 N_2O。

3. 骨髓抑制作用

人吸入 50% 的 N_2O 24 小时，骨髓可出现巨幼细胞抑制。用于治疗破伤风时，长时间吸 50% 的 N_2O/O_2 3~4 天，可引起贫血、白细胞减少和血小板减少。

维生素 B_{12} 可部分对抗 N_2O 的骨髓抑制用。现认为 N_2O 可与维生素 B_{12} 竞争，干扰一些依赖维生素 B_{12} 的酶的活性，从而抑制 DNA 的合成和血细胞的发育。

对于儿童口腔病的诊治，短时间吸入 N_2O/O_2 并无妨害，而且停止吸入 N_2O/O_2 12 小时内，可以迅速恢复其骨髓功能。

（五）氧化亚氮 / 氧气吸入镇静的适应证

N_2O 是一种古老的镇静麻醉药，因其毒性较低，镇痛作用较强，可使患儿处在意识清楚地半睡眠状态中进行治疗，而且诱导和苏醒快，无刺激性和可燃性，至今仍在儿童口腔科的临床诊治中广泛应用，其适应证如下：

（1）4 岁以上轻度焦虑、紧张的儿童。因该年龄段儿童已能领会医师的指令，并懂得使用鼻罩通过鼻腔呼吸，安全性高，不良反应少。

（2）缓解、减少或消除患儿对口腔病治疗反应的身体活动度。

（3）弱智、残疾儿童牙病治疗的辅助手段，以加强他们对治疗的耐受性。

（4）提高儿童牙病治疗的疼痛阀值，减少患儿对疼痛的反应，使患儿在镇静的同时也得到镇痛。

（5）N_2O/O_2 可与含氟麻醉药合用，除可加速诱导外，还可减少麻醉药的用量。

（6）在充分供氧条件下，N_2O 对循环基本无影响，可用于肝肾功能障碍、危重患者以及门诊小手术的麻醉。

（六）氧化亚氮 / 氧气吸入镇静的禁忌证

（1）慢性阻塞性疾病或体内存封闭腔的患者，例如气胸、肠梗阻、空气栓塞等不宜使用氧化亚氮。

（2）上呼吸道感染者。

（3）鼻呼吸障碍，中耳疾病患者。

（4）氧化亚氮 / 氧气装置的 N_2O 和 O_2 流量测定不准确时禁用。如果没有 O_2，机器则不能启动，要使用 N_2O 则必须保证 O_2 的供给。

（七）氧化亚氮 / 氧气吸入镇静技术的操作流程

本操作流程称流量滴定控制法，即采用逐步调整，增加或减少 N_2O 浓度的方法将患者控制在理想满意镇静状态的供气法。其操作流程有：术前准备、N_2O/O_2 吸入、进行治疗、治疗结束、停吸 N_2O 与给 O_2 复苏、记录、整理。

1. 术前准备

术前准备包括患者的准备和仪器设备准备。

（1）患者的准备

①向患儿及监护人介绍解释整个过程，征询他们的意见，获得患儿监护人或患者的知情同意。

②询问患儿有无全身器质性病变和变态反应性病变等病史，患儿近期有无呼吸道感染，回顾患儿的病史及评估其身体状况，测量患儿的心率、血压、呼吸与血氧饱和度等生命指征。

③治疗前的口腔检查，评估患儿口腔病治疗的难易度。

④治疗前患儿在相应时间内禁食，使胃内排空，降低患儿因胃内容物呕吐造成误吸危险。

⑤就诊时患儿穿宽松衣领的舒适衣服，选用平仰卧位。

（2）仪器设备准备

需要确定仪器设备是否能够正常运行而无故障。

①打开机器与气瓶并进行检查。先开氧气，后开氧化亚氮气，保证有充足的氧气和氧化亚氮储备；检查管道与储气囊有无气体泄露；患者呼出的废气是否能够及时有效被清除；气体的流量计是否准确灵活。

②链接管道，检查管道的通畅性和密封性。

③评价治疗室或治疗区是否通风，确保废气排出到室外。

④选择并固定鼻罩，为患儿选择能贴合鼻部，不泄露气体的合适型号鼻罩，并训练患儿用鼻呼吸，确定每分通气量。3～4岁儿童为3～5L/min，成人为5～7L/min，至患者在闭口状态下能无意识地用鼻呼吸即可。观察记录患儿心率、呼吸、血压、血氧饱和度等。

2. N_2O/O_2 吸入

先吸纯氧3～5min，形成规则的鼻呼吸后，开始吸入 N_2O，观察气囊的收缩和膨胀情况。通常从20%浓度开始，然后每60秒增加5%～10%，依次为20%、25%、30%，的递增，将 N_2O 的浓度逐渐增至30%～35%，每次递增浓度前都需使前一浓度维持30～60%，并需与患儿交谈，以观察患儿是否出现理想的镇静体征，例如，颌面部肌肉与四肢肌肉已轻度放松，上眼睑下垂，手掌打开，手心温暖、潮湿，说话声调轻度变化，自述舒适等。

3. 开始治疗

患儿达到镇静程度时即可开始治疗，治疗进行时维持 N_2O/O_2 的吸入。治疗时，患儿张大口往往伴有口呼吸。此时注意调整 N_2O/O_2 的流量，其流量未能顺利进行鼻呼吸并保持镇静体征为准。即依据患儿反应情况和镇静体征调整吸入浓度至最佳状态，一般情况下儿童吸入 N_2O 浓度不超过30%为宜。

4. 治疗

完毕后停止吸入 N_2O，但需继续吸入纯氧3～5分钟，以防止低氧血症的发生，并使血液中 N_2O 迅速扩散进入肺泡，患儿尽快复苏。一般 N_2O 用量越大，恢复时间越长，因个体差异，有的患者在停止吸入 N_2O 后需要吸入更长时间的氧气。吸氧后拆下头带、鼻罩、在治疗椅上休息。患儿清醒、走路稳当后才随监护人离开诊室。

5. 记录

治疗结束后再次测定并记录患儿的心率、呼吸、血压、血氧饱和度等，并书写病历，记录 N_2O/O_2 的使用时间。

6. 整理

关闭 N_2O/O_2，常规整理清洁仪器设备及手术治疗器械等。

（八）氧化亚氮/氧气吸入镇静技术的注意事项

（1）患儿使用 N_2O/O_2 前必须征得患儿及其监护人的充分理解与同意，并签订知情同意书。

（2）使用时，要求 N_2O 与 O_2 按一定比例（氧占50%以上）混合吸入，常用于儿童治疗的镇静麻醉的诱导与维持。但在开始使用前和结束时均需要吸入100%的纯氧

3～5min。治疗结束后，若吸氧不足时患儿可出现恶心、轻度头痛、头晕等现象，则应延长吸氧时间，减少其不良反应。

（3）使用 N_2O/O_2 和治疗过程中，患儿须置于舒适的体位，或处于放松的生理体位，并保持随时与患者交流。

（4）治疗过程中，若患儿出现恶心、呕吐或过度镇静表现，如患儿自主地开始用口呼吸、不协调地运动、由配合到不配合、脸色苍白、出汗、甚至嗜睡时应立即停止吸入 N_2O 而给纯氧吸入，并且停止治疗。

（5）治疗时若出现疼痛应增加局部麻醉药，而勿随意增加或提高 N_2O 的浓度。

（6）非麻醉专科医师必须接受严格训练才能合法使用本镇静技术。

参考文献

[1] 尹彤，周洲，张伟. 临床心血管药物基因组学 [M]. 北京：科学出版社,2022.

[2] 刘磊，曹雪，李赫. 常见心肺血管疾病诊治与康复 [M]. 北京：北京大学医学出版社,2022.

[3] 姚宏波，师岩，陈庆友. 现代老年常见病基础与临床 [M]. 北京：中国纺织出版社,2022.

[4] 郝杰，刘畅，马丽园. 全科医学基础与临床实践 [M]. 北京：化学工业出版社,2022.

[5] 闫俊江. 常见慢性病的防治与护理创新研究 [M]. 汕头：汕头大学出版社,2022.

[6] 张金铭. 呼吸疾病相关综合征 [M]. 天津科学技术翻译出版有限公司,2022.

[7] 何韶衡，谢华，魏庆宇. 临床过敏疾病学 [M]. 北京：科学出版社,2022.

[8] 何晋德，刘玉兰. 消化系统疾病 [M]. 北京：中国医药科技出版社,2022.

[9] 王韶峰. 消化系统常见疾病内镜表现及治疗图谱 [M]. 长春：吉林大学出版社,2022.

[10] 张丹丹. 常见肿瘤疾病诊断与治疗 [M]. 北京：中国纺织出版社,2022.

[11] 李春颖，刘震. 消化系统疾病 [M]. 北京：中国中医药出版社,2022.

[12] 陈立明. 消化系统疾病 [M]. 海口：海南出版社,2022.

[13] 刘凤奎，李桂菊，周保利. 消化系统疾病 [M]. 北京：科学技术文献出版社,2022.

[14] 左新河. 内分泌病证调养膏方 [M]. 武汉：湖北科学技术出版社,2021.